上海超声疑难病例荟萃

（第二辑）

王文平　陈　曼　陈亚青　主编

上海科学技术出版社

图书在版编目（CIP）数据

上海超声疑难病例荟萃. 第二辑 / 王文平，陈曼，陈亚青主编. -- 上海：上海科学技术出版社，2022.1
ISBN 978-7-5478-5603-1

Ⅰ．①上… Ⅱ．①王… ②陈… ③陈… Ⅲ．①疑难病－超声波诊断－病案－分析 Ⅳ．①R445.1

中国版本图书馆CIP数据核字(2021)第257523号

上海超声疑难病例荟萃（第二辑）

王文平　陈　曼　陈亚青　主编

上海世纪出版（集团）有限公司
上海科学技术出版社　出版、发行
（上海市闵行区号景路159弄A座9F-10F）
邮政编码201101　www.sstp.cn
上海中华商务联合印刷有限公司印刷
开本 787×1092　1/16　印张 21.5
字数 380千字
2022年1月第1版　2022年1月第1次印刷
ISBN 978-7-5478-5603-1／R·2440
定价：188.00元

本书如有缺页、错装或坏损等严重质量问题，请向印刷厂联系调换

编 委 会

参 编 人 员

曹佳颖	陈海燕	陈洁	陈莉	陈丽君	陈依心
程成	程蕾	崔明祥	党艳	邓舒昊	邓彦明
邓远琼	刁宗平	富丽娜	高一	龚菁菁	龚晓萍
顾雄梅	郭丽娜	韩莹莹	何慧	洪雯静	胡慧勇
胡娜	黄禾菁	黄芸谦	贾小超	江鑫辉	金佳美
金玉明	金赟杰	李超伦	李慧婕	李文英	刘俐琦
陆奇杰	陆彧	罗海波	吕明丽	孟盈	潘倩
乔晓慧	任薇薇	任伟平	沙红芳	沈梦君	沈志云
石静	舒慧珍	陶久志	王爱青	王栋华	王红梅
王静怡	王艳春	吴涛	吴婷婷	伍星	夏良华
谢少伟	谢晓奕	谢艳春	熊自秋	徐庆玥	许丽
严雨霖	严子君	杨钰	杨丽娟	杨少玲	叶宝英
詹倩	张广超	张航	张丽	张源	张弘琴
张婷婷	张志芳	赵凡桂	赵璐璐	周春霞	诸文晔
祝菁					

序 言

2018年，上海市医学会超声医学专科分会团队创新举办了上海市医学会超声医学专科分会疑难病例讨论会，每月一次在上海市医学会定期举行，内容涉及腹部、浅表血管、妇产、儿科、心脏和介入等领域的疑难少见病例。经过一年多的努力与实践，积累了大量实用而有益的病例。为了将这些宝贵的经验进行总结和推广，在上海市医学会领导的支持下，专科分会组织编写并于2020年1月出版了《上海超声疑难病例荟萃（第一辑）》一书。

2020年注定是不平凡的一年，新型冠状病毒来势汹汹，白衣执甲秉初心、大医精诚护中华。扶危渡厄，医者担当！面对这场没有硝烟的战争，本市广大超声医学工作者不忘初心、牢记使命，逆行而上，践行医者誓言，以精湛的医疗技术水平、严谨求实的科学精神，群策群力，团结奋战，奋战在本市抗击新型冠状病毒肺炎第一线，筑起科学防控治病的铜墙铁壁。

秉承与时俱进的发展精神，基于循证医学，以患者为中心，上海市医学会超声医学专科分会疑难病例讨论会自2020年至今，采取线下线上相结合的创新形式，以多学科综合诊治策略为亮点，从临床实际疑难病例入手，通过微信、网络会议等新媒体进行直播，架起了国内外学术交流的桥梁。打破空间限制，让更多的同仁通过直播共飨学术盛宴，不断地学习和探索本领域的规范化诊治指南和最新研究进展，进一步扩大会议的影响力并逐渐辐射至全国。

以抗击新型冠状病毒肺炎为切入点，直面共同关心的医学难题，经过本学会专家组的认真评选和编写、整个团队的艰辛努力，最终近百位作者的佳作得以入选《上海超声医学疑难病例荟萃（第二辑）》。每个病例均从诊治过程开启深入思考，图文并茂，详尽地分析了超声临床诊疗策略，充分展示超声影像医学的创新成果，体现超声影像医学在医学发展中的引领作用，彰显"影像让人民更健康，影像让生活更精彩"的科学和人文精神。

以临床创新为导航，以学术交流为桥梁，以协同发展为己任，让我们凝心聚力，砥砺前行，为超声医学人才的成长搭建广阔的学术交流平台！

王文平　陈爱　陈亚青

2021年10月

目　录

第一章　腹部疑难病例讨论

第二章　浅表及外周血管疑难病例讨论

第三章　心脏疑难病例讨论

第四章　妇产科疑难病例讨论

第五章　儿科疑难病例讨论

第六章　介入疑难病例讨论

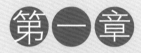

第一章
腹部疑难病例讨论

一、肝脏肿瘤样炎性病灶

病例介绍 患者男，65岁。因腹泻2天就诊。神志清，无头晕头痛，无咳嗽咳痰，无胸闷气促，无发热寒战。心率84次/分，律齐；双肺呼吸音清，未及干湿性啰音；腹软，无压痛，无反跳痛，肠鸣音正常。患者有慢性肝炎病史，无糖尿病及冠心病病史。

实验室检查：白细胞计数（WBC）8.83×10⁹/L，中性粒细胞计数（NEU）7.62×10⁹/L↑，C反应蛋白（CRP）112.05 mg/L↑，癌胚抗原（CEA1）1.30 ng/mL，甲胎蛋白（AFP1）< 1.3 ng/mL，总前列腺特异性抗原（PSA）1.03 ng/mL，糖类抗原19-9（CA19-9）9.15 U/mL，糖类抗原125（CA125）47.9 U/mL↑。

（一）

患者就诊后，行消化系统常规超声检查。

常规超声检查所见：肝脏形态、大小正常，肝被膜轻度凹凸不平，肝实质不均匀、轻度增粗，肝左右叶交界处见一稍低回声团块，大小51 mm×44 mm，形态规则，边界欠清，内部回声不均匀，CDFI：内见彩色血流信号（图1-1-1、图1-1-2）。

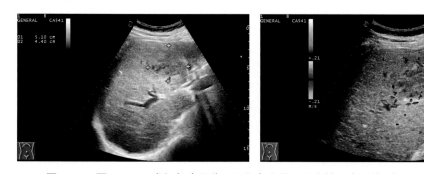

图1-1-1、图1-1-2　常规超声图像：肝左右交界处混合性回声团块，内见血流信号

超声提示：轻度肝硬化，肝左右叶交界处实性团块，建议超声造影检查。

（二）

超声造影检查所见：注射造影剂后，肝动脉第12 s开始增强，第15 s团块开始增强（图1-1-3），第22 s团块增强达高峰（图1-1-4），增强强度高于周围肝实质，团块大小约51 mm×33 mm，边界欠清，团块内增强强度不一致，中央可见蜂窝状无增强区（图1-1-5）。之后，团块内增强强度开始减退，持续观察4 min，团块增强强度始终低于周围肝实质（图1-1-6）。

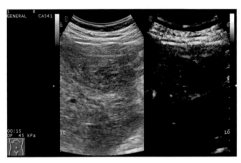
图1-1-3　第15 s团块周边开始显影

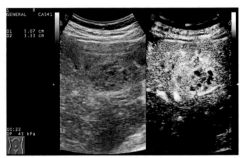
图1-1-4　第22 s团块增强达到顶峰，增强强度高于周围肝实质（此时就有蜂窝状表现）

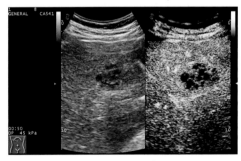
图1-1-5　第50 s团块增强低于肝周围实质，呈明显的蜂窝状表现

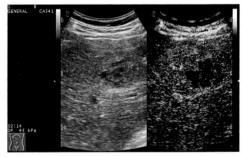
图1-1-6　第134 s团块增强强度低于周围肝实质

超声造影提示：肝内实性团块，考虑MT可能，建议进一步检查。

（三）

为了明确团块性质，进行增强CT及超声引导下穿刺活检。

增强CT提示：肝硬化，肝脏占位性病变、恶性可能（图1-1-7）。

穿刺病理提示：肝右叶结节，送检穿刺组织见汇管区炎细胞浸润，未见肿瘤性病变（图1-1-8）。

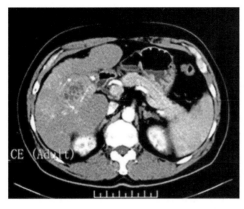
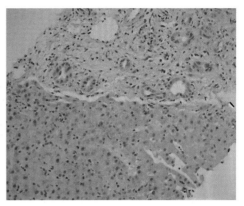

图1-1-7　增强CT显示肝脏异常增强团块　　图1-1-8　病理切片显示未见明显肿瘤性病变

（四）

随访结果：因病理提示为炎性病变，遂抗炎治疗。三个月后超声复查。

超声结果：① 常规超声显示团块消失（图1-1-9）。② 超声造影显示肝脏异常增强团块，大小较之前明显缩小（图1-1-10）。

临床诊断：肝脏炎性病灶。

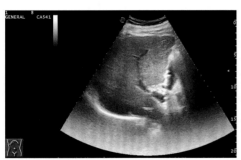
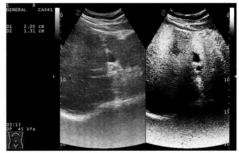

图1-1-9　常规超声显示团块消失　　　　图1-1-10　超声造影显示异常增强团块，团块大小较之前明显缩小

分析讨论

　　肝脏炎性病灶为临床上较为常见的良性病变，是由各种原因引起肝脏组织发生的局部炎症反应，其中包括肝脓肿、肝炎性假瘤、胆管及周边组织感染等。目前对肝脏占位病变诊断的检查方法有多种，其中病理学诊断为金标准。但要获取病理标本，必须通过有创性穿刺检查才能完成，临床应用存在一定限制。超声造影（CEUS）

可以实时显示脏器微小血流灌注情况，在肝占位性病变的良恶性鉴别中具有重要的临床价值。

肝脏炎性病变病理学上表现多样性，而且炎性不同进程时期的病理特征也不相同，导致超声造影表现多样，会出现与肝脏恶性占位性病变类似的超声造影表现。本例患者肝脏团块的造影表现为典型"快进快退"增强方式，消退期团块增强强度始终低于周围肝实质，这些多为肝脏恶性病变的超声造影特征。同时，该病例的症状、体征和实验室检查均不典型，所以鉴别困难；但是该病例在第22 s增强达峰时有蜂窝状无增强表现，这一造影特征也提示该病例有炎性病变的可能，这也是超声造影的独特之处。

综上所述，肝脏炎性病变的超声造影表现多样，临床诊断肝脏占位性病变时，在仔细分析超声造影图像的基础上，还需要结合病史、实验室检查及其他影像学检查，必要时建议进行超声引导下穿刺活检，更有助于提高超声诊断肝脏占位性病变的准确率。

参考文献

[1] 唐小凤，黄惠，吴少虹，等.肝脏局灶性病变的超声造影误诊分析[J].临床超声医学杂志，2017，19（2）：119-122.

[2] 刘伟.超声造影与增强CT扫描在诊断肝脏占位性病变的临床价值比较[J].中国CT和MRI杂志，2015，13（11）：56-58.

[3] Dietrich CF, Kratzer W, Strobe D, et al. Assessment of metastatic liver disease in patients with primary extrahepatic tumors by contrast-enhanced sonography versus CT and MRI[J]. World J Gastroenterol, 2006, 12(11): 1699-1705.

[4] D'Onofrio M, Crosara S, De Robertis R, et al. Contrast-enhanced ultrasound of focal liver lesions[J]. AJR Am J Roentgenol, 2015, 205: W56-W66.

[5] von Herbay Alexandra, Westendorff Julia, Gregor Michael. Contrast-enhanced ultrasound with sonovue: differentiation between benign and malignant focal liver lesions in 317 patients[J]. J Clin Ultrasound, 2010, 38(1): 1-9.

[6] 包中涛，李海英，叶真，等.超声造影对肝脏局灶性病变误诊分析[J].中国介入影像与治疗学，2015，12（7）：428-431.

执笔：邓彦明　复旦大学附属浦东医院

审阅：邢晋放　复旦大学附属浦东医院

二、肝脏原发性淋巴瘤

病例介绍　患者女,43岁。体检发现肝占位二十余天。患者自诉近期体重减轻5斤(2.5 kg),否认肝炎病史。体格检查(-),实验室检查:ALT(86 U/L)和AST(43 U/L)升高,余无明显异常。

(一)

患者入院后第2天行腹部超声检查。

超声所见:肝右叶下角见42 mm×25 mm×40 mm极低回声病灶,边界欠清,形态不规则(图1-2-1),彩色多普勒示结节周边及内部点线状彩色血流,PD测及动脉频谱,RI 0.65(图1-2-2、图1-2-3)。

超声造影:注射造影剂后,病灶从第13 s开始整体均匀增强,19 s达峰值,29 s呈稍低回声,门脉期及延迟期均呈低回声

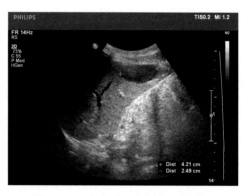

图1-2-1　肝右叶下角极低回声病灶

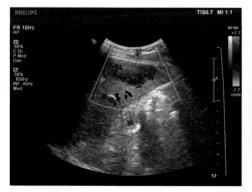
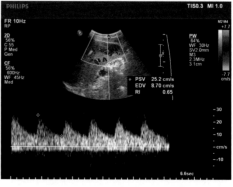

图1-2-2、图1-2-3　彩色多普勒见点线状彩色血流,频谱多普勒示动脉频谱,RI 0.65

改变（图1-2-4、图1-2-5、图1-2-6、图1-2-7）。

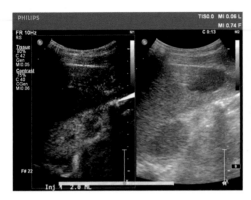 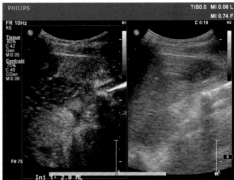

图1-2-4　　　　　　　　　　　　　图1-2-5

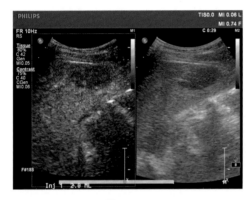 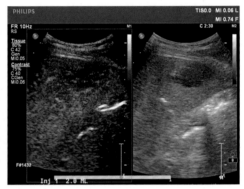

图1-2-6　　　　　　　　　　　　　图1-2-7

图1-2-4、图1-2-5、图1-2-6、图1-2-7　超声造影示"快进快退"模式，结节13 s开始增强、19 s达峰、29 s造影剂开始消退，延迟期结节呈低回声

超声提示：肝右叶下角实质占位，考虑MT可能。

处置经过：完善相关检查，限期行肝肿瘤切除手术。

（二）

随访结果：患者排除禁忌，于入院后第8天行腹腔镜下肝右叶部分切除术。

手术结果：

1. 巨检：肝切除标本切面距切缘0.5 cm、距肝被膜0.1 cm见一灰白质韧区，范围3.5 cm×2 cm×1.8 cm，界不清，周围肝土黄色细腻。

2. 病理诊断：病变区见弥漫增生的淋巴组织，可见到淋巴滤泡增生，伴生发中心扩大，滤泡间为弥漫增生的小淋巴细胞，轻度异型，可见小胆管增生及淋巴上皮病变，考虑非霍奇金淋巴瘤。免疫组化：CD10（−），CD20（++），CD21（+），BCL-2（+），BCL-6（部分+），CD30（−），CD79α（++），Ki67（20% 阳性），AFP（−）。原位杂交：EBER（灶+）。

基因重排：B淋巴细胞基因重排阳性。

分析讨论

肝脏原发性淋巴瘤（primary hepatic lymphoma，PHL）是一种结外恶性淋巴瘤，病灶仅局限于肝脏，不累及远处淋巴结、脾、骨髓等淋巴组织和器官，单发型常见。病理类型以弥漫大B淋巴瘤和黏膜相关组织淋巴瘤为主，表现为淋巴细胞单克隆增生、细胞异型和核分裂象。PHL是一种罕见的肝脏局灶性病变，发病率仅占肝脏恶性肿瘤的0.1%，中年人多见，男性略多于女性。其病因可能与免疫功能缺陷、病毒感染（肝炎病毒、EB病毒）等有关，临床表现为腹部不适、纳差、淋巴瘤"B"症状（发热、盗汗、体重减轻等）。

超声是肝局灶性病变最常用的筛查和诊断方法，PHL常规超声表现为肝内极低回声结节或伴后方回声增强，病灶一般较大，边界不清，形态不规则，包膜下多见。超声造影表现为"快进快退"模式，动脉期整体增强，可为高增强、等增强或低增强，廓清早而明显是比较显著的特征，多在注射造影剂后30 s内开始廓清。

PHL需要与以下肝内局灶性病变鉴别。

1. 肝细胞癌（hepatocellular carcinoma，HCC）：HCC在肝脏恶性肿瘤中发病率最高，以往报道的PHL病例大多被误诊为HCC。尽管"快进快退"也是HCC的典型特征，但HCC的廓清时间通常晚于60 s。此外，HCC患者多有肝炎病史，AFP升高多见。

2. 转移性肝癌：转移性肝癌常规超声可表现为多发、"牛眼"征，超声造影成像中，由于中央坏死，动脉期环状增强多见。恶性肿瘤病史和血清肿瘤指标如CA19-9、CEA升高也有助于诊断。

3. 肝内胆管细胞癌（intrahepatic cholangiocarcinoma，ICC）：ICC病变内部或周围可伴有胆管扩张和结石，由于癌细胞聚集在结节周边，因此周边血流丰富，血管粗大，超声造影动脉期环状增强为主。ICC患者多伴有血清CA19-9或CEA升高。

4. 肝脏假性淋巴瘤：肝脏假性淋巴瘤是一种极罕见的肝内良性病变，常规超声也表现为肝内极低回声结节，可伴后方回声增强，但结节多小于2 cm，边界清晰，形态规则。超声造影成像中，多数肝脏假性淋巴瘤在消退期可见明显的环状高回声，而PHL则较为少见。

PHL临床较为罕见，常规超声和超声造影可以为其诊断提供至关重要的影像学依据，确诊仍需依靠术后病理，辅以免疫组化、网状纤维染色、原位杂交及基因重排检测等。

参考文献

［1］ Mezzano G, Rojas R, Morales C, et al. Primary hepatic lymphoma: An infrequent focal liver tumour［J］. Gastroenterol Hepatol, 2016, 39(10): 674-676.

［2］ Zhang SL, Chen C, Rao QW, et al. Incidence, prognostic factors and survival outcome in patients with primary hepatic lymphoma［J］. Front Oncol, 2020, 10: 750.

［3］ Schellhaas B, Strobel D. Tips and tricks in contrast-enhanced ultrasound (CEUS) for the characterization and detection of liver malignancies［J］. Ultraschall Med, 2019, 40(4): 404-424.

［4］ Seitter S, Goodman ZD, Friedman TM, et al. Intrahepatic reactive lymphoid hyperplasia: A case report and review of the literature［J］. Case Rep Surg, 2018, 2018: 9264251.

执笔：乔晓慧　复旦大学附属华山医院
审阅：丁　红　复旦大学附属华山医院

三、肝脏假性淋巴瘤

病例介绍 患者女，42岁。患者为基层医院全科医师，近期参与新冠疫情防疫一线。因乏力、上腹不适于2020年5月5日于我院就诊。既往体健，有"小三阳"病史：HBsAg（＋）、HBsAb（＋）、HBeAg（－）、HBeAb（＋），长期口服避孕药。实验室检查：血常规（－），尿常规（－），AFP: 2.1 ng/mL，CA19-9: 9.1 U/mL，CEA1.2 ng/mL。

（一）

超声所见：灰阶超声显示肝右前叶膈顶部弱回声，大小17 mm×13 mm，后方回声略增强，二维超声表现似囊肿改变；CDFI: 显示弱回声内见分支状血流信号（图1-3-1、图1-3-2）。

超声提示：肝右叶弱回声占位，性质待查？

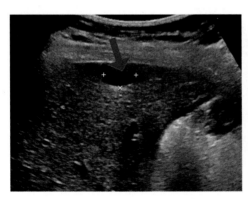
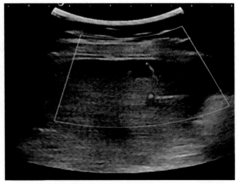

图1-3-1　肝右前叶弱回声区　　图1-3-2　CDFI: 弱回声区内见分支状血流信号

超声造影：病灶呈"快进快出"的造影模式，即于动脉期10 s开始高增强，明显快于周围正常肝实质；门脉期36 s呈稍低增强，延迟期123 s呈低增强（图1-3-3、图1-3-4、图1-3-5）。

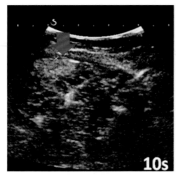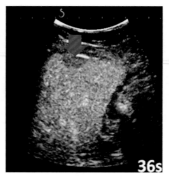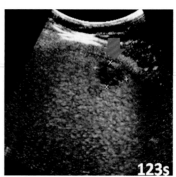

　　图1-3-3　动脉期10 s　　　　图1-3-4　门脉期36 s　　　　图1-3-5　延迟期123 s

（二）

　　增强CT：肝右前叶下段包膜下类圆形低密度影1.7 cm×1.0 cm，CT值36HU，增强后中度持续强化，延迟期与肝组织近似，边缘可见环形略低密度影（图1-3-6、图1-3-7、图1-3-8）。

　　CT结论：肝右前叶下段富血供占位，腺瘤可能。

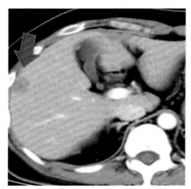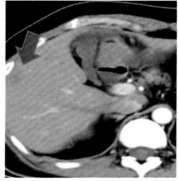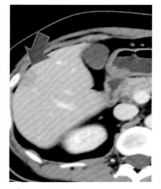

　　图1-3-6　动脉期　　　　　　图1-3-7　门脉期　　　　　　图1-3-8　延迟期

　　上级医院增强MRI：肝右后叶S5、6交界区被膜下结节样T1W1稍低信号，T2W1稍高信号，病灶中心见小片状T1W1等信号，T2W1高信号，边界清晰，最大直径约1.8 cm，动脉期边缘中度强化，门脉期强化减低，延迟期中心明显强化，病灶边缘见包膜样强化。

　　MRI提示：肝右叶包膜下肝sHCC。

（三）

　　随访结果：行肝部分切除术。

　　手术结果：

　　1. 距被膜切缘1.6 cm处见一灰白肿物，大小1.8 cm×1.1 cm，切面质实，界清，周围肝组织土黄色细腻。

2. 常规病理：倾向淋巴组织增生性病变。

3. 肿瘤医院病理会诊：(肝右叶)假性淋巴瘤。

分析讨论

假性淋巴瘤又称反应性淋巴样组织增生，是一种非独立性病变，可见于胃肠道、甲状腺、乳腺、皮肤、脾、肾、子宫等多脏器，属于良性病变，但有恶变倾向。肝脏的假性淋巴瘤极其罕见，国内外文献鲜有报道，60%发生于肝右叶。其病因及发病机制尚不明确，认为可能与慢性肝病、免疫缺陷、病毒感染等有关。患者中以中老年女性多见，可能与中老年女性雌激素水平下降有关。肝脏假性淋巴瘤多无明显临床症状，多于健康体检中发现。影像学检查多无特异性。CT平扫多呈圆形或类圆形低密度灶，边界较清；增强CT部分动脉期强化，门脉期延迟期低增强。MRI多呈T1低信号，T2高信号，一般轻度强化，周边强化多明显。假性淋巴瘤诊断较为困难，目前确诊只能依靠病理，表现为多克隆淋巴细胞为主，生发中心以中央型多见。

本病例分析误诊原因：

1. 患者为育龄期女性，长期服用避孕药，故不除外肝腺瘤可能，鉴别点肝腺瘤超声造影增强方式多为向心性。

2. 患者有乙肝病史，肝内占位要考虑原发性恶性病变可能。

另外，假性淋巴瘤还要与肝内其他占位性病变相鉴别，如局灶性结节性增生（FNH）、肝血管瘤、胆管细胞癌、肝脏淋巴瘤及转移性肝癌等。充分利用超声造影、增强CT、MR等影像新技术可以避免漏诊和误诊。

参考文献

［1］虞梅,倪娟,翟凌云,等.肝恶性淋巴瘤超声造影表现1例［J］.中国癌症杂志,2015,(6):478-479.

［2］周颖,沈丹华,高子芬,等.原发性肝细胞癌合并小淋巴细胞性淋巴瘤一例［J］.中华病理学杂志,2020,49(4):373-375.

［3］张建新,边泽宇,张俊杰,等.原发性肿块型肝脏淋巴瘤的临床病理及影像特点［J］.中国药物与临床,2020,20(1):50-52.

［4］陈菁华,庄启湘.原发性肝脏弥漫大B细胞淋巴瘤伴两肾继发淋巴瘤1例［J］.实用放射学杂志,2020,36(1):164-165.

［5］杜婧,张楠,杨正汉.肝脏淋巴瘤10例的CT及MRI表现分析［J］.临床和实验医学杂志,2019,18(14):1505-1509.

［6］郝新民,王明亮,曾蒙苏.肝脏假性淋巴瘤的MRI表现［J］.放射学实践,2019,34(10):1128-1131.

执笔：韩莹莹 上海市徐汇区大华医院

审阅：虞 梅 上海市徐汇区大华医院

四、肝脓肿

病例介绍 患者男,85岁,因"反复腹部胀痛6月余,加重1天"来院。患者近6个月来无明显诱因出现右上腹胀痛不适,阵发性隐痛,尚可忍受,可自行好转。胀痛与进食无关,无发热、寒战、恶心、呕吐、腹泻等表现,因自觉症状较轻,未予重视,未就诊及口服药物。近1天来再次出现右上腹部胀痛,疼痛加剧,略有恶心,无呕吐、发热等表现,故来我院就诊。本次发病以来精神欠佳,食纳差,睡眠一般,大小便尚可。近期体重无明显变化。既往体健,曾是职业飞行员。

(一)

超声所见(2020年5月8日):灰阶超声示肝右叶低回声肿块,大小约79 mm×60 mm,边界欠清,形态欠规则,内部回声不均匀,内见少许无回声(图1-4-1、图1-4-2、图1-4-3)。

超声提示:① 肝内混合性肿块(考虑肝脓肿)——建议上级医院检查。② 胆囊壁增厚。

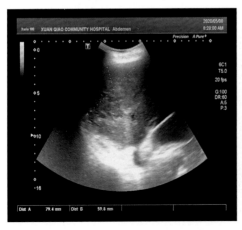
图1-4-1

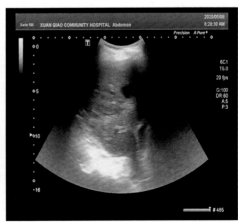
图1-4-2

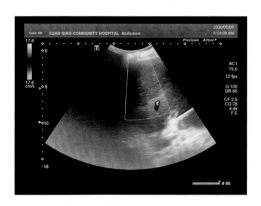

图 1-4-3

图 1-4-1、图 1-4-2、图 1-4-3　CDFI 示肿块内部及周边未见明显血流信号

（二）

腹部 CT 检查所见（2020 年 5 月 8 日）：肝脏表面光滑，右叶比例匀称，肝右叶见一椭圆形低密度影，密度不均，边界欠清，大小约 71 mm×100 mm（图 1-4-4）。

腹部增强 CT 检查所见（2020 年 5 月 13 日）：肝右叶见一椭圆形低密度影，密度不均，边界欠清，增强扫描后可见蜂窝状及环形强化；脾脏未见肿大，密度均匀；后腹膜未见明显肿大淋巴结影。提示：右肝占位，考虑肝脓肿（图 1-4-5）。

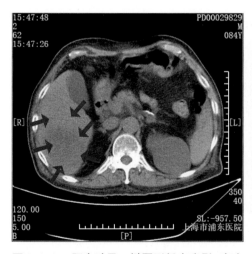

图 1-4-4　肝右叶见一椭圆形低密度影，密度不均

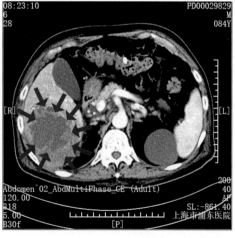

图 1-4-5　肝右叶见一椭圆形低密度影，密度不均，增强扫描蜂窝状及环形强化

（三）

实验室检查所见（2020 年 5 月 9 日）：

1. 血常规：白细胞计数 14.55×10⁹/L ↑，中性细胞计数 94×10⁹/L ↑，淋巴细胞计数 0.26×10⁹/L ↓，单核细胞计数 1.33×10⁹/L ↑，嗜酸性粒细胞计数 0.00×10⁹/L ↓，中性细胞比值 89.0% ↑，淋巴细胞比值 1.8% ↓，嗜酸性粒细胞比值 0.0% ↓，红细胞计数 4.03×10¹²/L ↓，血红蛋白 128 g/L ↓，血细胞比容 0.38L/L ↓，C反应蛋白 96.02 mg/L ↑。

2. 肝功能：谷草转氨酶 264.00 U/L ↑，谷丙转氨酶 160 U/L ↑，非结合胆红素 23.80 μmol/L ↑，总胆红素 36.6 μmol/L ↑，白蛋白 31.6 g/L ↓，碱性磷酸酶 127 U/L ↑。

（四）

临床拟诊：肝脓肿。

处置经过：患者于2020年5月8日就诊于复旦大学附属浦东医院肝胆外科，予腹部CT及血常规、肝功能等检查后，分别于5月13日及5月20日在局麻下脓肿穿刺置管引流术，术后予头孢他啶、奥硝唑等抗感染治疗，引流后症状明显好转，于5月24日出院。

分析讨论

肝脓肿的超声表现如下。

1. 脓肿前期：通常在病程一周内，病灶边界欠清，内部回声均匀，一周后，出现出血和坏死时，回声不均匀，可出现点、片状高回声，有时周边可见低回声晕，与肿瘤较难鉴别，应结合临床及动态观察其改变。

2. 形成期：病灶为边缘较清楚的无回声区，壁厚而粗糙，内壁不光整。内部回声较多变，脓液稀薄而均匀时，为干净无回声区或少量稀疏细点状回声；脓液较稠时，无回声区内可见细密点状回声漂浮，间有散在片状、条索状高回声，可向脓腔底层集中；脓液黏稠而均匀时，可呈均质性低回声团块，酷似实质性病变；当脓肿坏死、液化不充分时，内部可有分隔样回声，或呈蜂房状小腔，其间也可有片状、条索状高回声。

3. 吸收期：治疗后，脓腔壁新生肝组织和肉芽组织生长，脓肿内部回声明显减低或消失，代之以斑片状、条索状高回声。

4. 慢性期：如久治不愈，肉芽组织形成和炎症浸润反复进行，病灶表现为实质性杂乱高回声团块，极易误诊为肝肿瘤。当脓肿有钙化时，又应与肝包虫囊肿相鉴别。

其他声像图表现：① 肝肿大或变形：取决于脓肿的大小、多少和部位。单发较小的脓肿可不引起肝脏形态改变。② 脓肿周围管状结构受压移位。③ 感染来自胆道系统者，可检出胆道阻塞和感染的声像。

参考文献

［1］尹萍.肝脓肿的超声检查与诊断［J］.世界最新医学信息文摘（电子版），2014，（28）：287.

［2］周永昌，郭万学.超声医学［M］.4版.北京：科学技术文献出版社，2002：899-937.

［3］黄洋.细菌性肝脓肿的诊治进展［J］.临床肝胆病杂志，2018，（3）：641-644.

［4］Schiff ER, Maddrey WC, Scorell MF. Schiff's Diseases of the Liver［M］. 11th ed, 2012.

执笔：舒慧珍　上海市浦东新区宣桥社区卫生服务中心

审阅：张　俊　复旦大学附属浦东医院

五、布-加综合征合并
肝小静脉闭塞症

病例介绍 患者男，51岁。患者于2年前在当地医院诊断为"肝硬化"，用土三七泡脚三日后出现面部瘙痒、水肿、腹胀，遂来我院就诊，既往有糖尿病病史（图1-5-1）。

（一）

主要实验室检查：天门冬氨酸氨基转移酶47 U/L↑，γ-谷氨酰基转移酶206 U/L↑，碱性磷酸酶246 U/L↑，总胆

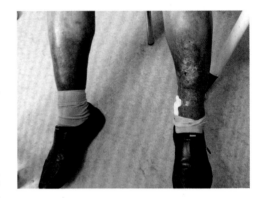

图1-5-1 患者腿部情况

红素53.4 μmol/L↑，白蛋白35.3 g/L↓，肝炎相关病毒检测均为阴性。

（二）

超声所见：肝右静脉主干内径10 mm。肝左静脉与肝中静脉合干，内径13 mm，血流方向正常。肝右静脉及肝中静脉之间见一交通支形成。下腔静脉肝后段最宽处内径28 mm，入右房处内径狭窄，最宽5 mm（图1-5-2、图1-5-3、图1-5-4）。入右房处见一隔

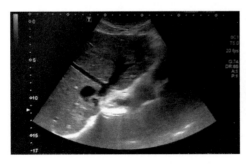

图1-5-2 肝左静脉与肝中静脉合干

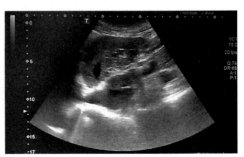

图1-5-3 肝右静脉内径

膜样回声,彩色多普勒示该处血流呈五彩镶嵌样,最高流速174 cm/s(图1-5-5、图1-5-6、图1-5-7、图1-5-8)。

超声提示:肝硬化、脾肿大、腹腔积液、布-加综合征(下腔静脉右房入口处隔膜伴梗阻)。

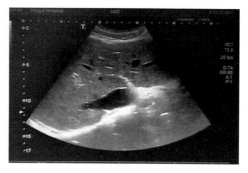

图1-5-4　下腔静脉入右房处狭窄

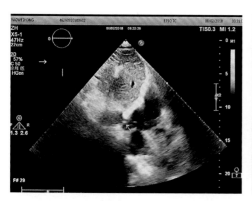

图1-5-5

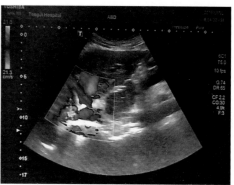

图1-5-6

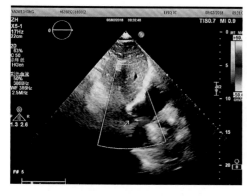

图1-5-7

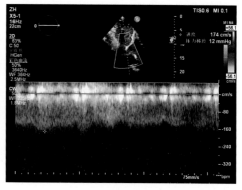

图1-5-8

图1-5-5、图1-5-6、图1-5-7、图1-5-8　下腔静脉右房入口处隔膜样回声,该处可见湍流

(三)

外院上腹部CT提示:肝硬化,门脉高压,食管下段-胃底静脉、脾静脉曲张;肝左叶结节状异常强化灶,考虑动-静脉畸形或瘘可能、大量腹腔积液。

19

（四）

右肝病理提示：肝窦扩张，枯否氏细胞增生，偶见小灶性坏死，中央静脉周围有细胞内淤胆，中央静脉旁局部有出血，汇管区小胆管未见明显增生，间质纤维组织轻度增生伴少量淋巴细胞浸润。

免疫组化结果：肝细胞HbsAg（－），胆管CK7（＋），淋巴细胞CD20（少量＋），CD3（少量＋），血管CD34（＋）。

特殊染色结果：PAS（＋），Masson（＋），网染（＋）。

会诊结果：肝病病理专家、原上海医科大学基础医学院院长胡锡琪教授读片诊断为肝小静脉闭塞病，经MDT多学科讨论后最终诊断为：布-加综合征合并肝小静脉闭塞症。

（五）

随访结果：予抗凝及食管静脉曲张套扎术，以降低门静脉压力，腹水消失。

分析讨论

布-加综合征（Budd-Chiari syndrome，BCS）是由各种原因所致肝静脉（HV）流出道和（或）肝后段下腔静脉（IVC）部分或完全梗阻而导致的肝后性门脉高压和下腔静脉高压综合征，继而出现一系列的临床症状。BCS类型与亚型包括：

1. 肝静脉阻塞型，亚型：① 肝静脉/副肝静脉膜性阻塞；② 肝静脉节段性阻塞；③ 肝静脉广泛性阻塞；④ 肝静脉阻塞伴血栓形成。

2. 下腔静脉阻塞型，亚型：① 下腔静脉膜性带孔阻塞；② 下腔静脉膜性阻塞；③ 下腔静脉节段性阻塞；④ 下腔静脉阻塞伴血栓形成。

3. 混合型，亚型：① 肝静脉和下腔静脉阻塞；② 肝静脉和下腔静脉阻塞伴血栓形成。

BCS发病机制尚不清楚，可能与先天大血管畸形、血液高凝状态等因素有关。部分患者没有症状，门脉高压者可出现腹痛、腹胀、肝脏肿大、腹水等表现。下腔静脉高压者可出现下肢肿胀、下肢色素沉着、溃疡形成、胸腹壁及躯干浅静脉曲张。超声可在膈顶部、第二肝门处探测肝静脉及下腔静脉梗阻的部位和长度以确定是否有隔膜。本例患者为下腔静脉膜性阻塞：隔膜的厚度通常在5 mm以下，隔膜的形态可以是圆拱、水平状、斜形等，超声可见下腔静脉近心段条带状强回声。彩色多普勒示血流变细，流速增高，呈"镶嵌样血流"。腹部超声检查联合心脏超声检查会提高诊断的准确率。

　　肝小静脉闭塞综合征(hepatic veno-occlusive disease, HVOD)是指肝小叶中央静脉和小叶下静脉损伤导致管腔狭窄或闭塞使肝窦流出道阻塞产生的肝内窦后性门静脉高压症。该病发病原因为摄入吡咯双烷类生物碱(中药土三七中含有)和术前有放、化疗史的骨髓移植。

　　HVOD 的诸多临床表现与 BCS 相同,特别是均以门静脉高压为主要表现。病理上BCS可出现与HVOD相似的肝窦淤血,肝小静脉周围的肝细胞坏死及组织纤维化等病理改变。超声图像上,HVOD可表现为三支肝静脉变细,下腔静脉至右心房通畅,然而肿大的肝脏会压迫下腔静脉造成其狭窄,也常与布-加综合征难以鉴别。不过,BCS除下腔静脉近膈处或肝静脉近心端有狭窄外,还会出现闭锁、栓子或隔膜梗阻图像,并伴有尾叶肿大、肝静脉间交通支形成,肝短静脉代偿性扩张,第三肝门开放等特征性表现,肝静脉间交通支形成是HVOD 所不具备的声像图特征,具有重要的鉴别意义,还可通过下腔静脉造影或肝静脉压力梯度明确诊断。此外,有无服用土三七或成分不明中药史、下肢水肿也需特别关注。

参考文献

[1] Chinese Medical Association Chinese Society of Radiology(CSR) Interventional Group. Guidelines of the interventional treatment for Budd-Chiari syndrome[J].Chin J Radiol, 2010, 44(4): 345-349.

[2] Expert committee on Vane Cava Obstruction, Specialized Committee of Endovascology, Chinese Medical Doctor Association. Expert consensus on the classification of subtype in Budd-Chiari syndrome[J]. J Clin Hepatol, 2017, 33(7): 1229-1235.

[3] 彭涛,刘玉兰.Budd-Chiari 综合征、肝小静脉闭塞病与肝硬化的鉴别[J].胃肠病学,2007,12(12): 770.

[4] 杨丽,继荣,欧大联,等.土三七致肝小静脉闭塞症临床与诊断[J].肝脏,2009,14(5): 433-434.

[5] 陈爽,李春伶,高永艳.彩色多普勒超声对肝小静脉闭塞症的诊断价值[J].中国医学影像学杂志,2010,18(2): 154-156.

执笔：刘俐琦　同济大学附属同济医院

审阅：王秀艳　同济大学附属同济医院

六、急性化脓性胆囊炎伴胆囊穿孔

病例介绍 患者男,54岁。患者因"腹痛15天,加重1天"入院。近15天,患者出现右上腹胀痛不适,入院半天前腹痛明显加重,呈持续性绞痛。无恶心呕吐及畏寒发热。查体皮肤巩膜无黄染,全身浅表淋巴结未扪及肿大。右上腹压痛,轻微反跳痛,肝脏肋缘下未触及,腹部未扪及包块。

(一)

患者入院后即刻进行腹部超声检查。

超声所见:胆囊轮廓模糊,局部胆囊壁毛糙增厚,回声紊乱,胆囊底部囊壁连续性中断,可见宽约5 mm裂隙,囊内透声差,囊内未见明显异常回声,胆囊周边可见少量无回声区,肝右叶胆囊旁见不均质回声区(图1-6-1、图1-6-2、图1-6-3)。

超声提示:急性胆囊炎,胆囊穿孔合并肝脓肿可能,建议结合临床诊断。

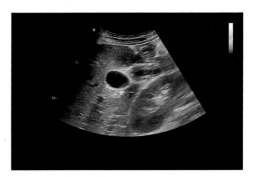

图1-6-1 胆囊轮廓模糊,局部胆囊壁毛糙增厚,回声紊乱

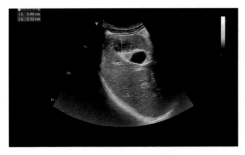

图1-6-2 肝右叶胆囊旁不均质回声(考虑肝脓肿)

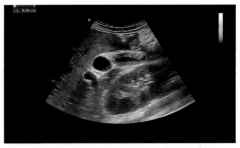

图1-6-3 胆囊底部囊壁连续性中断(考虑胆囊穿孔)

（二）

患者入院当天行腹部增强CT检查。

腹部增强CT所见：胆囊窝及胆囊周围渗出。肝内片状不均匀密度减低影，增强后渐进环状强化，局部蜂窝样改变（图1-6-4、图1-6-5）。

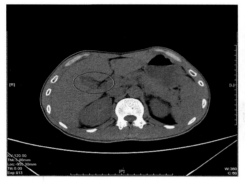

图1-6-4　**胆囊窝内及胆囊周边少量积液**　　图1-6-5　**增强CT证实肝内不均质密度影为肝脓肿**

腹部增强CT提示：胆囊窝内及胆囊周边少量积液，相邻肝脏受累并肝内脓肿形成。

（三）

手术结果：术中见胆囊壁菲薄，局部见胆汁浸润至浆膜层外，腹腔见胆汁样腹水，诊断为胆囊底部穿孔。

病理结果：① 描述：炎细胞浸润整个各层，并在浆膜下形成脓肿和坏死。② 结论：急性化脓性胆囊炎，局部穿孔。

分析讨论

　　胆囊炎，尤其是胆囊炎合并胆囊穿孔患者的超声检查，通过观察胆囊形状变化、胆囊壁厚度变化、囊腔及其周围回声情况以进行判断。另外，重要且直观的超声影像，即胆囊壁局部缺损，可确切观察到胆囊穿孔部位。

　　胆囊穿孔是急性化脓性胆囊炎的严重并发症之一，常合并胆囊结石。当胆囊管梗阻或伴有急性胆囊炎时，囊内压力升高，引起胆囊壁的血液循环障碍，胆囊壁坏疽导致穿孔，多数穿孔发生在胆囊底部，颈、体部次之。临床表现为持续性腹痛、绞痛、高热持续不退、黄疸加深、有压痛及反跳痛。声像图表现：超声"墨菲征"阳性，胆囊腔内无回声区减少或消失，张力减小，胆囊壁毛糙、增厚，连续性中断，胆囊周边或腹腔见少量积液。本例为胆囊隐匿性穿孔，与病理诊断相符。胆囊隐匿性穿孔在临床上可能不够重视，因其症状不典型，诊断率偏低，容易贻误治疗时机。超声诊断的关键是仔细分析，在多方位、多切面上观察胆囊壁的连续性，肝脓肿与胆囊的关系，并结合病史做出准确的诊断，为临床治疗提供有利的依据。超声检查能清晰显示胆囊穿孔部位、大小，同时也显示胆囊内部及周边结构。超声检查时不仅要多切面观察，必要时可将图像局部放大，这样更易将小的穿孔显示出来，对临床明确诊断有较大价值。

参考文献

[1] 刘雪梅,李晓青,韩淑娟.急性胆囊炎合并胆囊穿孔的B超诊断[J].中国超声诊断杂志,2002,3(1):25.
[2] 高丽,刘欣,薛红元,等.彩超诊断急性坏疽胆囊炎并胆囊穿孔1例[J].河北医药,2012,34(24):3837-3838.
[3] Soyer P, Brouland JP, Boudiaf M, et al. Color velocity imaging and power doppler sonography of the gallbladder wall: A new look at sonographic diagnosis of acute cholecystitis[J]. AJR Am J Roentgenol, 1998, 171(1): 183-188.

执笔：邓舒昊　上海市浦东新区人民医院
审阅：江　泉　上海市浦东新区人民医院

七、胰瘘合并腹膜后脓肿

病例介绍 患者男,61岁。患者因"胰体尾切除加脾切除术后18天,寒战发热5天"收入我院急救科病区。当日血常规及生化指标显示:白细胞计数 33.6×10^9/L、中性粒细胞百分比 86.8%、淋巴细胞百分比 9.0%、血红蛋白 126 g/L、超敏C 79.12 mg/L、尿淀粉酶活力 666 U/L、血淀粉酶活力 120 U/L。查腹腔引流液中淀粉酶活力 > 24 000 U/L。经过近3周的抗感染+抑制胰腺分泌治疗,患者病情趋于平稳。患者引流管意外脱出,外科医生尝试原通道留置引流管失败,次日体温明显升高,最高体温39.5℃。

(一)

超声所见:胰腺体尾区可见一范围约45 mm × 30 mm的无回声区,界尚清,内透声差,内可见平行管样强回声(图1-7-1)。

超声提示:腹膜后脓肿可能。

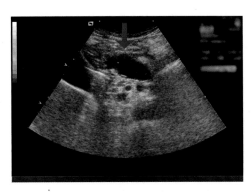

图1-7-1　超声示胰腺体尾区脓肿(红箭头为腹膜后脓肿位置)

(二)

腹部CT所见:上腹部可见瘢痕影及置管影,脾脏及胰腺体尾部缺如,周围可见片状渗出影,片状渗出影范围较入院时明显减少(图1-7-2、图1-7-3)。

　　腹部CT提示:腹膜后脓肿。

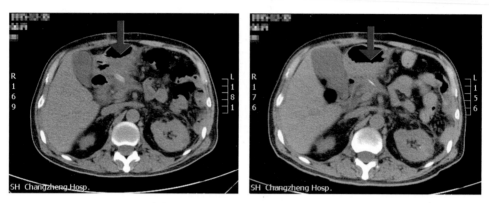

图1-7-2、图1-7-3　腹部CT显示脓肿范围明显缩小(红箭头为腹膜后脓肿位置)

（三）

　　处置经过:超声引导下腹部液体隔离法建立安全穿刺路径,行腹膜后脓肿置管引流术(图1-7-4)。以长度200 mm的18F介入穿刺针行腹部液体隔离法,拔出针芯,针鞘接延长管及装有生理盐水的注射器(图1-7-5)。穿刺针到达腹膜开始打隔离液,边分离胃及肠管边进针,穿刺针到达目标穿刺物停止打隔离液。穿刺针进入目标穿刺物后,下导丝,留置引流管。

　　超声引导下腹膜后脓肿置管引流术中所见:经引流管抽出腹膜后黄色浑浊脓液(图1-7-6)。

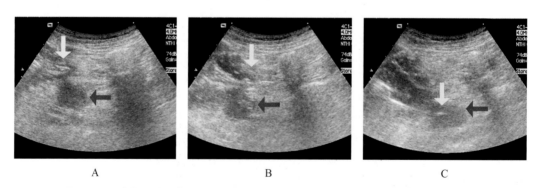

图1-7-4　腹部液体隔离法(黄箭头为穿刺针针尖位置;红箭头为腹膜后脓肿位置)

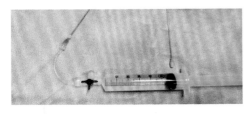

图 1-7-5　行腹部液体隔离法的介入穿刺针

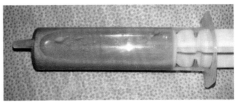

图 1-7-6　引流脓液

随访结果：超声介入穿刺引流后，复查白细胞计数 $9.1 \times 10^9/L$、体温 36.2℃。引流量逐日减少。予以出院。

分析讨论

胰瘘是胰腺外科最严重的并发症之一，好发于胰体尾切除术和胰十二指肠切除术术后。发生率高达3%～45%。可能导致腹腔内感染、出血及脓毒症等并发症，这些并发症是术后患者死亡的重要原因。所以一旦出现胰瘘，应予以高度重视。引流通畅是治疗胰瘘的基础，引流不畅时应尽早通过介入超声或CT引导下穿刺引流。

腹膜后脓肿因局限性积液量少、位置较深，且穿刺路径上有胃及肠管遮挡等，行脓肿置管引流时难度较大。如果误穿到肠管，就形成了肠瘘，一方面会进一步加重腹腔感染，对患者而言无异于雪上加霜；另一方面一旦局限的胰液与消化液混合，胰蛋白酶原会被激活，对患者而言就是雪崩，危及生命。

液体隔离法即在相邻器官或结构间的自然间隙内注射一定量的生理盐水或者利多卡因生理盐水溶液，利用液体的张力，使得原本潜在的间隙被扩大，从而使病灶与周围结构分开，达到必要的安全操作间距，具有钝性分离的特点，创伤较小，在颈部疾病等超声介入操作中积累了丰富的实践经验，可供本病例成功借鉴。

实践表明，采用腹部液体隔离法能为腹膜后位置深、范围小的目标穿刺物创造安全、有效的超声介入路径。

参考文献

[1] 中华医学会外科分会胰腺外科学组,等.胰腺术后外科常见并发症诊治及预防的专家共识(2017)[J].中华外科杂志,2017,55(5):328-334.
[2] 双剑博,赵青川.胰体尾切除术后胰瘘的预测与对策[J].中华实验外科杂志,2016,33(2):284-287.
[3] 章建全,盛建国,刁宗平,等.液体隔离法在颈部结节性病变经皮热消融治疗中的应用[J].第二军医大学学报,2014,35(10):1045-1052.
[4] 尹明,王中阳,钱月萍.超声引导下穿刺置管引流在腹腔及腹膜后包裹性积液中的应用效果[J].实用临床医药杂志,2017,21(23):153-154.

执笔：潘　倩　海军军医大学附属长征医院
审阅：赵佳琦　海军军医大学附属长征医院

八、肿块样肾盂肾炎

病例介绍 患者女，30岁。患者3周前因左侧腰部隐痛至当地医院行腹部超声检查，提示左肾占位可能，为求进一步诊治收入我院。

（一）

入院后完善血常规、肝肾功能及肾脏血管增强CT检查，结果如下：

血常规检查： 白细胞计数5.54（3.69～9.16×10⁹/L）；嗜中性粒细胞百分比68.6（50%～70%）；淋巴细胞百分比23.1（20%～40%）；单核细胞百分比7.6（3%～10%）；嗜酸性粒细胞百分比0.5（0.5%～5.0%）；嗜中性粒细胞绝对值3.80（2.0～7.0×10⁹/L）；血小板计数144（101×10⁹～320×10⁹/L）；C反应蛋白＜0.50（0～8 mg/L）。

肝肾功能检查： 丙氨酸氨基转移酶（ALT）10 U/L；天门冬氨酸氨基转移酶（AST）15 U/L；γ谷氨酰基转移酶（GGT）10.00 U/L；总胆红素（TBIL）8.6 μmol/L；直接胆红素（DBIL）2.9 μmol/L；尿素（UREA）4.50 mmol/L；肌酐（CREA）60.0 μmol/L；尿酸（URIC）226.00 μmol/L，尿蛋白质阴性；尿微量蛋白5项测定阴性；尿葡萄糖阴性；尿潜血＋。

肾脏CTA检查： 左肾动脉显示清晰，左肾静脉及下腔静脉通畅。左肾中部见结节样稍低密度影，大小约2.1 cm×2.2 cm，增强后见不均匀中度强化，延迟期快退，病灶似突破肾包膜累及肾周脂肪间隙，考虑肿瘤性占位可能（图1-8-1、图1-8-2）。

（二）

处置经过： 根据影像学结果考虑左肾为肿瘤样病变，患者最终决定手术治疗，入院2天后进行腹腔镜下左侧肾脏部分切除术。手术医生于腹腔镜下无法识别病灶，紧急进行术中超声检查（图1-8-3）。在术中超声引导下进行病灶手术切除，手术区及切除标本如图（图1-8-4、图1-8-5）所示，手术标本直径约20 mm，色呈浅黄色，质地偏软，无明显包膜。

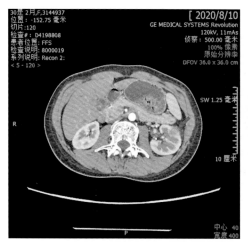

图 1-8-1　肾脏CT增强动脉期,箭头所示左肾病灶

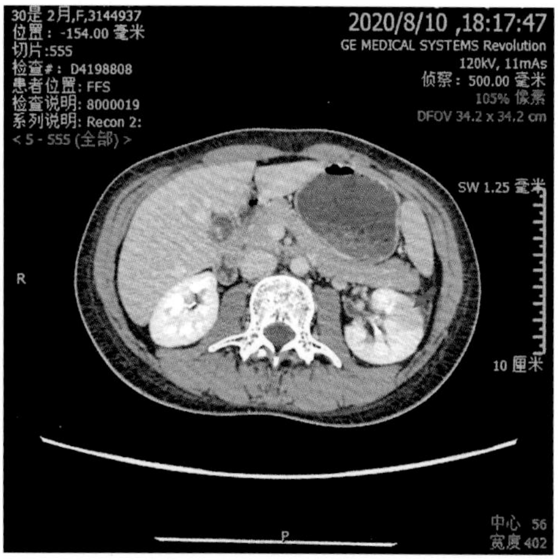

图 1-8-2　肾脏CT增强延迟期,箭头所示左肾病灶

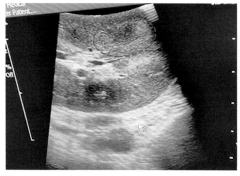

图 1-8-3　术中超声:圆圈处见等回声物,边界不清,肾盂略受压

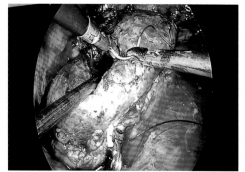

图 1-8-4　肿块切除后肾脏

术中超声所示:左肾中部偏腹侧见等回声区,范围约24 mm×20 mm,边界不清,形态尚规则,周围组织略受压,内部血流信号不明显。

超声提示:左肾中部等回声物(考虑肿瘤性病变可能)。

（三）

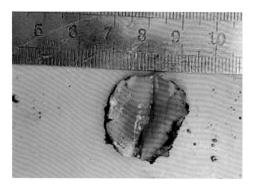

图 1-8-5　肿块手术标本

术后随访结果:

1. 冰冻临时病理:(左肾肿瘤)肾组织慢性炎伴纤维组织增生变性。

2. 病理诊断:(左肾肿瘤)慢性肾盂肾炎,局灶炎症细胞浸润,纤维组织增生,少量肾小球伴变性(图1-8-6)。

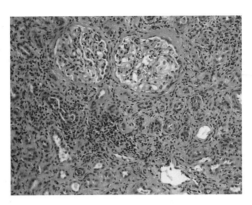

图1-8-6　肿块病理切片

分析讨论

　　肾盂肾炎分为急性和慢性两类，是肾盂、肾间质和肾小管的炎性疾病，是肾脏最常见的疾病之一。慢性肾盂肾炎常缓慢发作或是急性肾炎的反复发作，肾脏体积可正常或变小，质地变硬，表面不平，常伴有肾盂和肾盏的纤维化和变形，病理特点是肾间质和肾小管的慢性化脓性炎症，以上行性感染多见，肾小管、肾间质、肾盂黏膜和肾乳头常受累。

　　肾盂肾炎急性期超声上多表现为肾脏外形正常或饱满，肾实质回声正常或略增强，内部结构分界不清，局灶型肾盂肾炎也可表现为高回声、等回声或低回声的肿块样区域，慢性期常出现肾脏外形偏小，肾实质回声增强，与集合系统分界不清，可出现局灶性的等回声或低回声结节，边界欠清，容易漏诊。肾盂肾炎表现为肿块样并不常见，与肾脏实体瘤不易鉴别，"华斌的超声世界"（知名专业博客）里有病例（图1-8-7），超声显示右肾中部一个略呈分叶、高回声的"肿块"，术后病理为肾脏的急

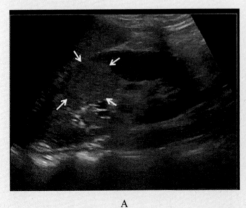

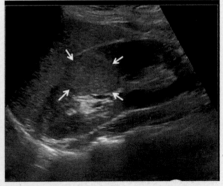

A　　　　　　　　　　　　　　　　　B

图1-8-7　一例肿块样肾盂肾炎超声表现

性细菌性肾盂肾炎。

　　本病例患者中年女性，无明显临床症状，仅腰部轻微隐痛，但超声表现有轻度占位效应，CT增强检查表现出了延迟期的快退，误认为肾脏的恶性肿瘤。肾癌多为边界较清的低回声或高回声团块，内部可均匀或出现囊性区，肿块周边及内部血流信号多丰富，高速低阻的血流信号；灌注特点多为快进-快出、高强化、假包膜和坏死灶，肾盂肾炎临床症状重，血供减少可用于鉴别。有时肾内出血急性期也可表现为边界不清的高回声区，一般有较明确外伤或有创病史，可与肿块样肾盂肾炎相鉴别。

参考文献

［1］Zulfiqar M, Ubilla CV, Nicola R, et al. Imaging of renal infections and inflammatory disease［J］. Radiol Clin North Am, 2020, 58(5): 909-923.

［2］Vourganti S, Agarwal PK, Bodner DR, et al. Ultrasonographic evaluation of renal infections［J］. Radiol Clin North Am, 2006, 44(6): 763-775.

［3］Granata A, Floccari F, Insalaco M, et al. Ultrasound assessment in renal infections［J］. G Ital Nefrol, 2012, 29(57): S47-S57.

［4］赵文磊，沈诞，李宏召，等. 单中心2 087例拟诊肾恶性肿瘤者行肾部分切除术后良性病变的发生率及其特点［J］. 微创泌尿外科杂志，2017,6(3): 136-139.

［5］García-Ferrer L, Primo J, Juan Escudero JU, et al. The use of renal ultrasound for adult acute pyelonephritis［J］. Arch Esp Urol, 2007, 60(5): 519-524.

［6］傅淑霞，邢玲玲，段建召，等. 急性局灶性细菌性肾炎55例临床分析［J］. 中华临床感染病杂志，2015, 8(4): 340-343.

执笔：许　丽　上海交通大学医学院附属仁济医院
审阅：杜　晶　上海交通大学医学院附属仁济医院

九、肾血管瘤

病例介绍 患者女,63岁。患者因尿频尿急数日就诊,无尿痛,无肉眼血尿,无腹痛腰痛,无畏寒发热,无高血压、糖尿病史。体征:腹部平软,双肾区叩击痛阴性,尿常规未见明显异常。外院超声检查提示右肾囊肿。

(一)

患者行泌尿系超声检查。

超声所见:右肾下极肾窦内见一枚无回声区,大小约65 mm×28 mm,外形欠规则,边界清晰,见囊性病灶向肾门外延伸,囊内可见分隔,彩色多普勒显示病灶及其周围见"马赛克"样杂乱彩色血流信号。PW可测及动静脉频谱,PSV:110.2 cm/s、EDV:56.9 cm/s、RI:0.48,频谱呈毛刺状,无空窗。同时超声观测右肾动脉起始段内径6.2 mm,CDFI见彩色血流信号,PSV:167.8 cm/s、EDV:81.3 cm/s、RI:0.52(图1-9-1、图1-9-2、图1-9-3、图1-9-4、图1-9-5、图1-9-6)。

超声提示:右肾下极囊性病灶,考虑血管瘤、先天性动静脉畸形? 建议进一步检查。

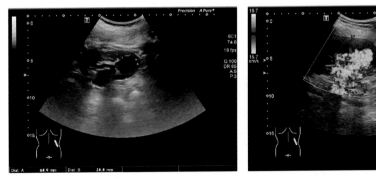

图1-9-1、图1-9-2　右肾下极肾窦内囊性病灶、杂乱血流信号

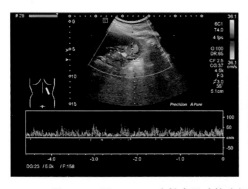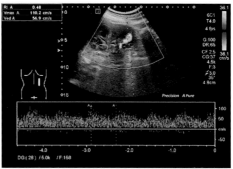

图1-9-3、图1-9-4 病灶内呈动静脉频谱，动脉频谱呈流速高、低阻力、毛刺状

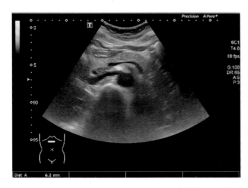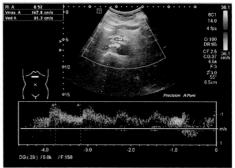

图1-9-5、图1-9-6 右肾动脉起始段未见明显狭窄，频谱呈高速、低阻

（二）

三天后，行双肾CT平扫＋增强检查。

CT检查所见：右肾门异常血管影，考虑动脉瘤，建议DSA检查（图1-9-7、图1-9-8、图1-9-9、图1-9-10）。

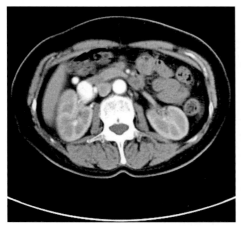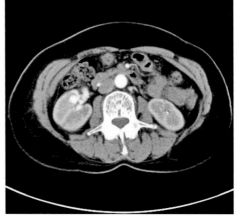

图1-9-7、图1-9-8 右肾动脉走行扭曲、右肾门处异常增强病灶向肾内延伸

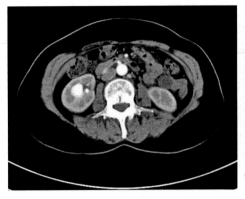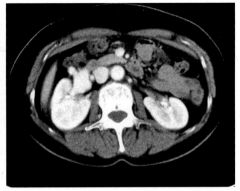

图1-9-9、图1-9-10　右肾内出现异常增强信号、静脉期见肾门处病灶持续强化

（三）

随访结果：1个月、1年后随访，患者尿频尿急症状好转，但未行DSA检查。

分析讨论

　　肾内血管瘤临床上少见，根据起源血管的不同可分为动脉瘤、静脉瘤、动静脉畸形或瘘。

　　目前认为肾动脉瘤发病率为0.1%～0.9%。按照形态和部位可分为：囊状动脉瘤、梭形动脉瘤、肾内动脉瘤和肾外动脉瘤，其中以囊状动脉瘤最为常见，约占93%。肾动脉瘤病因可以先天性纤维肌性发育不良和严重动脉粥样硬化等造成真性动脉瘤，也可以是腰部的外伤及穿刺活检等医源性损伤形成假性动脉瘤。典型的超声表现为肾内或肾门处球形无回声，彩色多普勒内见红蓝相间的血流信号，假性动脉瘤可见瘤体与肾动脉间有一细小窦道，收缩期和舒张期均呈高速射流，而真性动脉瘤局部管腔囊状扩张，一般无高速射流。

　　肾静脉瘤（RVAS）临床上更少见，病因不详，好发于左肾，临床表现为腹痛和血尿，部分甚至无症状，但也存在破裂、血栓形成等潜在严重并发症。超声表现为肾门处边界清晰，内部回声均匀的囊性病灶，彩色多普勒可见血流信号，呈静脉频谱。RVAS增强CT可较易诊断，表现为动脉期不增强而静脉期增强，本病例CT表现与之不符。

　　肾动静脉畸形（RAVM）极其少见，多于青中年发病，是一种胚胎时期发育异常的肾脏血管畸形，属非肿瘤性病变。随着生长发育、激素水平的提高，缺乏弹力纤维的畸形血管团易破溃出血。临床常以突发全程大量肉眼血尿为首发及主要症状，如失血量大、出血速度快可形成血块，导致泌尿系梗阻和腰痛等症状。超声表现为不规则无回声，内见较多分隔，彩色多普勒见紊乱五彩血流信号，供应动脉呈高速、低阻、毛刺、无空窗频谱，而引流静脉呈动脉化频谱，由于动脉高速血流对瘤壁的冲击，传导至周围组织产生震颤，在彩色多普勒上表现为病灶周围组织出现"马赛克"样斑点伪像，为其特征性超声表现。本病超声表现与之相符。

肾血管瘤主要依赖于影像学检查，肾血管造影（DSA）被认为是诊断肾血管疾病的金标准，可清晰显示瘤体与周围血管的关系，但具有创伤性，且费用昂贵，对技术和设备要求高。彩色多普勒超声可较易鉴别肾囊肿和肾血管瘤，超声造影可实时动态观察肾动脉主干及其分支、肾实质和病灶的先后增强过程，对肾血管瘤的分类诊断也具有重要的价值。遗憾的是本病例随访未做DSA和超声造影检查，无法准确判断具体类型，有待后续随访结果。

参考文献

［1］田思雨, 邵玉, 孙志霞. 彩色多普勒超声联合超声造影诊断先天性肾动静脉畸形一例［J］. 中华医学杂志, 2019,（33）: 2627-2628.
［2］顾继英, 杜联芳. 彩超及超声造影诊断肾脏假性动脉瘤1例［J］. 中国超声医学杂志, 2007, (6): 477-478.
［3］Eskandari MK, Resnick SA. Aneurysms of the renal artery［J］. Semin Vasc Surg, 2005, 18(4): 202-208.
［4］魏淑萍, 杨斌, 傅宁华, 等. 肾动脉瘤彩色多普勒超声及超声造影表现［J］. 中华医学超声杂志（电子版）, 2016,13(9): 700-703.
［5］Yoo J, Park SB, Shin M, et al. Imaging features of left ovarian and renal venous aneurysms: two case reports and literature review［J］. Clin Imaging, 2016, 40(4): 583-586.
［6］Naganuma H, Ishida H, Konno K, et al. Renal arteriovenous malformation: sonographic findings［J］. Abdom Imaging, 2001, 26(6): 661-663.

执笔：熊自秋 复旦大学附属闵行分院
审阅：胡 滨 复旦大学附属闵行分院

十、隐匿性微小肾癌

病例介绍 患者男,46岁。患者于2019年12月20日体检时,CT检查发现右肾中部外缘直径8 mm类圆形稍高密度灶,性质待定(图1-10-1)。患者无肿瘤病史,平素体健,无不适。

(一)

根据CT提示行右肾病灶区域仔细检查。

超声所见(2019年12月26日):右肾中部包膜处探及一个结节样稍高回声,大小约8 mm×7 mm,边界尚清,形态尚规则,内部回声尚均匀,CDFI:周边及内部未见明显彩色血流信号(图1-10-2、图1-10-3)。

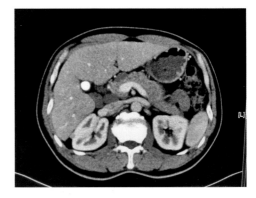

图1-10-1 CT示右肾结节

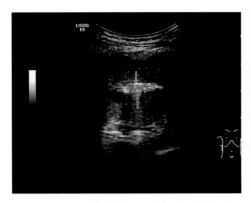

图1-10-2 灰阶超声示右肾中部实性结节

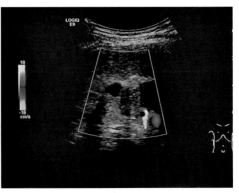

图1-10-3 右肾中部实性结节血流信号不明显

超声提示:右肾实性结节,错构瘤可能。建议进一步检查。

处置经过：行超声造影。

（二）

超声造影所见：灌注相，右肾中部结节样稍高回声呈均匀等增强（图1-10-4）；消退相，亦呈均匀等增强（图1-10-5）。

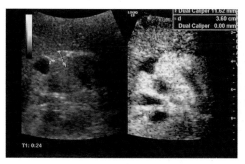

图1-10-4　造影剂注射后24 s

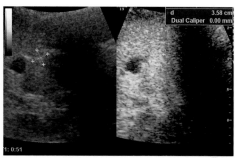

图1-10-5　造影剂注射后51 s

超声造影提示：右肾中部等增强实性结节（超声声像图特征不典型，MT不除外，建议密切随诊）。

（三）

超声所见（2020年3月4日）：右肾中部结节样高回声，大小约10 mm×10 mm，边界清，形态规则，内回声均匀，向肾包膜外突出（图1-10-6）。

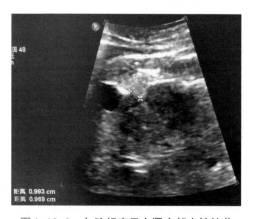

图1-10-6　灰阶超声示右肾中部实性结节

（四）

MRI检查（2020年3月10日）：右肾中部类圆形异常信号灶，直径9 mm，T1W1为稍低信号，T2W1为边缘略高，中央低信号，增强后见边缘少许强化（图1-10-7）。

MRI提示：右肾中份复杂囊肿可能，鉴于边缘少许强化，请随访复查排除其他占位。

（五）

随访结果：外院手术。

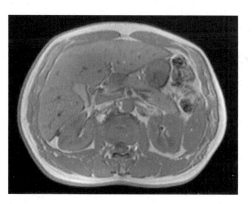

图1-10-7　MRI示右肾中部低信号结节

病理诊断：（右肾肿瘤）乳头状肾细胞癌，1型。

免疫组化：PAX8（+），CD10（+），CK7（部分+），CD117（灶+），CA9（−），EMA（−），FH（+），p504s（+），HMB45（−），TFE3（−）。

分析讨论

乳头状肾细胞癌（papillary renal cell carcinoma，PRCC）是肾细胞癌的第二大亚型，占全部肾细胞癌的15%～20%。根据组织形态学特点和预后差异，分为1型和2型。PRCC可发生于任何年龄，高发年龄为52～66岁，男性多于女性，发病率约为2：1。多数患者无症状，在体检时偶然发现；部分患者因血尿、胁腹部疼痛、腹部包块就诊。PRCC部分为乏血供肿瘤，CT检查示强化程度明显低于透明细胞癌，大多呈渐进性轻度强化。其预后优于透明细胞癌。

本病例需与常见肾脏实性占位鉴别。

1. 肾血管平滑肌脂肪瘤，亦称错构瘤，灰阶超声多表现为高回声，典型的超声造影多呈均匀等增强或轻度增强，病灶一般不出现周边环状高增强。但对脂肪含量较少的肾血管平滑肌脂肪瘤，无论是常规超声、超声造影还是CT或MR诊断均较困难。

2. 肾透明细胞癌，是最常见的肾细胞癌，典型的超声造影表现为"快进慢退高增强，增强不均匀，周边见环状高增强征"。本例PRCC的灰阶超声表现为稍高回声，回声水平要低于常见的肾血管平滑肌脂肪瘤，超声造影表现始终与周围肾实质同步增强、同步消退，增强程度亦始终与周围肾实质相似，周边未见环状高增强征。

该病例的诊断过程提醒我们：① 肿瘤较小时，超声不易发现，当其他影像学资料提示异常时，应耐心细致多角度扫查。② 对肾脏高回声结节要提高警惕。小肾癌亦可表现为高回声，高回声病变并不都是血管平滑肌脂肪瘤，注意应用新技术鉴别诊断及密切随访观察。

参考文献

［1］ Moch H, Cubilla AL, Humphrey PA, et al. The 2016 WHO classification of tumours of the urinary system and male genital organs—part a: renal, penile, and testicular tumours［J］. Eur Urol, 2016, 70: 93-105.

［2］ 丁振山，马潞林. 乳头状肾细胞癌不同分型间的差异及相关研究进展［J］. 中华泌尿外科杂志, 2019（1）: 69-72.

［3］ 中国医师协会超声医师分会. 中国超声造影临床应用指南［M］. 北京：人民卫生出版社，2017，149-154.

执笔：江鑫辉　上海市宝山区中西医结合医院

审阅：郑　丽　上海市宝山区中西医结合医院

十一、MiT 家族易位相关性肾细胞癌

病例介绍　患者男，23岁，因"体检发现左肾占位3月"入院。实验室检查各项指标及各血清学肿瘤标志物均在正常范围。

（一）

超声检查所见：左肾中上部一个3.1 cm×2.8 cm的稍高回声团块，向外突出，内见多枚强回声团块，边界欠清，形态欠规则，CDFI示周边点状彩色血流，PD测及动静脉频谱，RI0.56（图1-11-1）。

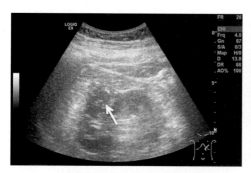
A：灰阶声像图示左肾内实质占位

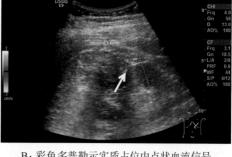
B：彩色多普勒示实质占位内点状血流信号

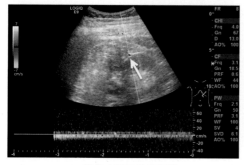
C：肿块内测及静脉频谱

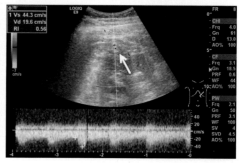
D：肿块内测及动脉频谱

图 1-11-1

处置经过：行超声造影检查。

<h2 style="text-align:center">（二）</h2>

超声造影所见：注射造影剂声诺维后，该病灶13 s开始增强，18 s达峰值，增强程度稍低于周边肾实质，25 s开始减退，始终低于肾皮质，内部回声尚均匀（图1-11-2）。

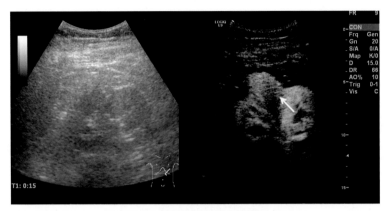

A：15 s开始与肾皮质同步增强

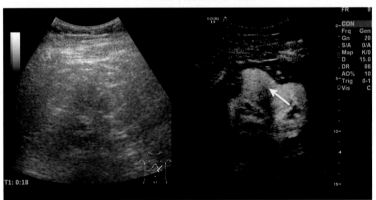

B：18 s达峰值

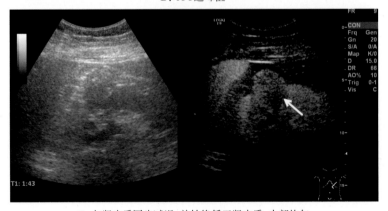

C：与肾皮质同步减退，并始终低于肾皮质，内部均匀

图1-11-2

超声造影提示：左肾实质占位，考虑少血供MT，嫌色细胞或乳头状MT可能大。

（三）

手术结果：腹腔镜下行左肾部分切除术。肿物大小4.5 cm×4.5 cm×3 cm，切面呈灰白灰褐色，易碎，带包膜。

病理诊断：镜下见肿瘤细胞部分包浆透亮，部分包浆嗜伊红，呈乳头状生长，可见散在分布砂粒体。免疫组化结果：CD10（+），CK18（少+），Ki-67（5%阳性），P504S（+），TFE-3（+），Vim（+），RCC（+），PAX-8（+）。双色荧光原位杂交FISH检测：TFE3（+），最终病理考虑MiT家族易位性肾细胞癌（Xp11.2易位相关性肾细胞癌）（图1-11-3）。

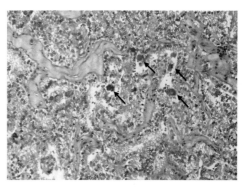
图1-11-3　MiT家族易位性肾癌镜下可见散在分布砂粒体（HE染色，×200）

分析讨论

小眼畸形转录因子（microphthalmia-associated transcription，MiT）家族易位性肾细胞癌是一种以分子突变为特征的肾癌亚型，发病较早，包含Xp11.2易位肾细胞癌和t（6；11）易位肾细胞癌，分别涉及TFE和TFEB基因不同的基因融合。

Xp11.2易位肾细胞癌在儿童肾癌中占20%～40%，t（6；11）易位肾细胞癌的平均发病年龄约为30岁。Xp11.2易位肾细胞癌，大体上一般为棕黄色实性团块，常伴有坏死和出血，类似肾透明细胞癌，偶尔与切面呈灰白色的乳头状肾细胞癌相似。显微镜下的典型表现为由乳头状和巢状上皮样细胞组成，胞质透明或嗜酸性，肿瘤细胞巨大，核仁明显，经常可见砂粒体，与本病例的镜下表现一致。

MiT家族易位性肾细胞癌的诊断方法主要靠术后病理，由于其免疫组化特征多种多样，必须进行荧光原位杂交FISH检测来确诊，但耗时较长。目前国内外的病例报道对其影像学特点的描述较少，以下超声声像图特征可能有助于Mit家族易位性肾细胞癌的倾向诊断：

1. MiT家族易位性肾细胞癌为少血供肿瘤，本病例彩色多普勒仅在肿块周边见点状血流信号，且超声造影也表现为乏血供肿瘤，即肿块的增强程度始终低于肾皮质。

2. 病变主要位于肾髓质，也有部分位于肾皮质。肿块内常出现钙化，典型表现为环形，本病例也有明显的钙化。

3. 有不完整的假包膜，因而在超声造影时可以表现出清晰的边缘，且在肿瘤内部减退后仍能显示较清晰的包膜（图1-11-2）。本病例自超声造影13 s开始增强，至最后病灶内廓清，始终可见较清晰的包膜，且在常规超声检查时边界不清，从而说明该肿块有不完整的假包膜。

4. 因肿块发现时常较大，内部常出现出血坏死区，超声造影后坏死囊变区周围增强程度也会表现出持续高于肿瘤内部。

MiT家族易位性肾细胞癌需要与其他类型的肾脏肿瘤进行鉴别：① 肾透明细胞癌：早期超声表现以等回声者多见，彩色血流信号增多型较多见（如抱球状或点、线状散在分布的高速血流），超声造影典型表现为"快进慢退高增强"。② 肾乳头状细胞癌：超声表现为有包膜、少血供、易出现囊性坏死区，超声造影主要表现为全程均匀或不均匀低增强或缓慢的等增强，并快速消退。③ 嫌色细胞癌：呈现较大、界清、均质性的肿块，出血及钙化少见。超声造影的表现类似肾乳头状细胞癌，为缓慢增强和全程低增强，瘤体内可以出现辐射状增强。④ 肾血管平滑肌脂肪瘤：主要表现出良性肿瘤的特征，无包膜但边界清晰。超声造影的表现与血管平滑肌脂肪瘤内的成分占比相关，可表现为慢进慢退、同进慢退或不均匀的低增强。

MiT家族易位性肾细胞癌好发于儿童及年轻人，Xp11.2易位/TFE3基因融合相关性肾癌的发病过程缓慢，但经常发生淋巴结转移，预后与肾透明细胞癌相似，但比乳头状肾细胞癌差。t(6；11)易位/TFEB基因融合相关性肾癌的预后比较好，但由于报道的病例数极少，并不足以得出明确的答案。由于MiT家族易位性肾细胞癌的发病率远低于文献报道，还没有建立标准的治疗方案。目前，以单纯的手术切除为主要治疗方案，化疗是一项已知的危险因素，分子靶向疗法或将有望提高治疗效果。本例患者仅行左肾部分切除，术后未进行其他辅助治疗，目前已随访13个月，未发现复发及远处转移。

参考文献

[1] Moch H, Cubilla Al, Humphrey PA, et al. The 2016 WHO classification of tumours of the urinary system and male genital organs-part A: renal, penile, and testicular tumours[J]. Eur Urol, 2016, 70(1): 93-105.

[2] Pei J, Cooper H, Flieder DB, et al. NEAT1-TFE3 and KAT6A-TFE3 renal cell carcinomas, new members of MiT family translocation renal cell carcinoma[J]. Mod Pathol, 2019, 32(5): 710-716.

[3] Kmetec A, Jeruc J. Xp11.2 translocation renal carcinoma in young adults; recently classified distinct subtype.Radiol Oncol[J]. Radiology Oncology, 2014, 48(2): 197-202.

执笔：徐庆玥　复旦大学附属中山医院

　　　崔明祥　上海市闵行区浦江社区卫生服务中心

审阅：黄备建　复旦大学附属中山医院

　　　虞　梅　上海市徐汇区大华医院

十二、B 细胞淋巴瘤

病例介绍 患者男，69岁。患者2019年10月发现腹股沟淋巴结肿大1月余，白细胞升高4天，无发热，无盗汗，无疼痛，至外院就诊。入院后查体颈部、锁骨上、腹股沟淋巴结均可触及蚕豆大小淋巴结肿大，质中等，活动可。2020年4月17日外院PET-CT检查结论：① 慢性淋巴细胞白血病/小淋巴细胞淋巴瘤（CLL/SLL）累及全身多区域淋巴结，较前片（2019年11月29日）部分病灶增大。② 两肺少许条索影，左肺下叶钙化灶，左侧少量胸腔积液。③ 肝脏囊肿，脾脏肿大。④ 部分椎体及骨盆诸骨FDG代谢稍增高，考虑退行性病变。2020年4月20日行左颈部淋巴结活检，会诊意见：酶标提示小B淋巴细胞恶性肿瘤。现为进一步诊治至我院就诊，收治入院。

处置经过：行超声造影及穿刺。

（一）

超声造影及穿刺所见（2020年6月1日）：左侧腹股沟区见数个淋巴结样回声区，其中之一大小约29.3 mm×17.9 mm，边界清，形态欠规则，内回声不均，淋巴门结构未见，CDFI见较丰富血流信号。弹性超声检查显示该团块呈中等硬度表现。经外周肢体静脉注射造影剂SonoVue后，见该团块早于周围组织灌注，灌注均匀，灌注峰值高于周围组织，消退早于周围组织（图1-12-1、图1-12-2、图1-12-3、图1-12-4）。

超声提示：左侧腹股沟区淋巴结肿大，经外周静脉超声造影后，呈均匀高强度灌注，超声引导下粗针穿刺，待病理。

（二）

超声所见（2020年6月3日）：腹腔内可见一巨大混合性包块，上至剑突下，下至左侧腹股沟区，包绕腹主动脉及左侧髂外动脉，最大前后径约78 mm，最大左右径约15 mm，形态不规则，边界尚清，内部回声不均匀，CDFI：内部及周边可见较丰富血流信号。

左侧腹股沟区皮下软组织增厚，厚约52 mm，内见不规则无回声区，呈斑裂地图样

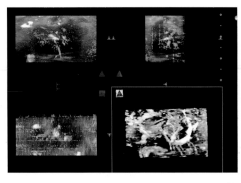
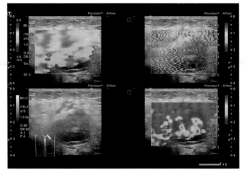

图1-12-1、图1-12-2　该团块弹性超声呈中等硬度表现

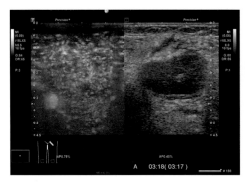
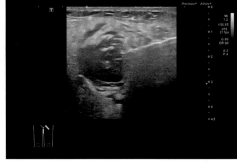

图1-12-3、图1-12-4　该团块造影与穿刺

改变。

双侧腹股沟区可见数个低回声，右侧之一大小约26 mm×20 mm，左侧之一大小约24 mm×18 mm，部分淋巴门结构不清，CDFI：周边及内部可见血流信号。

双侧腋窝可见数个低回声，右侧之一大小约22 mm×15 mm，左侧之一大小约19 mm×11 mm，部分淋巴门结构不清，CDFI：周边及内部可见血流信号。

双侧颈部可见数个低回声，右侧之一大小约24 mm×11 mm，左侧之一大小约38 mm×18 mm，部分淋巴门结构不清，CDFI：内部可见血流信号。

中上腹腹主动脉旁见数个低回声，其中之一大小约31 mm×16 mm，淋巴门结构不清，CDFI：内见血流信号（图1-12-5、图1-12-6、图1-12-7、图1-12-8）。

超声提示：① 腹腔内巨大混合性包块，包绕腹主动脉及左侧髂外动脉，性质待定，请结合病史及建议进一步检查。② 双侧颈部、双侧腋窝、双侧腹股沟区、腹主动脉旁多发淋巴结肿大，异常淋巴结可能，请结合临床。③ 左侧腹股沟区皮下软组织水肿。

（三）

CT提示（2020年6月5日）：腹腔、腹膜后、双侧盆壁及腹股沟多发淋巴结肿大，部分融合，符合淋巴瘤，请结合临床（图1-12-9）。

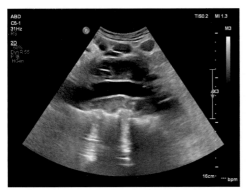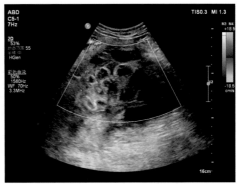

图 1-12-5、图 1-12-6　巨大包块包绕腹主动脉

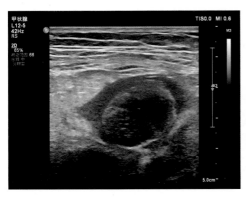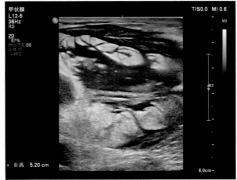

图 1-12-7、图 1-12-8　浅表淋巴结肿大及皮下软组织水肿

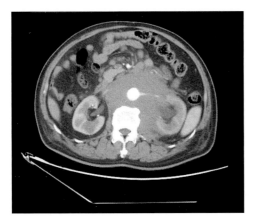

图 1-12-9　CT 示肿块包绕众多血管

（四）

病理诊断：（左侧腹股沟）B 细胞淋巴瘤。结合酶标提示慢性淋巴细胞白血病/小淋巴细胞淋巴瘤（CLL/SLL）。

超声随访（2020 年 11 月 3 日）：双侧颈部、腋窝、腹股沟区淋巴结较前缩小，随访。

分析讨论

慢性淋巴细胞白血病（CLL）是一种顽固性恶性肿瘤，其特征在于成熟的但功能失调的B淋巴细胞的产生增加。CLL被定义为一种单克隆淋巴增生性疾病，其特征是形态学成熟但具有免疫功能异常的B细胞淋巴细胞的增殖和蓄积。主要疾病部位包括外周血、脾脏、淋巴结和骨髓。

超声检查CLL患者肝胆的方法具有很高的信息含量，无创，安全，应在临床实践中广泛应用。在疾病的临床症状进展阶段，可观察到CLL患者肝左右叶增大，同时脾静脉管腔呈比例扩张。下腔静脉管径增加，并且在呼吸过程中失去了形变的能力；肝脏的边缘变圆钝，胆总管扩张，胆囊壁增厚。腹部淋巴结肿大的检出对CLL的诊断很重要。

CLL的病因尚未完全明确，常因发现无痛性淋巴结肿大或不明原因的淋巴细胞绝对值升高而就诊。可能与遗传因素、染色体、细胞癌基因和抗癌基因的改变、环境因素、低频电磁场有关。早期CLL病情稳定者做好定期观察；有些病情进展较快的患者，则需要积极治疗，氟达拉滨、环磷酰胺和利妥昔单抗的化学免疫疗法通常被认为是适合年轻CLL患者的标准治疗方法，也可用伊布替米进行靶向治疗等。异基因造血干细胞移植目前仍是CLL的唯一治愈手段，但由于CLL主要为老年患者，仅少数适合移植。

参考文献

［1］Mukkamalla SKR, Taneja A, Malipeddi D, et al. Chronic Lymphocytic Leukemia. In: StatPearls [Internet]. Treasure Island (FL): StatPearls Publishing, 2021 Jan.

［2］Molica S. Progress in the treatment of elderly/unfit chronic lymphocytic leukemia patients: results of the German CLL-11 trial. Expert Rev Anticancer Ther, 2015, 15(1): 9–15. doi: 10.1586/14737140.2015.990442. Epub 2014 Dec 5.

［3］Bessmel'tsev SS, Abdulkadyrov KM. Ul'trazvukovoe issledovanie pecheni i abdominal'nykh limfaticheskikh uzlov u bol'nykh khronicheskim limfole ǐ kozom [Ultrasonographic examination of the liver and abdominal lymph nodes in patients with chronic lymphocytic leukemia]. Gematol Transfuziol, Russian. 1991, 36(6): 9–11.

执笔：谢艳春/黄芸谦　上海交通大学医学院附属同仁医院
审阅：陈　曼　上海交通大学医学院附属同仁医院

十三、弥漫浸润型胃低分化腺癌

病例介绍 患者女,38岁。患者自诉约4个月前因中上腹隐痛不适就诊于我院门诊,当时血常规及肝、肾功能检测正常范围。胃镜检查提示:反流性食管炎,慢性出血糜烂性胃炎(胃底为主);胃镜病理:(胃底贲门下)重度慢性非萎缩性炎,中度活动,幽门螺杆菌(+)。遵嘱服用抗炎、制酸、保护胃黏膜类药物,但效果不明显,治疗期间明显消瘦,进食量减少,进食后恶心。由于正值新冠病毒肺炎疫情期间,未能及时再次就诊。既往无特殊病史。

(一)

超声所见:口服胃窗声学造影剂500 mL后,胃腔充盈不佳,胃蠕动、排空差;胃底胃体区域弥漫性胃壁增厚,约12 mm,胃壁回声明显减低,于胃体前壁见一黏膜面强回声凹陷,约18 mm×5 mm(图1-13-1、图1-13-2)。

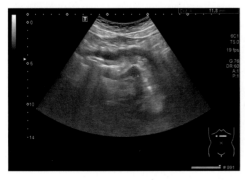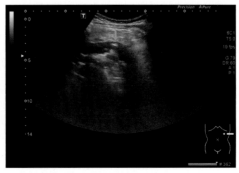

图1-13-1、图1-13-2 胃体胃底胃壁增厚,伴可疑溃疡声像

超声提示:胃体胃底部胃壁广泛性增厚病变,伴溃疡可能,建议静脉超声造影。
处置经过:行静脉超声造影。

（二）

静脉超声造影所见：注射造影剂声诺维后，胃壁动脉早期16 s开始见不均匀增强，22 s达峰值，门脉期47 s开始减退，67 s即明显减退（图1-13-3、图1-13-4、图1-13-5、图1-13-6）。

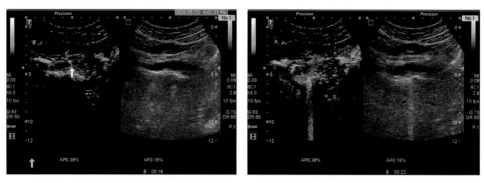

图1-13-3、图1-13-4　胃壁动脉早期16 s不均匀增强，22 s达峰值

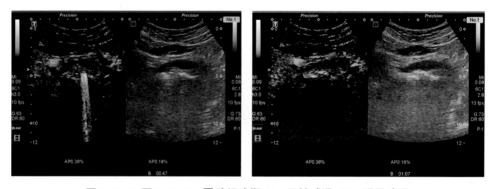

图1-13-5、图1-13-6　胃壁门脉期47 s开始减退，67 s明显减退

超声造影提示：胃壁恶性病变，弥漫浸润型胃癌或淋巴瘤可能。

（三）

CT平扫所见：胃腔充盈欠佳，胃壁增厚，腹膜后未见明显肿大淋巴结影（图1-13-7、图1-13-8）；双肾及输尿管上段积水、扩张。

CT平扫提示：局部胃壁增厚，建议进一步相关检查。

（四）

实验室检查：尿素9.7 mmol/L（参考值2.8 ～ 7.2 mmol/L）、肌酐387 μmol/L（参考值49 ～ 90 μmol/L）、尿酸441 μmol/L（155 ～ 357 μmol/L）、白细胞11.95×10⁹/L（参考值

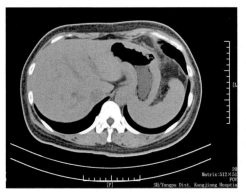
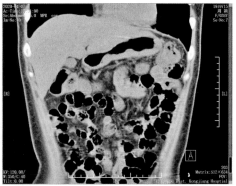

图1-13-7、图1-13-8　**上腹部胃横断面与冠状面CT平扫示胃腔充盈欠佳,胃壁增厚**

$3.50 \sim 9.50 \times 10^9/L$)、红细胞$3.91 \times 10^9/L$(参考值$3.80 \sim 5.10 \times 10^{12}/L$)、血红蛋白113 g/L(参考值115 ~ 150 g/L)、中性粒细胞百分比82.0%(参考值40.0% ~ 75.0%)、C反应蛋白56.2 ng/L(参考值0 ~ 8.0 ng/L)、糖类抗原CA125为94.6 U/mL(参考值0 ~ 35.0 U/mL)、D-二聚体4.75 mg/L(参考值0 ~ 0.8 mg/L)。

（五）

转外院进一步诊治。

胃镜检查:胃黏膜水肿明显,伴散在出血,考虑淋巴瘤或弥漫浸润型胃癌可能(图1-13-9)。

胃镜病理:(胃体)黏膜慢性炎,小灶见核异质细胞,难以除外肿瘤(如低分化腺癌等)可能,HP(-)。本例已深切,核异质细胞极少,免疫组化结果欠佳。

（六）

再一次转院诊治经过:超声胃镜提示"弥漫浸润型胃癌"可疑,胃镜病理未见明

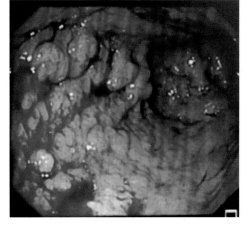

图1-13-9　**胃镜显示胃黏膜水肿,散在出血灶**

显核异质细胞;腹腔镜探查后(所取大网膜组织)病理:低分化腺癌,考虑胃来源。

（七）

约3周后胃超声随访:与首次胃超声所见无明显变化,仍旧表现为胃腔充盈差,胃壁广泛性增厚(图1-13-10)。

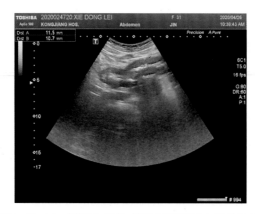

图 1-13-10　胃腔充盈差,胃体胃底胃壁广泛性增厚

分析讨论

　　弥漫浸润型胃癌在进展期大体形态分型中属于 Borrmann Ⅳ 型,病理类型以黏液细胞癌及低分化腺癌为主,此型胃癌生长方向并不是向胃腔内突出,其生物学特性首先是侵及胃黏膜下疏松组织,然后向黏膜下层、肌层、浆膜层弥漫浸润性生长。大多造成胃蠕动减弱,胃腔缩小,胃壁变厚僵硬。病人症状主要表现为纳差、早饱。肿瘤即使已经深入肌层,胃腔内病灶也可能并不明显,所以胃镜常常不能及时发现病灶,造成漏诊,误诊为慢性胃炎。

　　本例的胃超声所见符合常见弥漫浸润型胃癌表现,病变累及全胃,胃壁弥漫性增厚,层次结构消失,胃壁僵硬,胃腔狭窄,充盈受限,蠕动基本消失。首次胃镜检查及病理误诊为胃炎,第二次、第三次胃镜虽怀疑恶性病变,但由于胃镜病理取材受限,仍不能确诊,最终靠腹腔镜活检病理,结合整体病情,确诊为低分化腺癌所致弥漫浸润型胃癌。胃充盈超声能全面反映弥漫浸润型胃癌的特点,结合静脉超声造影,能给临床提供非常重要信息。当然早期弥漫浸润型胃癌可不破坏胃壁层次,更要根据病变所在层次仔细鉴别。

　　鉴别诊断:① 与急性胃炎的鉴别,急性胃炎增厚较均匀,壁层结构可显示,胃蠕动可见,胃腔只略显缩窄,异常血流不可见,腹腔及周围淋巴结偶见,形态正常。② 与淋巴瘤的鉴别,后者病变处胃腔狭窄,但胃壁柔软性较好,内容物多能通过,较少引起胃腔梗阻。③ 与胃克罗恩病的鉴别,后者呈均匀偏高回声,胃壁结构层次尚清晰。

参考文献

［1］李媛,薛晓伟,罗玉凤,等.胃癌修订版Lauren分型的临床病理学特征分析［J］.中华病理学杂志,2018,47(7): 486-491.
［2］Neciu CV, Puia IC, Badea AF, et al. Greyscale and contrast enhanced ultrasonography for characterization of gastric malignant tumors［J］. Med Ultrason, 2018, 1(1): 8-13.

执笔：金玉明　上海市杨浦区控江医院
审阅：金玉明　上海市杨浦区控江医院

十四、腹膜假性黏液瘤

病例介绍 患者女，46岁。发现盆腔包块4个月，既往有慢性阑尾炎病史。肿瘤标志物检查见甲胎蛋白2.92 μg/L，癌胚抗原16.09 μg/L，CA19-9为10.14 U/mL，CA125 123.30 U/mL，人附睾蛋白466.8 pM。

（一）

超声所见：子宫左后方见一混合回声，范围121 mm×125 mm×134 mm，形态欠规则，边界欠清，以无回声为主，透声欠佳，内见多条分隔，CDFI：周边见点状血流信号（图1-14-1、图1-14-2、图1-14-3、图1-14-4）。

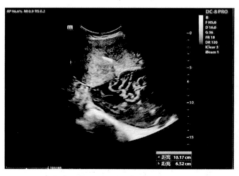

图1-14-1　子宫左后方混合回声

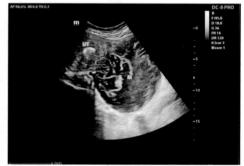

图1-14-2　肿块横切面

超声提示：子宫左后方混合回声，卵巢肿瘤？

（二）

处置经过：入院后行开腹手术，术中见：左侧卵巢囊性增大，15 cm×20 cm，剥离困难，行左卵巢摘除术，切开囊内容物后，内呈胶冻样。冰冻病理切片提示：左卵巢黏液性囊性肿瘤。术中遂探查阑尾，阑尾末端有一1 cm破口，其上见胶冻样组织。探查腹膜、

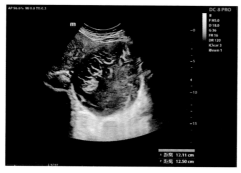

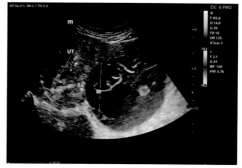

图1-14-3　肿块纵切面　　　　图1-14-4　CDFI: 肿块周边见点状血流

膈肌表面、肝表面、胃表面,大网膜、肠管均未见胶冻样组织,行右侧卵巢切除+大网膜切除+右半结肠次全切除+吻合术。

术后病理(阑尾)+(左卵巢)+(部分结肠):阑尾低级别黏液性肿瘤,累及左卵巢,累及结肠浆膜面,符合腹膜假性黏液瘤(图1-14-5、图1-14-6)。免疫组化结果见C: CK20(+),CK7(-),CDX-2(+),c: CK20(+),CK7(-),CDX-2(+),Ki67(30% ～ 40%+)。

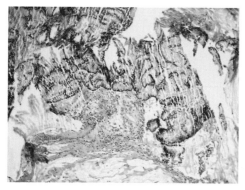

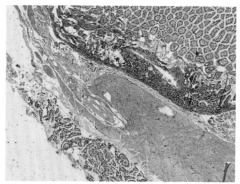

图1-14-5　卵巢病灶　　　　图1-14-6　阑尾病灶

(三)

随访结果:该患者自2017年4月手术至今,一般情况良好,未发现肿瘤复发。

分析讨论

　　腹膜假性黏液瘤(pseudomyxoma peritonei, PMP)是指腹腔内含有大量黏液积聚,临床常伴有阑尾、结肠或卵巢黏液性肿瘤的一类肿瘤。主要继发于产生黏液的病灶,如卵巢的黏液囊腺瘤及囊腺癌,阑尾黏液囊肿。黏液瘤临床表现无特异性,瘤体破裂后其内黏液物质有继续生长、不断分泌的功能，产生大量胶冻样物质。PMP的超声检查主要表现为腹水、腹膜增厚，部分可探及原发病灶的改变；随着病情进展，腹水量逐渐增多，范围极广，充满整个腹膜腔，腹水透声差，常可见絮状、点状、斑片状回声，振动探头对其进行冲击，可见"礼花"样漂动。改变体位时腹水流动性较小，内可见点状、斑片状强回声漂浮。

近年来的形态学、免疫组织学、分子生物学研究表明，假性腹膜黏液瘤患者的卵巢病变多由阑尾肿瘤种植转移而来。CK7是卵巢原发上皮性肿瘤的特异性标志物，很少在胃肠道上皮细胞表达；CK20则主要在胃肠道上皮表达，而不在卵巢上皮表达。该患者在冰冻切片报告腹膜假性黏液瘤后，顺势寻找阑尾，在阑尾末端发现小于1 cm的病灶。同时该例免疫组化CK20（+），CK7（−），也证实病灶来源于胃肠道（阑尾）。所以我们在超声检查过程中，如果发现卵巢有类似黏液性囊腺瘤特征的病灶时，不要忽略对阑尾等器官进行检查。

腹膜假性黏液瘤主要以腹部进行性增大、腹胀为主要表现，需与结核性腹膜炎、肝硬化伴腹腔积液、腹腔脏器肿瘤伴腹膜转移等疾病进行鉴别。结核性腹膜炎通常有盗汗、低热、腹部"揉面征"等表现，腹腔积液虽可表现为透声欠佳，但不似胶冻状，不压迫腹腔脏器；肝硬化腹腔积液者有长期慢性肝病史，肝脏回声不均匀、增粗，包膜不光整，腹腔积液透声好；腹腔脏器肿瘤伴腹膜转移者可以找到原发肿瘤病灶，腹腔积液透声相对较好。

该疾病在组织病理学上属于低度恶性疾病，但因其极易在腹腔内种植、转移，复发率很高。本病例在发现时尚未出现腹腔积液，且在超声诊断之初已经考虑了黏液性囊腺瘤可能，所以选择了开腹手术，术中也步步为营，防止肿瘤组织散落，避免了肿瘤的复发。

参考文献

[1] 夏玉荣,冯平,张力越,等.腹膜假黏液瘤的临床病理观察[J].诊断病理学杂志,2020,27（8）:578-580.

[2] 唐新旺,黄梅,张秋霞.彩色多普勒超声诊断腹膜假性黏液瘤临床应用[J].现代医学影像学,2015,24（2）:227-228.

[3] 文益,廖锦堂,肖萤,等.腹膜假性黏液瘤的超声表现与手术病理对照分析[J].临床超声医学杂志,2011,14（6）:395-397.

执笔：詹　倩　上海市嘉定区妇幼保健院
审阅：邓远琼　上海市嘉定区妇幼保健院

十五、膀胱炎性肌纤维母细胞瘤

病例介绍 患者女,28岁。患者肉眼血尿伴尿频尿急1天,无其他不适。体格检查:双肾未及,双侧肾区叩击痛阴性,沿双输尿管行径未及包块及压痛,膀胱区未及包块、无压痛,外阴发育正常、无畸形。急诊予以双肾、输尿管及膀胱超声检查。

(一)

超声所见:膀胱充盈度良好,膀胱后壁见一实质性低回声肿块,大小约:45 mm×34 mm,形态欠规则,边界清晰,内部回声不均匀,肿块基底较宽,局部膀胱壁连续性尚好。CDFI和Power Doppler示肿块内部可见丰富血流信号(图1-15-1、图1-15-2)。

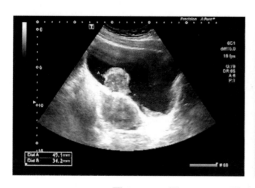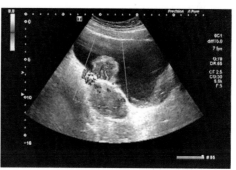

图1-15-1、图1-15-2 **膀胱实性占位、肿块内血供丰富**

超声提示:膀胱内实质性肿块,膀胱肿瘤可能,建议进一步检查。
处置经过:患者于当日收治入院并行尿道插管及CT增强检查。

(二)

CT增强所见:膀胱充盈尚可伴少许积气及导尿管影,膀胱后壁见团块影,边缘见硬化边,边界清晰,大小约46 mm×33 mm,增强扫描见强化,双肾区输尿管行径处未见异常密度影,增强后双肾盂输尿管膀胱充盈良好,未见其他充盈缺损及狭窄征象(图1-15-3、图1-15-4、图1-15-5、图1-15-6)。

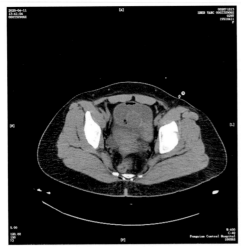

图1-15-3　CT平扫

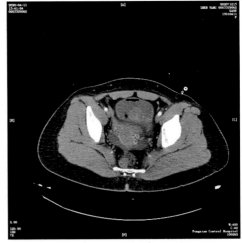

图1-15-4　CT增强动脉期(造影后30 s)

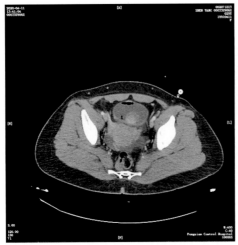

图1-15-5　CT增强静脉期(造影后70 s)

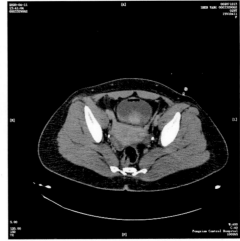

图1-15-6　CT增强延迟期(造影后150 s)

CT诊断结果:膀胱后壁占位,膀胱炎性肌纤维母细胞瘤可能,其他不除外(如乳头状瘤)。

（三）

患者入院当天,于腰麻下行经尿道膀胱肿瘤电切术。

手术经过:患者膀胱后壁有1枚新生物,约40 mm×40 mm,有蒂,表面血凝块附着,遂取电切效率5、电凝效率5,将肿瘤逐步电切除,范围达蒂周围2 cm。彻底电凝止血后,用Ellic冲洗器反复冲洗,吸尽膀胱内膀胱肿瘤组织及血凝块至无残留,切除物送病理科检查。

病理结果:(膀胱)炎性假瘤伴尿路上皮黏膜糜烂、淤血、出血。IHC: Vim(+)、CK(-)、Des(血管+)、SMA(血管+)、CD34(血管+)、CD99(+)、bcl-2(-)、S-100(-)、SOX(-)、Ki-67(10%)、P53(-)、ALK(+)、CD117(-)、β-Caternin(-)、DOG-1(-)、LCA(炎细胞+)。

患者于外院行病理复诊,结果与我院一致。

(四)

患者随访:术后40天复查超声。

超声所见:膀胱充盈度良好,膀胱后壁见一实质性低回声肿块,大小约26 mm×18 mm,形态尚规则,边界清晰,内部回声欠均匀,肿块基底较宽,局部膀胱壁连续性尚好。CDFI示肿块内部可见血流信号(图1-15-7、图1-15-8)。

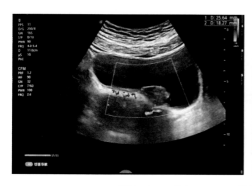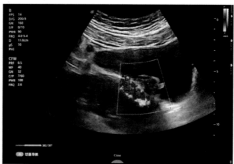

图1-15-7、图1-15-8　膀胱实质性占位伴血流信号

超声提示:膀胱内实质性肿块,结合病史考虑膀胱炎性肌纤维母细胞瘤复发可能,请结合临床。

分析讨论

肌纤维母细胞瘤(inflammatory myofibroblastic tumor, IMT)为间叶来源肿瘤,罕见发生于膀胱,多发于肺部。2002年WHO软组织肿瘤国际组织学分类专家组将由分化的肌纤维母细胞性梭形细胞组成的、伴有大量浆细胞和(或)淋巴细胞的一类肿瘤命名为IMT。大多为良性,少数可发生肿瘤的浸润及转移。

膀胱IMT临床表现缺乏特异性,主要表现突发大量肉眼血尿及尿路刺激征。年轻女性多见,男女比例约1∶2。

影像学表现：文献资料提示此病缺乏特异性，与膀胱癌及肉瘤鉴别有难度。超声检查常为实性低回声团，部分呈分叶状，可伴血流信号。CT检查表现为类圆形或分叶状软组织密度影，内可见坏死及钙化，局部膀胱壁增厚，罕见浸润及转移征象，增强扫描可见动脉期轻中度强化，延迟期强化达到高峰（膀胱IMT微细血管的高密度及高成熟度导致延迟期持续显著强化），CT值常大于100 HU，呈现"快进慢出"征象，为膀胱IMT特征性表现。

总结如下。

1. 超声检查发现凸向膀胱内的软组织肿物（膀胱内发病部位多为后壁，其余为顶部、右侧壁、左侧壁及前壁，三角区罕见），膀胱壁连续性完整，伴或不伴分叶状，可见血流信号，周围无明显浸润表现，未探及周围转移淋巴结。

2. 给予患者超声造影检查，多见到动脉期显影，静脉期及延迟期强化更高，为"快进慢出"表现。或者结合CT增强扫描。

3. 结合临床症状，比如突发肉眼血尿，可伴有尿路刺激征等。

4. 结合年龄、性别因素，本病多为年轻女性（有文献统计平均年龄28岁，男女比例约1∶2）。

5. 结合外伤史、盆腔手术史及感染因素等。

参考文献

[1] Montgomery EA, Shuster DD, Burkart AL, et al. Inflammatory myofibroblastic tumors of the urinary tract: a clinicopathologic study of 46 cases, including a malignant example inflammatory fibrosarcoma and a subset associated with high—grade urothelial carcinoma[J]. Am J Surg Pathol, 2006, 30(12): 1502−1512.

[2] Teoh JY, Chan NH, Cheung HY, et al. Inflammatory myofibroblastic tumors of the urinary bladder: A systematic review[J]. Urology, 2014, 84: 503−508.

[3] 黄文斌,程亮. 2016版WHO膀胱肿瘤新分类解读[J].中华病理学杂志,2016,45: 441−445.

[4] 刘波,刘继红,柯昌庶,等.膀胱炎性肌纤维母细胞瘤一例报告并文献复习[J].中华泌尿外科杂志,2007, 28(5): 335−337.

[5] 金百冶,潘昊,楼国光,等.膀胱炎性肌纤维母细胞瘤一例报告[J].中华泌尿外科杂志,2005,26(9): 643.

执笔：吴　涛　上海市奉贤区中心医院
审阅：赵奕文　上海市奉贤区中心医院

十六、膀胱子宫内膜异位症

病例介绍 患者女,40岁。患者因"肉眼血尿"来我院门诊就诊。查尿常规提示红细胞明显增多,达3 486个/μL,白细胞正常。

(一)

患者遂在充盈膀胱后行泌尿系超声检查。

超声所见:左侧输尿管开口处见实质性不均质回声区,形态欠规则,大小20 mm×21 mm,内见两个小囊性结构,大小14 mm×10 mm以及9 mm×12 mm。CDFI:可见尿液自该肿块附近喷出。膀胱外壁完整(图1-16-1、图1-16-2)。

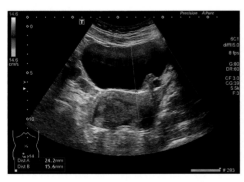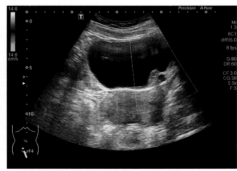

图1-16-1、图1-16-2　膀胱左侧输尿管开口处实质占位

超声提示:膀胱左侧输尿管开口处实质占位,膀胱肿瘤不能除外。

处置经过:进一步行超声造影检查。

(二)

进一步行超声造影检查膀胱肿块。

超声所见:该肿块内可见造影剂与膀胱壁同步灌注,内部呈不均匀强化,实性部分强化明显,消退略早于膀胱壁(图1-16-3、图1-16-4)。

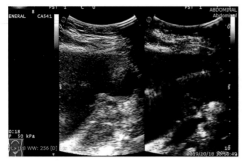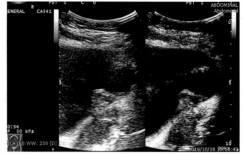

图1-16-3、图1-16-4　超声造影提示肿块内部呈不均匀强化

超声提示:左侧输尿管开口处实质性不均质肿块,造影显示肿块内明显强化,肿瘤首先考虑(膀胱壁肌层分界不清,浆膜层完整,T2-T3期)。

追问病史:患者自述5月前出现月经前后伴尿急尿频症状,无腰酸腰胀,无腰背部疼痛,无排尿费力,无夜尿增多。

（三）

患者遂入院行经尿道膀胱肿瘤电切术,术中见左侧输尿管间嵴明显隆起呈肿块样改变,输尿管口可见喷尿,管口充血,黏膜水肿,将肿物分步切除,底部可见有暗咖啡色样物溢出,充分切除肿块至肌层,保留输尿管开口。检查肿块底部创面无特殊,将肿块冲出膀胱送病理检查。

术后病理:(大体检查)灰白灰褐色,大小8 mm×8 mm×2 mm;(膀胱)膀胱黏膜组织慢性炎,膀胱子宫内膜异位症。

分析讨论

子宫内膜异位症(endometriosis, EMS)是育龄期妇女的常见病,以30～40岁为高发人群,发病率约10%～20%。EMS是导致盆腔慢性疼痛的最常见原因,临床分为盆腔内子宫内膜异位症和盆腔外子宫内膜异位症。子宫内膜腺体和间质出现在子宫外任意地方,其中生殖器外盆腔结构包括子宫骶韧带(70%)、阴道(14%)、直肠(10%)、直肠阴道隔或膀胱(6%)。EMS很少累及泌尿道,其中肾脏和尿道的子宫内膜异位症罕见。膀胱是泌尿道最常见的受累部位,占其中的84%,输尿管占15%。根据病因不同,膀胱EMS(BE)可分为原发性和继发性:原发性BE即为自然发生,约占深部浸润型子宫内膜异位症的11%;继发性BE即由盆腔手术如剖宫产、子宫摘除术等医源性原因造成的。

不同部位泌尿系EMS临床表现

分　类	临床特征	主要症状
膀胱子宫内膜异位症	多发生于膀胱后壁和顶部，与病变直接浸润有关	周期性的尿频、尿急、尿痛；约有20%的患者因累及膀胱黏膜而出现明显周期性肉眼血尿
输尿管子宫内膜异位症	有近半数的输尿管子宫内膜异位症患者没有明显的临床症状，最常见症状为继发于输尿管梗阻所引起的腰部疼痛	病变的类型：腔内型&腔外型腔内型：约15%有肉眼血尿或镜下血尿，可表现为周期性，为周期性生长的异位内膜脱落于输尿管腔内所致；腔外型：往往合并广泛的盆腔子宫内膜异位症，以痛经、深部性交痛和盆腔包块为主要表现
尿道子宫内膜异位症	经过B超及IVP检查	为尿痛及终末血尿

　　目前被广泛支持的膀胱子宫内膜异位症（bladder EMS，BE）的病因学假说理论主要有：胚胎学理论、迁徙或转移理论、移植理论、医源性理论等。胚胎学理论认为BE可能源自苗勒氏管残迹，特别是位于膀胱子宫或膀胱阴道的隔膜处者；迁徙或转移理论则认为BE是经血逆流浸润膀胱壁，刺激逼尿肌形成结节；移植理论认为BE是子宫内膜损伤的延伸，通过血管、淋巴管移植到膀胱壁上；医源性理论则认为BE可能是由盆腔手术造成子宫内膜细胞的传播而在膀胱壁上形成结节；新近的研究则认为子宫内膜异位症是一长期慢性炎性疾病过程，是炎性因子迁徙或转移所致疾病。

　　BE影像学检查包括超声、CT、MRI及内镜。超声是首选的影像检查方法，但超声不能检测出盆腔外的病变。超声造影作为补充诊疗方法可用于鉴别膀胱癌及膀胱内异症：膀胱癌超声造影呈"快进快退，高增强"，膀胱内异症通常呈"同步增强，等增强"。CT可以发现病变的部位及其与周围结构的关系，但特异性不高。BE典型MRI特征包括：累及膀胱顶/后壁的膀胱壁弥漫性增厚；偶尔伴T1WI高信号的T2WI不均匀低信号病灶；T1WI高信号对显示子宫内膜异位症较敏感。膀胱镜和输尿管镜不仅可以直接观察到子宫内膜异位症病灶，还可同时活检并获得病理学诊断，如病变仅侵犯浆膜层和肌层时，活检有时不能确诊，需取较深部位组织活检。

　　对于BE的治疗需根据患者年龄、有无生育要求、症状的严重程度、病灶大小及肾功能等因素个体化考量，尚无统一的治疗方案。治疗方案有药物治疗、手术治疗和联合治疗。药物治疗的目的主要是促使异位内膜组织退化。常用药物有GnRH激动剂和拮抗剂，孕激素和口服避孕药。对于较小的非梗阻性的腔外型子宫内膜异位症可以行腹腔镜下输尿管松解术，但有报道复发率为2%～50%。而对于已经侵犯输尿管腔内的病变，单纯腔内切除或内支架引流无法根本解决输尿管的梗阻。

参考文献

［1］ Bourgioti C, Preza O, Panourgias E, et al. MR imaging of endometriosis: spectrum of disease［J］. Diagn Interv Imaging, 2017, 98(11): 751−767.

［2］ Menni K, Facchetti L, Cabassa P. Extragenital endometriosis: assessment with MR imaging: A pictorial review［J］. Br J Radiol, 2016, 89(1060): 20150672.

［3］ Ajao MO, Einarsson JI. Management of endometriosis involving the urinary tract［J］. Semin Reprod Med, 2017, 35(1): 81−87.

［4］ Jin CH, Yi KW, Ha YR, et al. Chemerin expression in the peritoneal fluid, serum, and ovarian endometrioma of women with endometriosis［J］. Am J Reprod Immunol, 2015, 74(4): 379−386.

［5］ NICE (2015) Bladder cancer: diagnosis and management of bladder cancer.

［6］ 姚东伟. 泌尿系子宫内膜异位症的诊断及治疗（附5例报告）［J］. 临床泌尿外科杂志, 2014, 29(8): 730−732.

执笔：陆奇杰　上海交通大学附属第六人民医院

审阅：陈　磊　上海交通大学附属第六人民医院

十七、前列腺小细胞癌

【病例介绍】 患者男，68岁。确诊前列腺癌6年，体检发现左腹膜后肿块1个月。患者于2010年3月查PSA > 100 g/L，于2010年5月外院行穿刺活检，诊断为前列腺腺癌。同年11月因尿潴留，于外院行TURP术，术中见：膀胱颈口6～12点方向大块状新生物，直径5 cm，有蒂，表面出血坏死。术后病理：前列腺癌Gleason评分5+5=10。免疫组化：PCNA（＋）75%、P63（－）、E-cad（＋）、P504S弱（＋）、AR（＋）、P27（－）、P53弱（＋）。术后持续行醋酸戈舍瑞林缓释植入剂（诺雷得）＋比卡鲁胺（康士得）内分泌治疗6年，连续5年PSA维持 < 0.003 g/L。患者于2016年9月曾行结肠息肉摘除术，超声检查发现腹膜后肿块。患者诉最近伴左侧腰酸，左下肢麻木。

（一）

超声所见：左腹膜后肾门处见一低回声团块，大小约71 mm×51 mm×58 mm，边界尚清，形态不规则，内部血流信号不明显。团块包绕肾门处血管及输尿管，左肾轻度积水（图1-17-1、图1-17-2）。

超声提示：左腹膜后肾门处低回声团块，考虑恶性病变。

处置经过：进一步行增强CT检查。

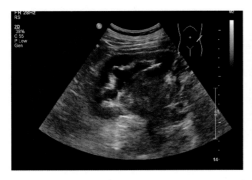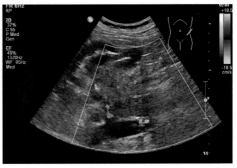

图1-17-1、图1-17-2　左腹膜后肾门处低回声团块

（二）

增强CT所见：左侧腹膜后主动脉旁可见团块样软组织密度影，大小约8 mm×8.5 mm，形态呈分叶状改变，注入对比剂后呈轻度不均匀强化，内可见不规则无强化坏死区，病灶包绕主动脉，与左肾分界不清。腹膜后另见多发肿大淋巴结（图1-17-3、图1-17-4、图1-17-5、图1-17-6、图1-17-7、图1-17-8）。

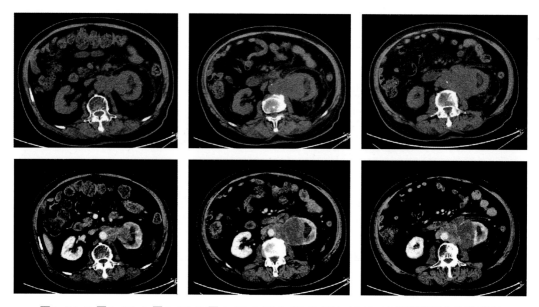

图1-17-3、图1-17-4、图1-17-5、图1-17-6、图1-17-7、图1-17-8　**左侧腹膜后占位性病变**

增强CT提示：左侧腹膜后占位性病变，考虑恶性肿瘤性病变累及左肾以及主动脉，腹膜后多发淋巴结转移。

处置经过：进一步行PET-CT检查。

（三）

PET-CT检查所见：腹膜后主动脉旁软组织肿块伴FDG代谢异常，累及左肾，左上纵隔多发肿大淋巴结伴FDG代谢异常增高。左侧耻骨联合及全身脊柱多发致密影，未见FDG代谢增高（图1-17-9、图1-17-10、图1-17-11、图1-17-12）。

PET-CT提示：考虑前列腺癌腹膜后、纵隔多发淋巴结转移。

（四）

处置经过：行超声引导下穿刺活检。

穿刺病理："左腹膜后肿块"大片变性坏死组织内见成簇异型小细胞，肿瘤细胞CK（+）、CgA（灶+）、SYN（+）、CD56（+）、Ki-67（70%）、PSA（－）、P63（－）、34βE12（－）、

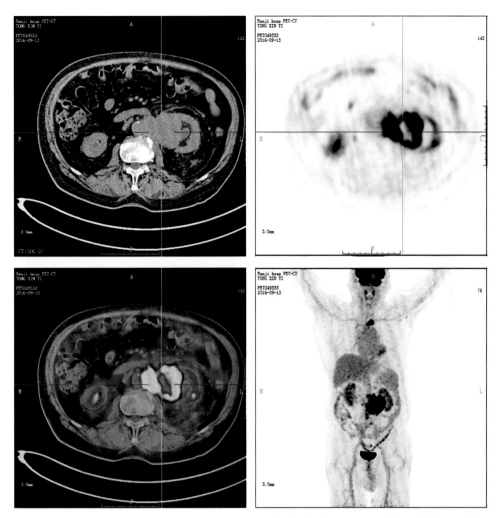

图 1-17-9、图 1-17-10、图 1-17-11、图 1-17-12　腹膜后主动脉旁FDG代谢异常软组织肿块

AmAcR（－）、vimentin（－）、LCA（－），倾向低分化癌伴神经内分泌表达。

分析讨论

前列腺小细胞癌也称为神经内分泌前列腺癌（第一次出现，英文全称，NEPC），较罕见，仅占前列腺癌的 1%～5%，既往多以个案研究报道。我院统计了 6 000 余例前列腺穿刺及手术患者，共发现20例NEPC患者。目前对NEPC的起源已有初步的认同，认为其与正常前列腺神经内分泌细胞恶性转化及前列腺肿瘤干细胞转化相关。

NEPC的临床表现不典型，主要有进行性排尿困难、血尿、会阴区不适及疼痛、肛门坠胀等；部分病例可以出现高钙血症、感知、运动障碍，重症肌无力等内分泌肿瘤的副癌综合征；还可能出现库欣综合征或异常分泌抗利尿激素，部分患者可首先表现为转移灶症状或体检发现转移病灶就诊。NEPC患者骨转移多为溶骨性，易转移至腹腔脏器。纯NEPC患者血清前列腺特异性抗原（PSA）并不增高。当NEPC与腺癌混合存在时，PSA才有可能升高。因此血清PSA对NEPC诊断价值有限。直肠指诊可表现为前列腺增大、质硬、结节等典型前列腺腺癌征象。影像学检查所见与前列腺腺癌相似，无特异性，对诊断帮助不大，最后确诊仍需依靠病理。

同前列腺腺癌细胞相比，NEPC细胞核染色质深染且胞浆偏少，免疫组化染色表现为嗜铬粒蛋白A（CgA）、CD56、突触膜蛋白（SYP）及神经元特异性烯醇酶（NSE）等神经内分泌指标表达升高，而雄激素受体（AR）及PSA表达缺失。部分为NEPC混合有腺癌生长，特别是内分泌治疗后患者，因此术前采用新辅助内分泌治疗的患者术后病理检查应格外重视是否混合有NEPC。

NEPC发展快，转移早，疗效差，死亡率高，目前尚无标准治疗方案。对早期NEPC患者，尽早行前列腺根治性切除可取得较好疗效。对于晚期患者，化疗方案一般参照肺小细胞癌的化疗标准，联合应用顺铂和依托泊苷（EP方案）治疗。但由于NEPC对常规放化疗都不敏感，患者预后极差，通常生存期小于1年。我院20例NEPC患者统计，中位生存期仅9个月。

在临床工作中，如遇到PSA不高，但直肠指诊和影像学检查可疑的患者应高度警惕是否NEPC的可能性，及时行穿刺活检。接受内分泌治疗的前列腺癌患者，也应定期行腹腔脏器的影像学检查，必要时穿刺活检，重视是否有神经内分泌转化。

参考文献

[1] 王志超,林荣武,周建甫,等.前列腺小细胞癌2例报告及文献复习[J].中华男科学杂志,2019,25(2):150-153.
[2] 忻志祥,迟辰斐,朱寅杰,等.神经内分泌前列腺癌20例临床病理特征及预后分析[J].临床泌尿外科杂志,2018,33(4):257-264.
[3] 蒋银锋,徐林锋,李笑弓,等.前列腺小细胞癌1例报告并文献复习[J].中华男科学杂志,2015,21(4):381-383.
[4] 徐明,梁朝朝,邰胜.前列腺癌神经内分泌分化研究新进展[J].临床泌尿外科杂志,2015,30(4):372-375.
[5] 任轲,苟欣.前列腺神经内分泌癌2例报道及文献回顾[J].重庆医学,2013,42(27):3330-3332.
[6] Goldstein AS, Huang J, Guo C, et al. Identification of a cell of origin for human prostate cancer[J]. Science, 2010, 329(5991): 568-571.

执笔：谢少伟　上海交通大学医学院附属仁济医院
审阅：姜立新　上海交通大学医学院附属仁济医院

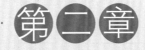

第二章
浅表及外周血管疑难病例讨论

一、甲状腺未分化癌

患者女,65岁,自觉颈部肿块三月余就诊。查体:颈部触及肿块,质硬,可随吞咽移动,无局部红肿,无发热,双侧颈部未触及肿大淋巴结。

(一)

入院后行甲状腺超声检查。

超声所见:甲状腺左叶、峡部可见数个极低回声区,较大者约28.8 mm×33.5 mm,边界不清,形态不规则,内部回声不均匀(图2-1-1、图2-1-2);彩色多普勒血流显像(color doppler flow imaging, CDFI):周边及内部均可见血流信号(图2-1-3);左侧颈部Ⅲ、Ⅳ区可见淋巴结回声,淋巴门结构不清,呈圆形,较大约5.5 mm×4.9 mm(图2-1-4)。

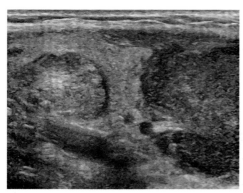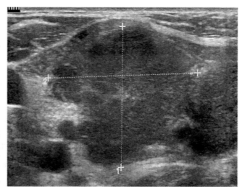

图2-1-1、图2-1-2 甲状腺左叶及峡部极低回声团

超声提示:甲状腺峡部实性占位 TI-RADS 4c类,左侧颈部Ⅲ、Ⅳ区淋巴结增大。

处置经过:拟行超声引导下粗针穿刺活检。

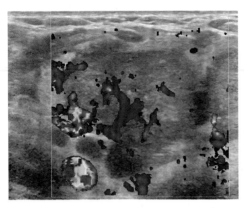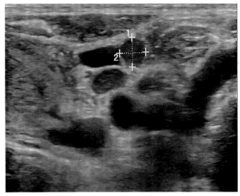

图2-1-3、图2-1-4　病灶周边及内部均可见血流信号，颈部可见淋巴结

（二）

随访结果：行超声引导下粗针穿刺活检。

病理结果：丰富的淋巴组织背景内查见异型明显的未分化癌细胞，未见甲状腺组织。免疫组化：异型细胞CK（＋）、Vim（＋）、Ki 67%（＋）、TG（－）、TTF1（－）、HMB45（－）、CD30（－）；LCA、CD20和CD30淋巴组织（＋）（图2-1-5、图2-1-6、图2-1-7）。临床排除转移后，可考虑为甲状腺未分化癌。

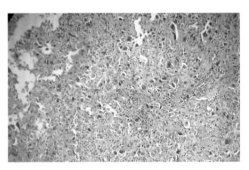

图2-1-5　（HE染色×200）炎性背景内查见呈片状增生的异型大细胞

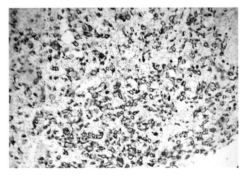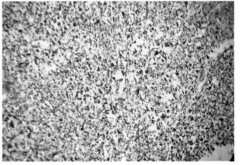

图2-1-6、图2-1-7　免疫组化（SP染色，×200）检测CK和Vim阳性表达

分析讨论

甲状腺未分化癌(anaplastic thyroid cancer, ATC)是一种罕见的甲状腺肿瘤,仅占甲状腺肿瘤的2% ~ 5%,但其死亡率却高达15% ~ 50%。该病好发于老年女性,多数患者就诊时表现为颈部突然增大的肿块、吞咽困难、声音嘶哑及远处转移。目前临床提倡手术完整切除肿瘤,以控制肿瘤的发展,同时辅以放疗和化疗,降低局部并发症的发病率和死亡率,提高患者生存率。

2012年美国甲状腺学会甲状腺未分化癌诊治指南指出,诊断ATC时必须依靠组织形态学联合适当的免疫染色,推荐细针穿刺细胞学检查或粗针活检进行术前诊断。有研究表明,粗针穿刺活检对于甲状腺结节良恶性的诊断具有更高的敏感度、特异度和准确度,尤其对于≥10 mm的甲状腺结节的良恶性鉴别意义更大。病理仍是诊断ATC的金标准,而免疫组化对ATC的诊断及鉴别诊断具有重要提示作用。本例患者甲状腺结节达30 mm,具备行组织学活检的条件,故选取超声引导下粗针穿刺活检术,病理结果提示:CK、Vim、Ki67%(+),结合酶标和组织形态可做出诊断和鉴别诊断。

因ATC死亡率较高,对超声怀疑为ATC的病例,行穿刺活检是必要的,可获得确切的病理学依据,减少不必要的诊断性手术,并指导临床选择最佳诊疗方案。

参考文献

[1] Wendler J, Kroiss M, Gast K, et al. Clinicalpresentation, treatment and outcome of anaplastic thyroid carcinoma: results of amulticenter study in Germany[J]. Eur J Endocrinol, 2016, 175(6): 521−529.

[2] Derbel O, Limem S, Ségura-Ferlay C, et al. Results of combined treatment of anaplastic thyroid carcinoma (ATC)[J]. BMC Cancer, 2011, 11: 469.

[3] Pierie JP, Muzikansky A, Gaz RD, et al. The effect of surgery and radiotherapy on outcome of anaplastic thyroid carcinoma[J]. Ann Surg Oncol, 2002, 9(1): 57−64.

[4] 许翔,杨筱,赵瑞娜,等.甲状腺未分化癌和乳头状癌超声成像特征的差异[J].中国医学科学院学报,2015,37(1): 71−74.

[5] 张伟,艾熙,易惠明.超声引导下粗针穿刺活检在甲状腺可疑恶性结节诊断中的临床应用[J].医学研究杂志,2015,44(1): 98−101.

执笔:诸文晔　上海健康医学院附属嘉定区中心医院
审阅:王迎春　上海健康医学院附属嘉定区中心医院

二、甲状腺转移性肾透明细胞癌

病例介绍 患者男，50岁，发现双侧颈前肿物3年余，9年前因肾脏恶性肿瘤行左肾切除术。专科检查：甲状腺右叶可及一直径约3 cm肿物，质中，无压痛，表面光，边界清，可随吞咽上下移动。甲状腺左叶未扪及异常肿物。实验室检查：FT3 5.64 pmol/L；FT4 17.6 pmol/L；钙2.39 mmol/L；无机磷1.28 mmol/L；鳞状细胞癌相关抗原1.06 ng/mL；甲胎蛋白1.63 ng/mL；癌胚抗原0.67 ng/mL。

（一）

患者入院当天行彩色多普勒超声检查。

超声所见：甲状腺右叶中部见一个低回声区，大小约42 mm×32 mm×29 mm，纵横比＜1，边界清，形态规则，内大部分为低回声，其内夹杂少许无回声，周边及内部血流信号丰富（图2-2-1、图2-2-2）。

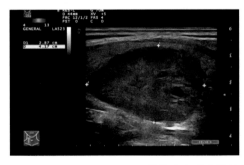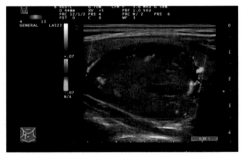

图2-2-1、图2-2-2　甲状腺右叶实性结节，内部回声以低回声为主，血流信号丰富

甲状腺左叶中下部见一个混合回声区，大小约36 mm×25 mm×19 mm，纵横比＜1，边界清，形态规则，内见无回声及中等回声，周边及实性部分见短条状血流信号（图2-2-3、图2-2-4）。

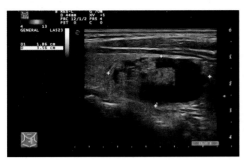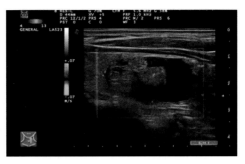

图2-2-3、图2-2-4　甲状腺左叶混合性结节,周边及实性部分见短条状血流信号

超声提示:甲状腺右叶实性结节,拟TI-RADS 4a类。

甲状腺左叶混合性结节,拟TI-RADS 3类。

（二）

患者入院当天另行颈部增强CT检查。

CT所见:甲状腺右叶、左叶占位,考虑腺瘤可能(图2-2-5、图2-2-6)。

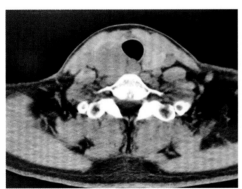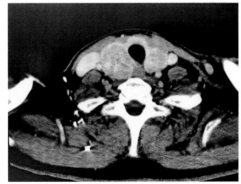

图2-2-5、图2-2-6　颈部增强CT示甲状腺两叶结节呈不均匀明显增强

（三）

随访结果:患者入院3天后行右侧甲状腺全部切除+左侧甲状腺次全切除术+双侧喉返神经探查术。

手术结果:右侧甲状腺中下极可见一直径约4 cm实质性肿物,包膜完整,边界清,周围无浸润,左侧甲状腺中下极外侧可见一直径约3 cm囊实性肿物,包膜完整,边界清,周围无浸润。颈部未见肿大淋巴结。

病理结果:左侧甲状腺腺瘤性甲状腺肿伴出血囊性变,部分滤泡上皮乳头状增生;右侧甲状腺结合病史及免疫组化结果,符合肾透明细胞癌Ⅱ级甲状腺转移(图2-2-7、图2-2-8)。

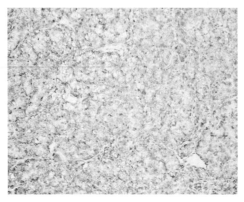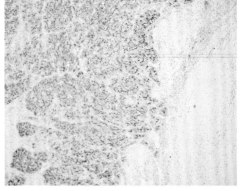

图2-2-7　CD10（＋）　　　　　　　　　　图2-2-8　vimentin（＋）

分析讨论

甲状腺转移癌约占甲状腺恶性肿瘤的1.4%～3.0%，尸检报道甲状腺转移癌的发生率为24%。甲状腺转移癌最常见的原发病灶为肺癌（45.7%），来源于肾脏者较少，仅为5.7%，可发生在原发性肿瘤切除后1个月至数年不等，据报道最长者达21.9年之久。

由于甲状腺转移癌缺乏典型的临床症状，且临床进展较为隐匿，临床诊疗中很容易被忽视。本例患者术前超声及增强CT均未明确诊断，术后病理证实为肾透明细胞癌Ⅱ级甲状腺转移。

甲状腺转移癌常合并其他器官以及淋巴结的转移。患者多以进行性增大的甲状腺肿块就诊，易被误诊为甲状腺腺瘤或结节性甲状腺肿。超声检查多显示为甲状腺内低回声结节，不具有典型的恶性征象，很难明确诊断。超声引导下甲状腺结节细针穿刺对于鉴别诊断甲状腺结节的性质具有很高的准确性，常作为术前首选的方法，但对转移性甲状腺癌的诊断准确性比较低。因此有学者建议，对于有恶性肿瘤病史的患者，如果甲状腺结节细针穿刺结果诊断困难时，建议手术切除，通过术中冰冻、术后石蜡病理以及免疫组化明确诊断。

肾透明细胞癌甲状腺转移癌一旦确诊，首选的治疗方法为手术治疗，因其恶性程度较低，预后相对其他甲状腺转移癌较好。

参考文献

［1］Chung AY, Tran TB, Brumund KT, et a1. Metastases to the thyroid: a review of the literature from the last decade ［J］.Thyroid, 2012, 22(3): 258–268.

［2］于跃, 王晓雷, 徐震纲, 等. 甲状腺转移癌35例的临床特点及诊治分析［J］. 中华普通外科杂志, 2011, 26(8): 644–647.

［3］ Heffess CS, Wenig BM, Thompson LD. Metastatic renal cell carcinoma to the thyroid gland: a clinicopathologic study of 36 cases［J］. Cancer, 2002, 95(9): 1869-1878.

［4］ Wood K, Vini L, Harmer C. Metastases to the thyroidgland: the Royal Marsden experience［J］. Eur J Surg Oncol, 2004, 30(6): 583-588.

执笔：罗海波　上海市松江区中心医院

审阅：曾红春　上海市松江区中心医院

三、异位甲状旁腺腺瘤继发的左侧桡骨棕色瘤形成

病例介绍 患者女,16岁。患者平时体健,2个月前因左侧上肢疼痛就诊。体格检查:体温、血压正常,左侧手腕部伸屈时疼痛剧烈,血清甲状旁腺素(PTH)1 680.10 pg/mL,外院CT提示"骨巨细胞瘤可能"。门诊以左侧上肢占位收住入院,依临床医师要求行甲状腺+甲状旁腺+淋巴结超声扫查。

(一)

超声所见:右侧甲状腺中下部可见一大小约16 mm×10 mm的囊实性回声灶,界清,边缘光整,内部结构较疏松,可见少部分无回声区,CDFI显示实性部分内血流信号丰富。双侧甲状旁腺区未见异常占位(图2-3-1、图2-3-2)。

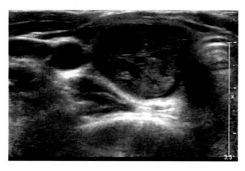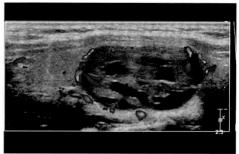

图2-3-1、图2-3-2 右侧甲状腺囊实性占位

超声提示:右侧甲状腺囊实性结节:TI-RADS 3类(结合患者PTH值、不除外异位甲状旁腺)

处置经过:行甲状旁腺核素扫描。

(二)

甲状旁腺核素扫描所见:延迟相显示双侧甲状腺放射性逐渐消退,右侧甲状腺下方

结节放射性浓聚灶更加明显（图2-3-3、图2-3-4）。

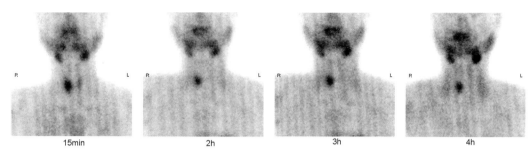

| 15min | 2h | 3h | 4h |

图2-3-3、图2-3-4 **甲状旁腺核素扫描**

核素扫描提示：右下甲状旁腺放射性异常浓聚。

（三）

X线检查所见：左侧桡骨远端骨质破坏，成囊性改变，边界模糊，骨皮质变薄（图2-3-5）。

X线检查提示：左侧桡骨"骨巨细胞瘤"可能。

（四）

实验室检查：血清甲状旁腺素（PTH）1 680.10 pg/mL（15 ～ 65 pg/mL），碱性磷酸酶（AKP）1 786.0 U/L（15 ～ 112 U/L），

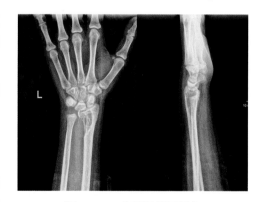

图2-3-5 **桡骨远端正侧位**

血钙3.44 mmol/L（2.25 ～ 2.75 mmol/L），血磷0.54 mmol/L（0.97 ～ 1.61 mmol/L），降钙素、血钾、促肾上腺皮质激素（ACTH）、胰岛素均未见异常。

（五）

处置经过：普外科行右侧甲状腺占位切除术；骨肿瘤科行左侧桡骨远端占位穿刺活检术。

手术病理结果：右侧甲状腺内异位甲状旁腺腺瘤（图2-3-6）、左侧桡骨远端棕色瘤（图2-3-7）。

（六）

家族史：其父亲43岁，15岁时因"咽部不适，走路不稳"就诊，入院检查Ca 3.6 mmol/L，超声检查发现右侧甲状旁腺腺瘤，手术切除后恢复正常；33岁时（距第一次发病18年）

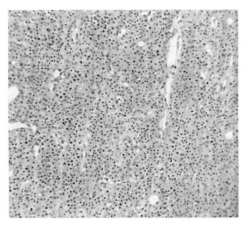

图2-3-6 甲状旁腺腺瘤，镜下显示增生细胞以水样透明细胞为主，呈腺泡状排列

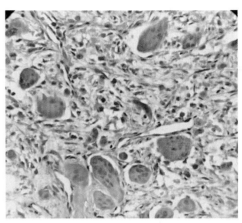

图2-3-7 左侧桡骨棕色瘤镜下显示见骨组织正常结构消失，其间散在破骨细胞及含铁血黄素的巨噬细胞

偶然发现右上颌骨肿块，手术病理为颌骨棕色瘤，同时超声检查发现左下甲状旁腺区占位，PTH221 pg/mL，Ca 2.78 mmol/L，病理证实为甲状旁腺腺瘤，术后血钙、PTH正常。目前血钙维持正常水平。

分析讨论

　　骨棕色瘤是由于甲状旁腺功能亢进导致的甲状旁腺激素（parathyroid hormone，PTH）分泌过多，引起骨质吸收、疏松、骨小梁破坏、纤维结缔组织增生所形成的骨骼的假瘤性病变，又称为纤维囊性骨炎，常因出血、囊性变产生含铁血黄素堆积，呈棕红色，故名棕色瘤。由于棕色瘤病变较为罕见，且影像学表现多变，单纯影像学误诊率达62.5%，故其诊断较为困难。因此需结合病史及实验室结果综合判断分析。血钙升高对本病的提示意义较大，其升高的原因主要是由于PTH作用于骨骼和肾脏的靶器官效应。本例患者左侧桡骨虽已受累，但是双侧肾脏未发现结石等病变，其父亲术后随访过程中发现左肾小结石。

　　原发性甲状旁腺亢进（primary hyperparathyroidism，PHPT）是以高钙血症为主要特点的一组临床症候群。儿童期发病罕见，国外报道的儿童/青少年PHPT患病率为2/10万～5/10万。病理类型包括甲状旁腺腺瘤、甲状旁腺增生、甲状旁腺腺癌。同成人PHPT一样，腺瘤是儿童和青少年PHPT的主要病理类型。对于异位甲状旁腺而言，其PHPT发生率较高，约占PHPT患者的1/4，主要病因为甲状旁腺腺瘤，其中异位于甲状腺内的甲状旁腺腺瘤发生率为1.4%～6.0%。大多数PHPT为散发性，家族性PHPT占总PHPT的不足10%，多为常染色体显性遗传；具有发病年龄早、多腺体受累等特点。Kollars等报道其收治的青少年PHPT中，家族性PHPT约占30%，提示青少年患者中应更加重视家族性PHPT的筛查。

本例父女二人均为15～16岁发病，初始症状均表现为骨组织疾病，且除了骨组织受累外，无其他内分泌腺体受累的临床表现。不同点：父亲合并右侧上颌骨的骨性纤维瘤，女儿合并左桡骨远端棕色瘤；父亲左、右两侧甲状旁腺相隔18年后依次病变，女儿首发为右侧甲状腺内异位的甲状旁腺增生。

总结：通过随访一个家族父女二人的原发性甲旁亢发病特征、规律、治疗及转归情况进行综合分析，提示临床若遇到骨组织疾病的患者，需要综合考虑是否合并甲旁亢，是否有家族病史，从而予以准确的治疗。

参考文献

［1］孙鹏，杨强，李建民.棕色瘤的临床诊治分析及其转归［J］.中国矫形外科杂志，2014，22（19）：1737-1743.

［2］Wade TJ, Yen TW, Amin AL, et al. Surgical management of normocalcemicprimary hyperparathyroidism［J］. World J Surg, 2012, 36(4): 761-766.

［3］Kollars J, Zarroug AE, van Heerden J, et al. Primaryhyperparathyroidism in pediatric patients［J］.Pediatrics, 2005, 115(4): 974-980.

［4］Lunca S, Stanescu C, Bouras G, et al . A difficult case of mediastinal parathyroid adenoma: theoretical and clinical considerations［J］. Chirurgia (Bucur), 2004, 99(6): 563-566.

［5］Phitayakom R, Mchenry CR. Incidence and location of ectopic abnormal parathyroid glands［J］. Am J Surg, 2006, 191(3): 418-423.

［6］Bahar G, Feinmesser R, Joshua BZ, et al. Hyperfunctioningintrathyroid parathyroid gland: A potential cause of failure in parathyroidectomy［J］. Surgery, 2006, 139(6): 821-826.

执笔：刁宗平　海军军医大学附属长征医院

审阅：赵佳琦　海军军医大学附属长征医院

四、乳腺腺样囊性癌

病例介绍 患者女,51岁。患者于2018年行乳腺钼靶体检时发现左乳有一枚结节,大小约10 mm×6 mm,后在外院多次行乳腺超声检查,均提示良性结节。患者自述无其他临床症状。

(一)

患者于2020年11月至我院就诊,进行乳腺二维超声检查。

超声所见:左乳上方距乳头20 mm处见低回声结节,大小11 mm×9 mm,边界尚清晰,内部回声不均匀,内见丰富血流信号,PW测其流速4 cm/s,RI: 0.74(图2-4-1、图2-4-2、图2-4-3)。剪切波成像显示结节约为8.6 kPa(图2-4-4)。

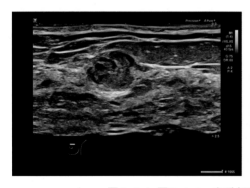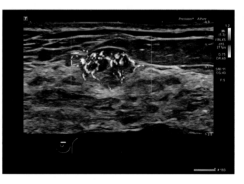

图2-4-1、图2-4-2 左乳低回声结节,内血流信号丰富

超声提示:左乳结节,US BI-RADS 4a类。

处置经过:行乳腺超声造影检查,进一步明确肿块性质。

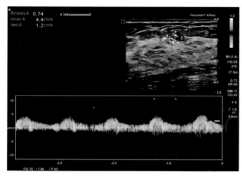
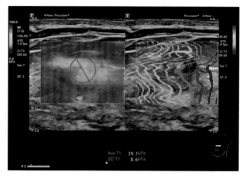

图2-4-3　左乳低回声结节,内血流信号丰富　　图2-4-4　剪切波成像结节约为8.6 kPa

（二）

患者随即进行乳腺超声造影检查。

超声造影所见:注射造影剂9 s二维超声所见乳腺低回声结节开始有造影剂进入,11 s显影达高峰,显影区大小约16 mm×11 mm,明显大于二维超声肿块大小,19 s结节内造影剂开始消退,持续观察120 s,结节内显影强度始终稍高于周围乳腺实质(图2-4-5、图2-4-6)。

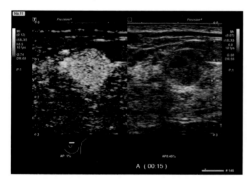
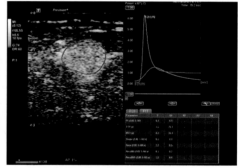

图2-4-5、图2-4-6　结节9 s开始显影,呈快进慢退模式,造影后肿块大小明显大于二维超声

超声提示:左乳结节造影剂异常填充,倾向恶性,US BI-RADS 4c类。

（三）

随访结果:患者入院进行手术治疗,术中冰冻提示:左乳浸润性导管癌I级,倾向筛状癌,遂行左乳癌改良根治术(保乳)+前哨淋巴结活检术。

手术结果:

1. 肉眼所见:左乳肿块旋切标本:破碎组织一堆2.8 cm×2.5 cm×1.3 cm,灰白色,质地韧。

2. 病理诊断:结合免疫组化诊断(左乳)腺样囊性癌(筛状型)。脉管及神经未见癌累及。

3. 免疫组化结果：肿瘤细胞：ER（－），PR（－），HER2（－），CD117（＋），E-Cadherin（＋）基底样细胞及肌上皮细胞：CK5/6（＋），Calponin（个别＋），CD10（＋），SMA（＋），P63（＋），S100（个别＋），SOX10（＋），Ki67（10%，＋）（图2-4-7、图2-4-8、图2-4-9、图2-4-10）。

结合HE诊断：（左乳）腺样囊性癌（筛状型）。

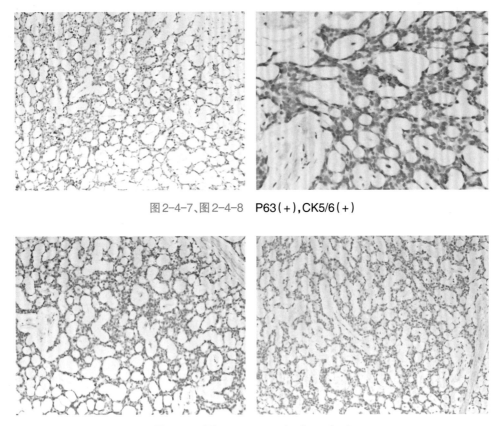

图2-4-7、图2-4-8　P63（＋），CK5/6（＋）

图2-4-9、图2-4-10　ER（－），PR（－）

分析讨论

　　腺样囊性癌（ACC）最常发生于涎腺，其次是气管、支气管、鼻腔、上颌窦、泪腺、外耳道等具有管状腺泡结构的外分泌性腺体器官，发生于乳腺者罕见。

　　乳腺ACC是一种罕见的特殊类型的具有低度浸润潜能的乳腺恶性肿瘤，有文献报道其发病率约占所有乳腺恶性肿瘤的0.1%以下，且约50%的乳腺ACC均被误诊。乳腺ACC预后良好，罕见淋巴结转移和致死病例，故目前主张对其进行单纯切除术或肿块切除辅以放射治疗。而与其病理表现类似的浸润性筛状癌则与同期非特殊类型乳腺癌手术方式一致,目前一般采用乳腺改良根治术辅以术后化疗。所以,正确诊断乳腺ACC和浸润性筛状癌具有重要的临床意义。

乳腺ACC在组织学构型上主要有3种生长模式,即筛状型、管状-小梁状型和实体型,其中筛状型最具特征性且最常见,也最容易误诊为浸润性筛状癌。乳腺ACC的瘤体在组织病理学上主要由两种细胞构成,即导管上皮细胞样细胞和基底细胞样肌上皮细胞,因此二者的标记物如CD117、CK5/6、P63在乳腺ACC呈阳性表达,而浸润性筛状癌不表达。同样,ER、PR在乳腺ACC中呈阴性,但在浸润性筛状癌中总是呈阳性。因此可以作为二者的鉴别诊断依据。

参考文献

[1] Sapino A, Sneige N, Eusebi V, et al. WHO Classification of tumors of the breast[M]. Lyon: IARC Press, 2012: 56-57.

[2] Law YM, Quek ST, Tan PH, et a1. Adenoid cystic carcinoma of the breast[J]. Singapore Med J, 2009, 50(1): 8-11.

[3] 朱珊珊,赵晶,郭丰丽,等.24例乳腺浸润性筛状癌临床病例分析[J].中华普通外科学杂志,2013,28(9):672-675.

[4] Ro JY, Silva EG, Gallager HS. Adenoid cystic carcinoma of the breast[J]. Hum Pathol, 1987, 18(12): 1276-1281.

执笔:李慧婕　复旦大学附属中山医院吴淞医院
审阅:贾丽琼　复旦大学附属中山医院吴淞医院

五、乳腺腺肌上皮瘤

病例介绍 患者女,50岁。患者于入院前1月体检发现右乳外下象限肿块,大小约15 mm×10 mm,双侧乳头无内陷,无乳头溢液、无酒窝征,无橘皮样改变。无压痛,质硬,活动度尚可,肿块表面皮肤无异常。双侧腋窝及锁骨上未触及明显肿大淋巴结。

(一)

超声所见:右乳外下象限见低回声,大小约15 mm×10 mm,形态欠规则,边界尚清晰,CDFI:内见血流信号,RI:0.69(图2-5-1、图2-5-2)。剪切波弹性成像显示结节约为5.2 kPa(图2-5-3)。

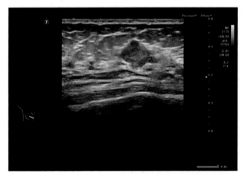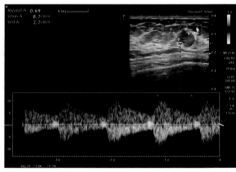

图2-5-1、图2-5-2 右乳外下象限结节,形态欠规则,肿块内周边及内部见血流信号,RI:0.69

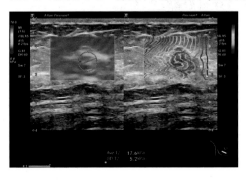

图2-5-3 剪切波弹性成像结节约为5.2 kPa

超声提示：右乳实性结节，BI-RADS 4a类，建议超声造影进一步检查。

（二）

患者随即进行乳腺超声造影检查。

超声造影所见：经肘静脉团注超声造影剂后，10 s乳腺动脉开始显影，13 s乳腺实质开始显影。11 s常规超声所见右乳外下象限低回声结节边缘有造影剂进入，且由周边向中央填充，30 s结节内显影达高峰，呈高增强，显影强度高于周围乳腺实质，结节内造影剂灌注均匀。结节增强后形态不规则，周边呈放射状增强。40 s结节内造影剂开始消退，之后持续观察3 min，结节内显影强度始终高于周围乳腺实质（图2-5-4、图2-5-5、图2-5-6、图2-5-7）。

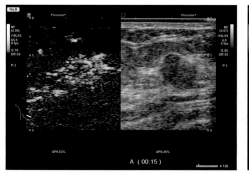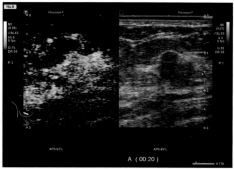

图2-5-4、图2-5-5　肿块周边最先显影；显影剂由周边向中央填充，呈高增强

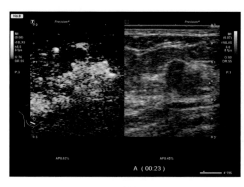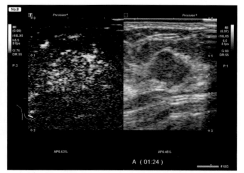

图2-5-6、图2-5-7　肿块增强后形态不规则，呈放射状；消退后，肿块内显影强度始终高于周围乳腺组织

超声造影提示：右乳外下象限富血供占位；BI-RADS 4b类，考虑MT可能。

（三）

随访结果：患者入院后行右侧乳房象限切除术。

手术结果：

1. 术中所见：右乳外下象限，2.0 cm×1.0 cm，质硬，边界欠清。肿块表面皮肤无明显异常改变。

2. 病理结果：（右乳）腺肌上皮瘤。

3. 免疫组化结果：腺上皮细胞：EMA（+），CK7（+），CK5/6（+），ER（+），PR（+）；肌上皮细胞：SMA（+），CD10（+），Calponin（+），S100（+），P63（+）；Ki67（1%，+）。

分析讨论

  乳腺腺肌上皮瘤（Adenomyoepithelioma，AME）较少见，属于肌上皮病变。大部分为良性，由上皮及肌上皮2种细胞增生形成。该疾病多见于中老年女性，偶有男性患者的报道。多数患者无明显临床症状，多偶然体检发现单发实性结节、无痛，多无腋下淋巴结肿大。良恶性腺肌上皮瘤在超声表现方面无明显特征性，但是其易局部复发及变性，因此超声对于其定性诊断十分重要。

  良性AME超声表现为形态规则、边界清晰、后方回声轻度增强、内部回声均匀的低回声结节，而恶性AME超声表现为形态不规则、后方回声衰减、内部回声不均匀的低回声结节。腺肌上皮瘤的超声表现虽然无明显特征性，但良性病变多表现出良性肿瘤的特性如边界清晰、局限生长、无周围间质破坏等。恶性病灶多表现为形态不规则、边界不清晰、后方回声衰减、浸润性生长等恶性征象。恶性乳腺肿瘤造影表现为：造影剂"快进慢退"、体积增大、造影剂灌注不均匀、出现蟹足征及滋养血管征等。良性乳腺造影时间强度曲线表现为缓升速降型，恶性表现为速升缓降型。超声造影在AME良恶性鉴别方面具有一定的作用。恶性AME超声造影特征为：造影剂"快进慢退"、肿块体积增大、肿块边界不清呈毛刺状向周边渗透等。

  回顾本例病变患者二维超声表现：① 该病灶为形态规则、边界清晰、内部回声均匀等良性病变表现；② 肿块内血流较丰富，RI: 0.69，提示良恶性均有可能；③ 该病灶弹性值为17 Kpa，提示良性可能性大。以上二维超声均提示该病灶倾向于良性病变，这与文献报告相符。

  该病灶超声造影表现为：① 造影剂"快进慢退"；② 肿块内见扭曲粗大血管显影；③ 肿块造影剂达峰后其范围较二维超声测量明显增大；④ 肿块边界不清，造影剂呈"蟹足样"向周边灌注等。这些超声造影表现均提示该病灶恶性可能性大。

  二维超声和超声造影的矛盾表现给我们的诊断带来了一定的困难。由于恶性AME罕见，综合文献资料，查找国内医学文献有影像资料的20例，发现10例恶性AME肿块内均出现无回声坏死区域。恶性AME通常有良性AME的组织学背景，恶性AME呈浸润性生长，其细胞异型性明显，可见病理性核分裂，常伴有坏死。恶性AME目前没有统一的诊断标准，但肿瘤内部出现坏死是诊断恶性AME的标准之一，本例肿块内造影剂分布均匀与之不相符。

　　研究表明部分恶性乳腺肿瘤实质会向周围组织浸润，形成间质反应，构成了肿块的不规则边界。这是超声造影后肿块增强范围是否扩大的关键。部分AME可见肿瘤细胞生长活跃，有轻度异型性并有间质和包膜外侵袭性生长趋势，但术后长期随访未见复发及转移的依据，故这类AME仍属于良性肿瘤。这有可能是造成本例病灶造影增强后增大的原因。有研究表明良恶性肿瘤均可存在滋养血管的恶性造影征象，但其内的血管走行及分布存在较大差别。分析本例病灶，在造影模式下虽然出现了滋养血管征，但是其走行光滑、分布均匀，未见粗大、扭曲等恶性肿瘤滋养血管征象。

　　AME具有局部易复发及多次复发后易恶变等特征，目前对于其良恶性诊断及治疗尚无统一标准，因此早期诊断十分重要。运用造影技术能够提供更多的诊断信息，但是良恶性结节造影表现存在一定的重叠，因此造影特征不能作为良恶性诊断的单独依据，必须结合多方面信息来得出最后的诊断。同时良恶性AME不同的超声造影表现有待于更多的病例积累。

参考文献

［1］陈定宝,戴林,宋秋静,等.乳腺腺肌上皮瘤临床病理观察［J］.诊断病理学杂志,2006,13（4）: 275-277+329.
［2］刘利民,张韵华,丁红,等.乳腺腺肌上皮病变的超声表现［J］.上海医学影像,2004,13（2）: 135-137.
［3］Howlett DC, Mason CH, Biswas S, et al. Adenomyoepithelioma of the breast: spectrum of disease with associated imaging and pathology［J］.Am J Roentgenol, 2003, 180(3): 799-803.
［4］沈若霞,杨丽春,罗晓茂,等.基于中国多中心研究数据的乳腺良恶性病灶超声造影定性特征的回顾性研究［J］.中国医学影像学杂志,2018,26（12）:885-889.
［5］曾锦树,陈世良,许翔,等.超声造影在乳腺良恶性病灶鉴别诊断中的应用［J］.中国超声医学杂志,2013,29（6）: 500-503.
［6］吕志红,韩鄂辉,柯建梅,等.乳腺恶性腺肌上皮瘤一例的超声造影分析［J］.中华乳腺病杂志(电子版),2014,8（1）: 71-73.
［7］孙琳,杨顺实,田青青,等.乳腺导管内癌及其微浸润与乳腺浸润性导管癌的超声及病理特征［J］.中国超声医学杂志,2015,31（5）: 394-397.

执笔：程　成　复旦大学附属中山医院吴淞医院
审阅：贾丽琼　复旦大学附属中山医院吴淞医院

六、乳腺分叶状肿瘤

病例介绍 患者女,34岁。患者未婚,无意中触及右乳肿块半年余。体格检查:右乳明显增大,肿块边界清,活动度尚可,无痛,无乳头异常分泌,腋下未触及明显肿大淋巴结。

（一）

超声所见:(因肿块太大选用低频探头)右乳外侧巨大低回声肿块,范围约96 mm×80 mm,形态尚规则,边界清,似见包膜,周边及内部彩色血流信号丰富,RI: 0.64(图2-6-1、图2-6-2)。

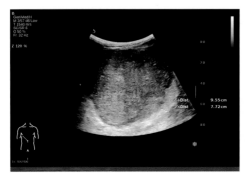 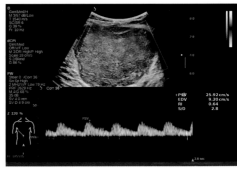

图2-6-1　右侧乳腺实性肿块　　　　图2-6-2　实性肿块周边见彩色血流信号

超声提示:右侧乳腺实质性占位(BI-RADS 4a类),建议进一步检查。

（二）

乳腺X线摄影所见:右乳腺外侧见巨大肿块影,直径约9.5 cm,边界清,周围见低密度晕环。

检查结论:右乳腺外侧巨大肿块(BI-RADS 4a类,疑似低度恶性,需要组织学诊断)。

（三）

乳腺 MRI 所见：右乳腺外侧深部见巨大肿块影，T1WI 等低信号，STIR 呈稍高信号，DWI 示弥散受限（图 2-6-3）。

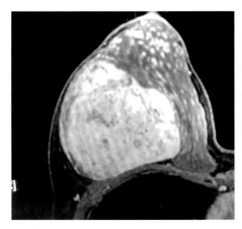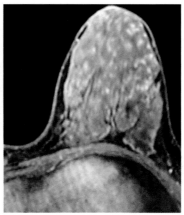

图 2-6-3　**MR 增强**

检查结论：右乳外侧深部巨大肿块，黏液性纤维腺瘤？分叶状肿瘤待排（BI-RADS 4a 类）。

（四）

随访结果：2020 年 4 月 15 日行右乳腺肿块切除术。

手术结果：

1. 肉眼所见：病理大体标本约 140 mm × 80 mm，呈灰白色，质地不均匀，内可见裂隙样分隔。

2. 术中冰冻病理：（右乳）乳腺纤维上皮性肿瘤，分叶状肿瘤可能性大。

3. 病理结果：（右乳）乳腺间质细胞增生伴形态学轻度不典型，核分裂 3 ～ 8/10 HPF，局灶性间质细胞浸润周围脂肪组织，符合交界性分叶状肿瘤。

（五）

2020 年 12 月 5 日患者术后 7 个月随访，自述发现右乳局部皮肤变硬 1 月余，入院行乳腺超声检查。

超声所见：右乳腺外侧象限 10 点（手术切口区域）见一低回声肿块，大小约 43 mm × 19 mm，边界尚清，形态不规则，呈分叶状，内见散在分支状彩色血流信号，RI：0.62（图 2-6-4、图 2-6-5）；超声造影呈不均匀"快进快退"增强方式：16 s 开始增强，74 s 已消退，均快于周围正常乳腺组织（图 2-6-6、图 2-6-7）。

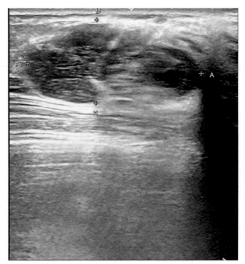
图2-6-4　二维见低回声区呈分叶状改变

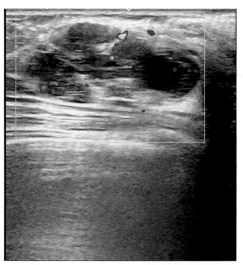
图2-6-5　肿块内见彩色血流信号

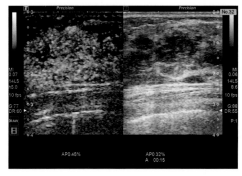
图2-6-6　超声造影16 s快速增强

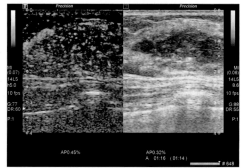
图2-6-7　超声造影74 s快速消退

超声提示：右侧乳腺外侧象限实质性占位，提示：交界性分叶状肿瘤复发可能（BI-RADS4b类）。

（六）

随访结果：2020年12月25日外院病理会诊，意见为"（右乳肿块）纤维上皮性肿瘤，间质富于细胞，局部过度生长，细胞中-重度不典型，核分裂象活跃（活跃度＞10个/10 HPF），考虑恶性分叶状肿瘤"。患者行二次手术（全乳切除术）。

分析讨论

乳腺分叶状肿瘤是乳腺纤维上皮少见的皮源性肿瘤。临床诊断率较低，只有21.3%。该病好发年龄为35～55岁，与雌激素水平异常升高或代谢紊乱有关。分叶状乳腺肿瘤分良性（约65%）、交界性（约25%）、恶性（约10%）三个亚型，临床表现为无痛性单发肿块，质地硬，圆形或椭圆形，易发外上象限，边界清晰，呈分叶状，活动度好。

分叶状肿瘤与纤维腺瘤的超声鉴别点：无包膜、分叶状、血流2～3级、造影呈不均匀增强的"快进快出"模式。病史较长，持续缓慢生长，也可出现结节迅速增大。交界性及恶性乳腺分叶状肿瘤术后有转移可能，包括血行转移及远处转移（不以淋巴结转移为主要途径）。无论良性或恶性分叶状乳腺肿瘤均可局部复发并有转移的潜能，故定期随访非常重要。

参考文献

［1］赵洁，张华丽，张占超.彩色多普勒超声对I乳腺纤维腺瘤和分叶状乳腺肿瘤的鉴别诊断价值［J］.世界最新医学信息文摘，2020，20（72）：234-235.
［2］王英颖，刘景哲，火忠.乳腺叶状肿瘤的乳腺钼靶X线摄影、彩色多普勒超声表现与病例对照研究［J］.实用放射学杂志，2020，36（5）：745-747.
［3］徐玉桐，安婷婷，张久维，等.超声造影联合超声弹性成像积分法对乳腺影像报告与数据系统3—4类乳腺肿物的诊断价值分类中应用的价值［J/CD］.中华医学超声杂志（电子版），2016，13（6）：459-465.
［4］刘燕.彩色多普勒超声对乳腺纤维瘤和叶状肿瘤的鉴别诊断效果［J］.影像研究与医学应用，2020，19（2）：177.
［5］王琳琳，方建强，李尔清.超声造影在乳腺叶状肿瘤与纤维腺瘤鉴别诊断中的价值［J］.中华医学超声杂志（电子版），2020，17（1）：1672-6448.
［6］刘丽，徐辉雄，谢晓燕.乳腺叶状肿瘤的超声诊断［J］.影像诊断与介入放射学，2010，19（2）：113-114.
［7］邓远琼，李宏翔，王海飞，等.彩色多普勒超声在乳腺叶状肿瘤与纤维腺瘤鉴别诊断中的价值［J］.实用医学杂志，2015，31（8）：1270-1272.

执笔：沙红芳　上海市徐汇区大华医院
审阅：虞　梅　上海市徐汇区大华医院

七、乳腺原发淋巴瘤

病例介绍 患者女，38岁。患者自觉右侧乳房"肿物"2周余，于外院行乳腺彩色超声检查。超声所见：右乳A区1点见低回声，大小约2.0 cm×1.8 cm，无包膜，边界清晰，形态规则，内部回声欠均匀，其内测及条状血流信号，双侧腋下及锁骨上未见明显异常淋巴结肿大。超声提示：乳腺影像学报告与数据系统（BI-RADS）分类3类。患者未予重视，1个月后自觉肿块明显变大，遂于我院就诊。

（一）

患者入院后查体：双乳对称，无皮肤红肿，无橘皮样改变，双乳头无凹陷，轻挤双乳头无溢液，右乳内上可触及一大小约3 cm×2.5 cm的肿块，质韧，边界清，活动度欠佳，触痛（－）；余右乳及左乳未触及明显肿块。双腋下、双锁骨上未触及明显肿大淋巴结。并复查乳腺B超。

超声所见：右乳内上象限见低回声团块，大小38.8 mm×26.8 mm，无包膜，形态规则，边界清晰，内部回声不均匀，其内及周边测及较丰富血流信号（图2-7-1、图2-7-2、图2-7-3）。右侧腋下见18 mm×9.8 mm低回声，淋巴门结构偏心，内测及较丰富血流信号（图2-7-4）。

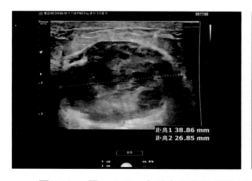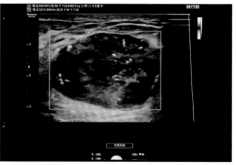

图2-7-1、图2-7-2　右乳内上象限见低回声团块，内部及周边测及较丰富血流信号

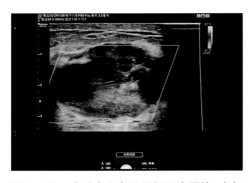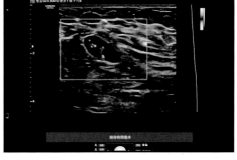

图 2-7-3　右乳内上象限见低回声团块,内部　　图 2-7-4　右侧腋下见低回声,淋巴门结构偏
　　　　　　及周边测及较丰富血流信号　　　　　　　　　　心,内测及较丰富血流信号

超声提示:右乳内上象限实性不均质团块(BI-RADS 4a类),建议行穿刺活检进一步确诊;右侧腋下异常淋巴结可能。

(二)

随访结果:患者入院,在全麻下行右乳象限切除术+右腋窝淋巴结清扫术。

手术结果:

1. 肉眼所见:乳腺组织1块,大小6.3 cm×5 cm×3.4 cm,切面可见结节1个,大小4.5 cm×4 cm×3 cm,切面灰红、灰白色,质嫩,界清。

2. 病理诊断:高度侵袭性B细胞性淋巴瘤(图2-7-5)。

3. 免疫组化结果:H: c-Myc(60%+)、PAX-5(+)、MUM-1(+)、Lambda(散在灶区+)、Ki 67(90%+)、GATA3(上皮细胞+、部分淋巴细胞+)、Kappa(部分+)、EMA(-)、CyclinD1(-)、CD79a(+)、CD5(反应性T细胞+)、CD43(反应性T细胞+)、CD4(反应性T细胞+)、CD30(-)、CD3(反应性T细胞+)、CD23(散在灶区+)、CD21(灶区+)、CD20(+)、CD10(+)、BCL-6(60%+)、BCL-2(80%+)、AE1/AE3(上皮细胞+)、EBER(-)。

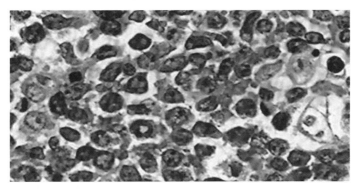

图 2-7-5　HE 染色,肿瘤细胞弥漫分布,呈卵圆形,胞质少,细胞核
　　　　　　较大,核仁清晰,分裂象易见

分析讨论

　　乳腺恶性淋巴瘤既可发生于全身性淋巴瘤侵袭，也可原发于乳腺。乳腺原发恶性淋巴瘤发病率极低，报道相对较少，预后不佳，女性多见，男性罕见，可发生于任何年龄。部分病例缺乏特异性。早期病灶边缘清晰，内部回声尚可，易与乳腺良性结节或普通乳腺癌混淆。该例患者并无"皮肤退缩、红斑、橘皮样改变、乳头分泌物排出"等乳腺癌的一些常见症状，如若病灶不大，容易被临床忽视，早期发现并确诊来源对指导临床治疗及预后至关重要。一般乳腺癌超声图像会表现出"边缘不清晰，形态不规则，呈毛刺样，内部回声常不均匀，伴细小钙化，纵横比＞1"等典型图像特征（图2-7-6），而乳腺原发恶性淋巴瘤的病灶边缘常清晰，形态规则，内部回声均匀或成细小网格状，纵横比常＜1，一般发展迅速且病灶较大，所以，在超声检查过程中发现病灶较大、内部回声不太均匀，且血供丰富病灶，应高度怀疑乳腺原发淋巴瘤的可能性。

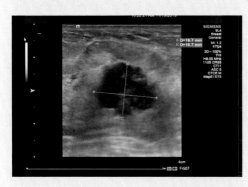

图2-7-6　浸润性乳腺癌

参考文献

[1] Euddeum S, Song SE, Kyoung SB, et al. Lymphoma affecting the breast: A pictorial review of multimodal imaging findings[J]. Journal of Breast Cancer, 2013, 16(3): 254-265.
[2] 谢映鲜，杨丽春. 乳腺原发性淋巴瘤超声表现及误诊原因分析[J]. 临床超声医学杂志，2018，20（4）: 288，封3.

执笔：王艳春　上海中医药大学附属龙华医院
审阅：徐　芳　上海中医药大学附属龙华医院

八、男性囊内乳头状癌

病例介绍　患者男，60岁。患者1年前检查发现左侧乳房肿块，当时肿块约黄豆粒大小，未予重视。现肿块最大径约5 cm，活动度可，无压痛，表面皮肤未见明显异常。查体：双乳房基本对称，双乳头同一水平，无回缩和凹陷，双侧乳头和乳晕无糜烂，双乳皮肤无水肿、橘皮样改变和炎症表现。左乳乳晕旁可触及一最大径约5 cm肿块，边界清楚，活动度尚可，无压痛；另一肿块大小约4 cm×1.5 cm，质中，边界清楚，活动度尚可，无压痛。右乳未触及肿块。双侧腋窝未触及肿大淋巴结。

（一）

患者入院后行胸部CT平扫+增强检查和超声检查。

CT平扫+增强：左侧乳腺内见大小约53 mm×32 mm软组织密度影，其内可见稍高密度影，增强后明显强化，CT诊断左侧乳腺占位，建议钼靶（图2-8-1、图2-8-2）。

超声所见：左乳外侧见52 mm×25 mm混合回声区，内见28 mm×17 mm的低回声，边界欠清，CDFI可见血流信号，PS=10.9 cm/s，ED=3.7 cm/s，RI=0.66（图2-8-3、图2-8-4、图2-8-5）。

超声提示：左乳囊实性肿块，实性部分呈高阻血流，建议进一步检查。

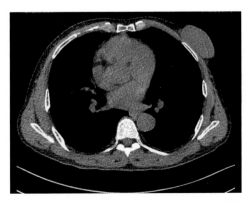 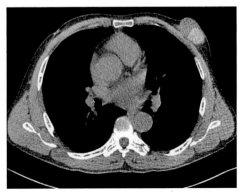

图2-8-1　增强CT软组织密度影未见明显强化　　图2-8-2　增强CT稍高密度影可见明显强化

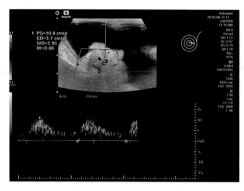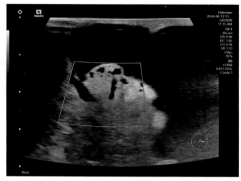

图2-8-3　可见彩色血流，为高阻血流　　图2-8-4　超声低速血流成像可见明显血流信号

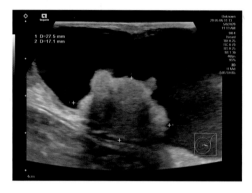

图2-8-5　囊实性肿块，实性部位为28 mm×17 mm

处置经过：为求进一步诊治，拟行超声造影检查。

（二）

患者随即进行乳腺超声造影检查。

超声造影所见：增强早期：从24 s开始左乳混合回声内低回声区可见造影剂进入，造影剂强度呈高增强，由底部直接进入肿块内部，呈树枝状增强，血管形态不规则，增强范围与肿块大小基本相似。增强晚期：84 s达到增强峰值，消退较周缘乳腺组织慢（图2-8-6、图2-8-7、图2-8-8、图2-8-9）。

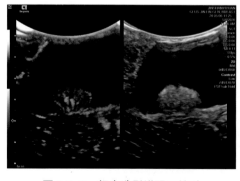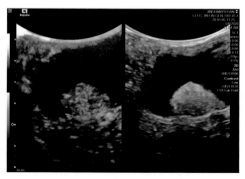

图2-8-6　超声造影增强开始时　　　　　图2-8-7　超声造影增强明显时

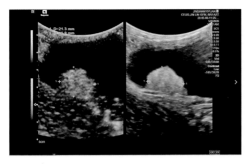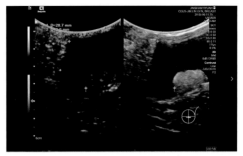

图2-8-8　超声造影增强完全充填　　　图2-8-9　第二次增强没有第一次明显

超声提示：左乳外侧混合性肿块，内部实性肿块呈快进慢出型，考虑乳腺MT？建议手术。

（三）

随访结果：2020年5月8日，于我院外科行左乳肿块切除术。术中冰冻病理：（左乳）左乳囊内乳头状肿瘤伴高级别上皮内瘤变，需做免疫组化才能除外癌变。

手术结果：

1. 肉眼所见：红褐色肿块7.5 cm×4.5 cm×4.2 cm，切面囊性，内含淡血性液体，局部可见附壁菜花样结节3 cm×2.5 cm×1.6 cm。

2. 病理诊断：（左乳）囊内乳头状癌，GCDFP-15强阳性，局灶浸润，切缘未见肿瘤。

3. 免疫组化：GCDFP-15（强＋），CD10（－），P63（－），calponin（血管＋），CK5/6（－），Ki 67（1%～5%＋），P53（＋），ER（3＋，90%），PR（3＋，90%），Her-2（2＋），CAM5.2（＋），GATA3（＋），GFAP（－），SMA（血管＋）。

（四）

患者因术后病理提示左乳囊内乳头状癌，与家属沟通后行二次手术。

手术结果：

1. 肉眼所见：① （左乳前哨淋巴结）淋巴结4枚，最大径0.2～0.4 cm。② 左乳切除标本13 cm×12 cm×2 cm，梭形皮肤9 cm×2.5 cm，乳头直径0.6 cm，距乳头下方1.8 cm处见手术缝口长约7 cm。

2. 病理诊断：（左乳）前哨淋巴结未见肿瘤。（左乳）单纯切除标本：乳头下方局灶导管内可见导管上皮异型增生，余乳腺组织及基底筋膜未见肿瘤。

分析讨论

导管内乳头状癌（Intraductal pallilary carcinoma，IPC）在组织学上位于扩张的囊

腔内，有树枝状的纤维血管基质，被厚厚的纤维囊被包裹形成乳头状癌。孤立型乳头状癌位于囊内或扩张的导管内，被称为"囊内或包裹性乳头状癌"。乳头状癌的周边肌上皮细胞完整存在是被定义为原位癌而非浸润性癌的组织学标志。但近来的研究显示，与乳头状导管原位癌相比，IPC周边的肌上皮细胞并不是完整存在的。这一结果说明在部分患者中IPC并不是原位癌，而是一种低级别膨胀性浸润性癌，或者说是介于原位癌和浸润性癌之间的一种演变形式。男性乳腺癌极为少见，大约占全部乳腺癌的1%。

包裹性乳头状癌（encapsulated papillary carcinoma，EPC）旧称囊内乳头状癌，仅占乳腺癌的0.5%～1%，而发生于男性则更为罕见。WHO（2012）将EPC归类于乳头状肿瘤，肿瘤起源于乳腺导管并局限于囊性扩张的导管内。以老年人居多，常以乳房无痛性肿块就诊，多位于乳晕旁，有时可伴有乳头溢液。钼靶摄片时为圆形、界清的囊性病变。超声检查时可在囊性区内见强回声阴影。超声表现：以乳腺中心区域的囊实混合性团块多见，形态呈类圆形、椭圆形或分叶状；边界清楚，后方回声增强；囊内壁上实质结节，呈中等回声的乳头状突起，形态不规则，基底部较宽，囊腔内可有或无厚分隔回声；囊内无回声暗区中多见细点状回声，腋下未见异常肿大淋巴结。彩色多普勒显示囊内实质结节血流紊乱而丰富，呈点状、短条状或边缘血流。

导管内乳头状肿瘤血管丰富，有自发出血倾向。自发出血聚集在扩张的导管内沉积下来，可呈分层征，上层呈无回声，底部为密集的点状回声，有时会掩盖囊内实性部分，需变换体位以避免遗漏实性回声导致误诊。

参考文献

［1］朱坤兵，刘启龙，张仁亚.囊内乳头状癌的再认识［J］.中华乳腺病杂志（电子版），2014,8（2）：124–126.

［2］左志博，邬万新.男性乳腺包裹性乳头状癌1例［J］.诊断病理学杂志，2018,25（12）：861–862.

［3］王广珊，喻茜，瞿伟，等.乳腺囊内乳头状癌的声像图特征［J］.中国中西医结合影像学杂志，2013,11（5）：543–544.

执笔：贾小超　复旦大学附属金山医院

审阅：王　立　复旦大学附属金山医院

九、包裹性乳头状癌

病例介绍 患者女,83岁。患者1年前自觉发现左乳肿块,4个月前外院行超声检查提示左乳混合型肿块,US BI-RADS 4a类;钼靶提示左乳占位,BI-RADS 4a类。诉5天前无诱因下出现左乳皮下淤血,否认平素乳头溢液史,否认乳房红肿发热或皮肤色素沉着史,否认皮肤水肿或凹陷史,现为进一步诊治收入院。体格检查:左乳内下可及直径约3 cm肿块,质中,边界清,活动度可。左乳下方可见大片淤血,乳头无溢液,左侧腋下未及淋巴结肿大。

(一)

此次入院行超声检查。

超声所见:左乳晕内下见35 mm×15 mm低回声区,形态不规则,局部边界不清,内部见少量不规则无回声区,边缘见少量血流信号(图2-9-1、图2-9-2、图2-9-3、图2-9-4、图2-9-5)。

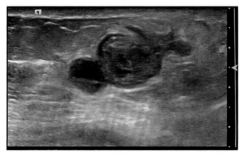

图2-9-1 灰阶超声横切面显示病灶大部分区域形态较规则、边界较清、见包膜,局部出现明显不规则区、边界不清,内部可见无回声区

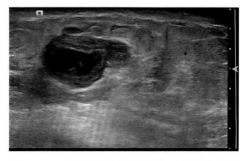

图2-9-2 灰阶超声纵切面显示病灶局部包膜不完整

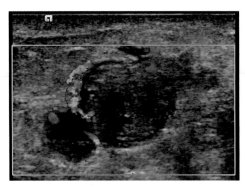

图2-9-3 彩色多普勒显示病灶边缘及内部 可见少量血流信号

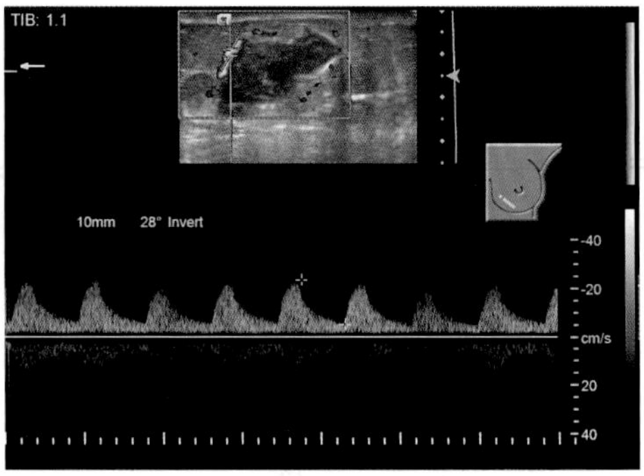

图2-9-4 频谱多普勒显示病灶RI: 0.77, PS: 23.8 cm/s

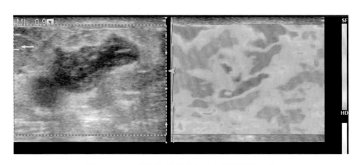

图2-9-5 弹性成像显示病灶弹性2分

超声提示：左乳晕内下实质性占位，US BI-RADS 4b类。

（二）

随访结果：患者入院后行手术治疗。

手术结果：

1. 肉眼所见左乳内下2 cm×3.5 cm肿块，可推动，无皮肤粘连。

2. 大体病理：暗红灰红肿块1.5 cm×1.3 cm，界不清，质稍硬。

3. 镜下病理：包裹性乳头状癌（图2-9-6）。

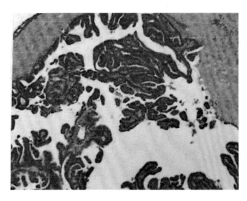

图2-9-6 显微镜下病理

分析讨论

包裹性乳头状癌（encapsulated papillary carcinoma, EPC）是一种特殊类型的乳腺恶性乳头状病变，占乳腺癌的0.5%～2%，其病理特征是由厚的纤维包膜包裹的乳头状结构，多见于老年女性，临床表现为乳房肿块，伴或不伴乳头溢液。超声声像图上多见肿瘤偏大（直径＞2 cm）、呈囊实性或实性、形态规则、边界清晰、边缘光整、内部呈中等回声或稍低回声，偶有钙化，多数病灶内部血流信号较丰富，也有小部分病灶可表现为形态不规则的低回声肿块。目前大部分学者认为其是呈膨胀性生长的惰性低级别浸润性癌，可单独发生，常与周围腺体组织伴发导管原位癌，可出现淋巴结转移，一般局部治疗就可获得很好的预后。

本病例患者为老年女性，病灶大部分边界显示清晰，大部分区域形态较规则，边缘有包膜，内部为囊实性，实性部分可测及少量血流信号，符合肿瘤特征。但该病灶局部出现明显成角样不规则区，向周围组织内延伸，这种表现矛盾的形态与一般的良性或恶性肿瘤形态不太符合，再者病灶周围软组织回声片状增高，与皮下淤血区相对应，因此考虑肿瘤破裂出血可能。该病灶镜下病理也表现明显出血肉芽肿的背景，局部有乳头状结构，局部包膜不完整，符合肿瘤出血的诊断。

基于之前的超声和钼靶检查均提示4a类的病灶，此次的检查显示病灶大部分边界清晰，内部可见少量无回声区，因此推测该病灶之前为边界清晰、形态规则的囊实性占位，此类病灶最常见于乳头状病变，包括导管内乳头状瘤、乳头状导管原位癌、实性乳头状癌、浸润性乳头状癌等，该类病灶的鉴别诊断也是乳腺病理的诊断难点。考虑到患者皮下大片淤血，虽然超声提示血流信号少量，推测病灶可能还是一个血供较丰富的病灶。结合患者年龄偏大、肿瘤偏大且病灶血供较丰富，考虑恶性肿瘤的可能性较大。最后病理诊断包裹性乳头状癌，与推论符合。

有研究显示超声弹性对鉴别包裹性乳头状癌有一定价值，但本病例考虑肿瘤破裂后内部张力减低可能也会造成弹性分数降低，所以不做参考。另外有研究显示MRI上包裹性乳头状癌于增强晚期图像常可见环形强化包膜，其ADC值较良性病灶低，较浸润性导管癌稍高，动态增强时间-信号曲线（TIC）多为快速流出型，也有助于鉴别诊断。

参考文献

［1］ GLakhani SR, Ellis IO, Schnitt SJ, et al. WHO classification of tumours of the breast. IARC［J］. Lyon, 2012, 90–91.

［2］ 刘利民, 张韵华, 夏罕生, 等. 乳腺包裹性乳头状癌的超声诊断［J］. 肿瘤影像学, 2019, 28（5）: 339–342.

［3］ 邓晶, 宗晴晴, 徐祎, 等. 乳腺包裹性乳头状癌不同亚型的超声及病理对比分析［J］. 中华医学杂志, 2021, 101（1）: 57–61.

［4］ George K, Anna Z, Evanthia K, et al. Encapsulated papillary carcinoma of the breast: an overview［J］. J Cancer Res

Ther, 2013, 9(4): 564-570.

［5］Stuart J. Schnitt. 乳腺病理活检解读. 2版.［M］: 216.

［6］徐玮, 王丽君, 虞峻崴, 等. 乳腺包裹性乳头状癌的 MRI 特点［J］. 影像诊断与介入放射学, 2018, 27（2）: 133-137.

执笔: 富丽娜　复旦大学附属华山医院

陈　洁　上海市闵行区浦江社区卫生服务中心

审阅: 许　萍　复旦大学附属华山医院

虞　梅　上海市徐汇区大华医院

十、股骨圆形细胞脂肪肉瘤

病例介绍 患者男，61岁，因右下肢无痛性肿胀就诊。查体：右下肢中上段肿胀明显，皮下浅静脉无明显曲张。

（一）

患者行下肢血管超声检查。

超声所见：下肢血管未见明显异常。右侧股骨中下段前方与肌肉之间见等回声团块，大小约199 mm×110 mm×58 mm，边界清，内回声不均，呈网格状，局部股骨骨皮质完整（图2-10-1、图2-10-2）。CDFI显示其内血流信号较丰富（图2-10-3）。

超声提示：右侧股骨前方包块（良性可能）。

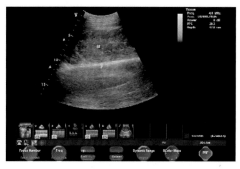

图2-10-1 肿块纵断面，M为肿块，肿块内回声不均匀，呈网格状；F为股骨，骨皮质完整

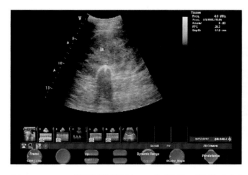

图2-10-2 肿块横断面，M为肿块，肿块内回声不均匀，呈网格状；F为股骨

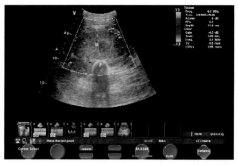

图2-10-3 肿块横断面，M为肿块，肿块内血流信号丰富；F为股骨

（二）

增强CT所见：股骨前肌肉间隙见一较低密度巨大软组织肿块影，大小约200 mm×100 mm×90 mm，密度低于肌肉；内部夹杂散发斑片脂肪密度影，CT值约-60HU，增强后肿块明显不均匀强化，边界清晰；邻近股骨未见骨质破坏及骨膜反应征象（图2-10-4、图2-10-5）。

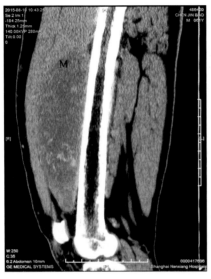 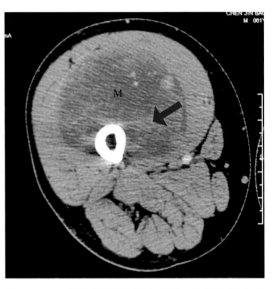

图2-10-4　肿块纵断面，M为肿块，肿块密度低于肌肉，增强后肿块明显不均匀强化，邻近股骨正常　　图2-10-5　肿块横断面，M为肿块，肿块内部夹杂散发斑片脂肪密度影（箭头所示）

CT诊断：右侧股骨中下段占位（考虑MT），建议MRI进一步检查。

（三）

随访结果：患者行手术治疗。

术后病理诊断：圆形细胞脂肪肉瘤。

分析讨论

　　脂肪肉瘤在软组织肉瘤中发病率较高，占软组织肉瘤的16.28%。多发生于下肢，尤其是大腿、臀部和腘窝，其次是腹膜后、小腿、肩部和上臂，还可见于大网膜、胸壁、乳房、纵隔。本瘤多见于40岁以上成人，极少见于青少年。依据分化程度分为高分化、黏液性、圆形细胞型、去分化型和多形性五种类型。其中黏液性和圆形细胞型在肢体脂肪肉瘤中最为常见。脂肪肉瘤早期无明显临床症状,当肿瘤生长到相当大的时候,压迫周围组织产生相应的临床症状和体征。圆形细胞脂肪肉瘤,呈高度恶性,易有复发和转移,预后较差。

圆形细胞脂肪肉瘤的超声表现:肿块多为椭圆形,部分呈分叶状,边界尚清,内部绝大部分为强回声,呈细密点状,分布尚均匀,另可见小片状低回声区,内可见强回声带状分隔。该病例表现为椭圆形低回声肿块,边界清,有包膜,内回声不均匀,呈网格状,内血流信号丰富,肿块与周围组织分界清晰,呈良性膨胀性生长。

圆形细胞脂肪肉瘤的CT表现:液性低密度与软组织等密度混合杂乱密度肿块,由于血供丰富,肿块内呈明显不均匀强化。该病例在CT上呈现典型的表现,CT结果考虑恶性肿瘤。

超声误诊原因:① 有关圆形细胞脂肪肉瘤的超声报道较少;② 该病例与圆形细胞脂肪肉瘤的典型表现不符合;③ 肿块与周围组织分界清晰,呈良性膨胀性生长;④ 另外超声医师对本病的流行病学、症状、体征不熟悉;⑤ 未及时结合其他影像学检查进行鉴别诊断等。

圆形细胞脂肪肉瘤属于恶性肿瘤且呈良性膨胀性生长,其呈现典型超声图像时不难诊断,图像不典型或未发生坏死液化时,超声表现易误诊为良性肿块,增强CT的诊断优于超声检查。

参考文献

[1] Fang ZW, Chen J, Teng S, et al. Analysis of softtissues arcomasin 1118 cases[J]. Chin Med J (Engl), 2009, 122(1): 51-53.
[2] 谢琴,万泽铭,罗燕娜,等. 脂肪肉瘤的超声表现和病理分析[J]. 中华临床医师杂志(电子版), 2013, 7(6): 2693-2695.
[3] 张帆,张雪林,梁洁,等. 腹膜后原发性脂肪肉瘤的CT表现与病理学对照[J]. 实用放射学杂志, 2007, 23(3): 351-354.

执笔:何　慧　上海市嘉定区南翔医院
审阅:石景芳　上海市嘉定区南翔医院

十一、小儿腋窝淋巴结结核

病例介绍 患者女,6个月。4个多月前接种卡介苗后,母亲发现患儿左腋窝隆起大小约2 cm×2 cm的肿块,皮肤色泽无异常、无破溃、无渗出,无发热咳嗽等症状。于当地医院就诊,实验室检查及胸片未见异常,T-SPOT检查未见异常,随后行肿块穿刺提示淋巴结炎,嘱随访。后因肿块未消退在当地医院外敷中药治疗,逐渐出现表面破溃,多次换药等治疗仍无好转,来我院进一步诊治。

体格检查于左侧腋窝触及一质硬肿块,大小6 cm×5 cm,边界尚清,局部皮肤发红并伴有破溃和少量脓性渗出物,擦拭挤压后可见暗红色液体流出。现以"左侧腋窝肿块"收入院。

(一)

患儿入院后第2天行左侧腋窝肿块常规超声检查。

超声所见: 左侧腋窝可见多发不均质低回声区,相互融合,大者范围约53 mm×28 mm,形态不规则,边界尚清,内部回声不均匀,可见部分片状稠厚的无回声区及数条分隔,CDFI:周边及分隔处见血流信号(图2-11-1)。

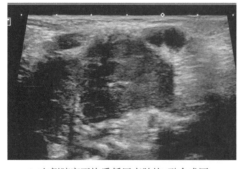 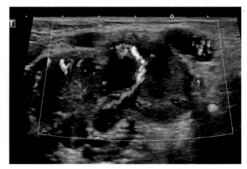

A:左侧腋窝不均质低回声肿块,融合成团;　　B:肿块内部及分隔上见较丰富的血流信号

图2-11-1　左侧腋窝多发不均质肿块常规声像图

超声提示:左侧腋窝多发不均质肿块,结合病史考虑异常肿大淋巴结伴部分液化可能。

(二)

患儿于入院第4天全麻下行超声引导下左侧腋窝肿块穿刺活检术(图2-11-2)。

18G-BARD穿刺活检枪,选取肿块实质部位穿刺,共穿6针,标本送病理。

(三)

患儿入院第8天,因发现左侧腋窝肿块增大且波动感明显复查彩色多普勒超声。

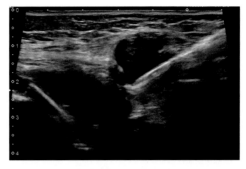

图2-11-2　超声引导下左侧腋窝肿块穿刺活检声像图

超声所见:左侧腋窝皮下可见稠厚无回声区,紧贴皮肤,范围77 mm×52 mm,形态不规则,内可见分隔及片状强回声,CDFI:分隔处见条状血流信号(图2-11-3)。

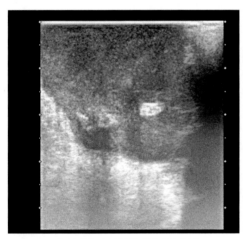

A:左侧腋窝大量脓肿形成内伴钙化

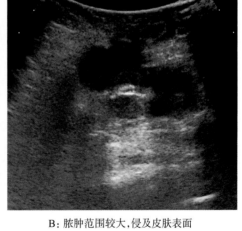

B:脓肿范围较大,侵及皮肤表面

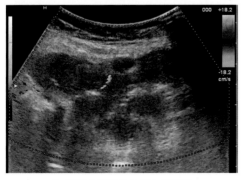

C:脓肿分隔处见条状血流信号

图2-11-3　左侧腋窝脓肿常规声像图

超声提示：左侧腋窝脓肿形成伴少量钙化。

处置经过：随后行左侧腋窝脓肿切开引流手术，术中可见大量黄白色恶臭脓液流出，手指分离脓腔，约6 cm×5 cm×4 cm，用双氧水、生理盐水及碘伏反复冲洗脓腔，脓腔内给予油纱条填塞止血，脓液送检做细菌培养。

（四）

穿刺病理结果（入院第4天操作）：中性粒细胞、组织细胞、淋巴细胞增生，特殊染色见抗酸杆菌（+），提示结核（图2-11-4、图2-11-5）。

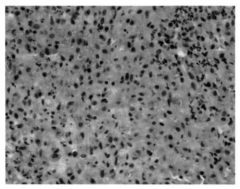

图2-11-4　左侧腋窝肿块穿刺组织高倍镜下病理图（HE X 400），见大量的中性粒细胞、淋巴细胞增生　图2-11-5　左侧腋窝肿块穿刺组织抗酸染色病理图（抗酸染色X 400），图中红色部分为未被脱色的结核杆菌

随访结果：穿刺病理示抗酸染色阳性，临床诊断为小儿腋窝淋巴结结核，后转至上海市结核病医院进行抗结核治疗，3个月后随访，左侧腋窝肿块明显缩小。

分析讨论

小儿腋窝淋巴结结核（Axillary Lymph Node Tuberculosis in Children）是少见的肺外结核病，发生率为0.05%～0.22%，多见于0～6岁儿童。患儿常以左侧腋窝无痛性肿块就诊，临床上多无发热、纳差及体重减轻等症状。小儿腋窝淋巴结结核通常与接种卡介苗有关，有学者认为注射剂量过大、卡介苗注射过深或菌苗稀释不均以及患儿免疫功能低下等因素，均可导致患儿接种卡介苗后腋窝淋巴结变态反应过分强烈，致淋巴结异常肿大、化脓形成脓肿。

超声是诊断小儿腋窝淋巴结结核的首选方法，依据其病理变化过程及超声声像图表现分为四型：① 淋巴结肿大型；② 淋巴结肿大伴脓肿形成型；③ 淋巴结肿大伴窦道形成型；④ 淋巴结钙化型。患儿感染初期超声声像图表现为单个或多个淋巴结肿大，皮髓质结构欠清或消失，此时需要与非特异性淋巴结炎及淋巴瘤相鉴别。

非特异性淋巴结炎一般有红肿热痛等症状，淋巴结内皮髓质结构清晰，抗感染治疗后可缩小；而淋巴瘤多发生于青壮年，为多部位浅表淋巴结肿大，超声声像图表现为淋巴结内回声极低，血流信号丰富。若从临床特征及超声声像图上确实无法鉴别诊断的，可行超声引导下穿刺活检确诊。

随着病变进展，肿大淋巴结内发生干酪样变，形成脓肿，甚至侵及皮肤，破溃形成窦道，超声声像图表现为肿大淋巴结内出现透声较差、形态不规则的无回声区，内部多无血流信号。此时需与局部软组织感染所致脓肿相鉴别，后者具有红肿热痛等典型炎症特征，短期内液化所致。一旦脓肿形成或伴窦道，需要行外科手术治疗，以避免混合感染。

本病例患儿为接种卡介苗后出现左侧腋窝无痛性肿块，后随病变进展伴脓肿形成，皮肤破溃后形成窦道，由本病的病史、疾病的自然进程及超声声像图表现应考虑本病。早期外院误诊为淋巴结炎的可能原因为穿刺活检组织过少和对小儿腋窝淋巴结结核的认知不足。因此对于小儿左侧腋窝无痛性肿块，应密切结合病史和超声声像图表现，考虑本病的可能性，最终行病理组织学活检加以证实。

参考文献

[1] Li RL, Wang JL, Wang XF, et al. Tuberculosis in infants: a retrospective study in China[J]. Springerplus, 2016, 27(5): 546.

[2] Wu XR, Yin QQ, Jiao AX, et al. Pediatric tuberculosis at Beijing Children's Hospital: 2002-2010[J]. Pediatrics, 2012, 130(6): 1433-1440.

[3] 裴宇, 章岚岚, 张文智. 超声引导下穿刺活检对小儿腋窝肿块的应用价值[J]. 中国超声医学杂志, 2015, 10(31): 894-896.

[4] Powell DA, Hunt WG. Tuberculosis in children: an update[J]. Adv Pediatr, 2006, 53(1): 279-322.

[5] Handa U, Mundi I, Mohan S. Nodal tuberculosis revisited: a review[J]. J Infect Dev Ctries, 2012, 6(1): 6-12.

执笔：李文英/沈志云 上海交通大学医学院附属新华医院
审阅：陈亚青 上海交通大学医学院附属新华医院

十二、潜突型舌下腺囊肿

病例介绍 患者男,29岁。患者左侧颌下无痛性肿物数月,肿物呈逐渐增大,有消长史,但无明显症状,进食时偶有肿胀及疼痛感。查体:左侧颌下区可及一肿块,扪之质软,直径约6 cm,肿物与皮肤及周围组织无粘连,活动度可,肿块区皮肤无破溃、糜烂,皮温正常,无压痛,有波动感。左侧颌下区未触及淋巴结肿大。

（一）

超声所见:左颌下区患者所指肿块处探及无回声区,范围约71 mm×20 mm×21 mm,外形不规则,边界欠清晰,内侧缘与左侧舌下腺分界欠清,其旁可见下颌舌骨肌回声连续性中断,CDFI其内未见明显血流信号(图2-12-1、图2-12-2)。

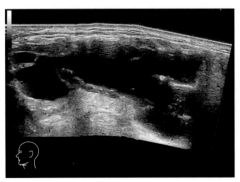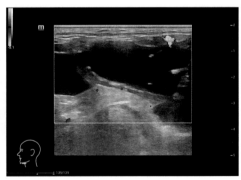

图2-12-1、图2-12-2　囊性病灶外形不规则,下颌舌骨肌连续性中断,囊内无血流信号

超声提示:左侧颌下区囊性病灶:舌下腺囊肿可能。

处置经过:门诊行左颌下肿物穿刺,见蛋清样黏稠液体。

（二）

随访结果:患者入院手术治疗。

　　手术结果：局麻下行左侧舌下腺切除术，沿舌下肉阜切开，仔细分离血管、舌神经及下颌下腺导管，完整摘除舌下腺及囊肿，冲洗术区，对位缝合，置橡皮引流管一根。

　　术后病理：左侧舌下腺囊肿（潜突型）。

分析讨论

　　舌下腺位于口底黏膜舌下皱襞深面，下颌舌骨肌的内上方。舌下腺囊肿多数为黏液外渗局部潴留形成的假性囊肿，常无明显的包膜，为纤维结缔组织和肉芽组织包裹。舌下腺囊肿根据是否突破下颌舌骨肌可分为单纯型和潜突型，单纯型囊肿常位于口底舌下区，呈蓝紫色，肉眼可轻易诊断；而潜突型舌下腺囊肿（Plunging ranula，Diving ranula），又称颌下型或口外型舌下腺囊肿，临床上罕见，口内常无异常，多表现为颌下或颏下无痛性缓慢肿大的肿物，容易误诊误治。

　　有学者报道潜突型舌下腺囊肿常伴有下颌舌骨肌局部缺损的解剖变异，提出发病机制为缺损的下颌舌骨肌引起舌下腺疝，舌下腺疝导致舌下腺亚临床损伤，继而导致舌下腺分泌的涎液外渗聚集形成囊肿。由于重力作用，囊液通过下颌舌骨肌缺损处下潜，突出于颌下或颏下区，体积巨大时可延伸至咽旁间隙。

　　典型超声表现为颌下或颏下区无回声病灶，位于颌下腺内前下方，无明显包膜，形状呈由小到大的"漏斗状"，彩色多普勒示囊肿内部无血流信号，同时可见下颌舌骨肌回声连续性中断，颌下腺回声正常，但舌下腺常受压显示不清。本病例超声表现与之相符。当患者病程较长或者囊肿合并感染时，囊液可透声差，内部充满细密点状回声，甚至呈囊实混合回声，合并感染时囊肿周缘区可见彩色多普勒血流信号。

　　本病需要与其他上颈部囊性病灶鉴别，包括淋巴管瘤、第二鳃裂囊肿、表皮样囊肿、甲状舌骨囊肿等，可根据病灶的发病部位、内部回声特征、是否存在包膜、穿刺液颜色及淀粉酶实验以及是否随吞咽活动等特征鉴别诊断。

　　1. 淋巴管瘤为先天性淋巴管畸形，儿童多见，成人少见，常呈浸润性，边界不清，可见分隔，好发于颈后三角，极少与口底间隙相通。

　　2. 第二鳃裂囊肿常位于胸锁乳突肌前方、颈动脉外侧、颌下腺后方区域，囊液为棕色清亮的胆固醇液体。

　　3. 表皮样囊肿常位于皮下，包膜完整，内部回声呈不均匀性低回声类实性肿块。

　　4. 甲状舌骨囊肿常位于颏下，与舌骨关系密切，常可见舌骨回声连续性中断，穿刺液也黏稠，但淀粉酶实验呈阴性，且患者做吞咽动作时，甲状舌骨囊肿可跟随舌骨上下移动。

　　潜突型舌下腺囊肿的首选治疗方案为舌下腺切除。该病容易误诊，超声表现有一定的特异性,结合穿刺液特征可做出较为准确的诊断,以指导临床选择合适的治疗方案,因此推荐超声作为该病的一线诊断方法。

参考文献

[1] Kalra V, Mirza K, Malhotra A. Plunging ranula[J]. J Radiol Case Rep, 2011, 5(6): 18-24.
[2] 王栋华,陈红燕,吴春云,等.潜突型舌下腺囊肿的声像图特征分析[J].中国超声医学杂志,2019,35(5):465-467.
[3] Jain P, Jain R, Morton RP, et al. Plunging ranulas: high-resolution ultrasound for diagnosis and surgical management[J]. Eur Radiol, 2010, 20(6): 1442-1449.
[4] Jain P, Jain R. Types of sublingual gland herniation observed during sonography of plunging ranulas[J]. J Ultrasound Med, 2014, 33(8): 1491-1497.
[5] 陈倩倩,徐秋华,燕山.舌下腺囊肿的超声诊断研究[J].中国超声医学杂志,2013,29(3):205-207.

执笔:王栋华　复旦大学附属闵行医院
审阅:胡　滨　复旦大学附属闵行医院

十三、皮肤基底细胞癌

[病例介绍] 患者女,73岁,鼻背部出现黑色丘疹3个月,缓慢增大,无痛感(图2-13-1、图2-13-2)。

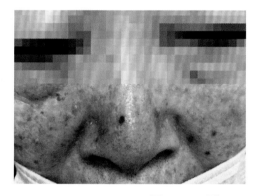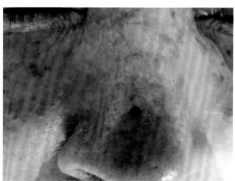

图2-13-1、图2-13-2　鼻背部黑色丘疹

(一)

皮肤镜表现:病灶呈蓝灰色卵圆形巢(图2-13-3),见多发蓝灰色小球(图2-13-4)。

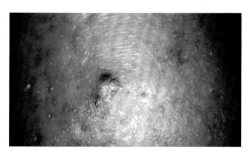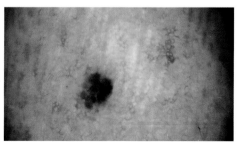

图2-13-3　蓝灰色卵圆形巢　　　　图2-13-4　多发蓝灰色小球

（二）

超声表现：选用24 MHz超高频探头，表皮及真皮层内可见低回声，表皮距基底约1.2 mm，宽约1.2 mm，内见强回声及局灶低回声，SMI内见丰富血流信号，表面见缝隙状裂隙（图2-13-5、图2-13-6、图2-13-7、图2-13-8）。

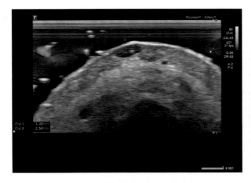
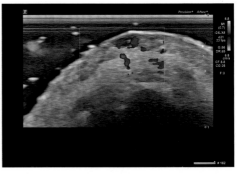

图2-13-5　低回声内见点状强回声　　　图2-13-6　彩色多普勒超声：内见血流信号

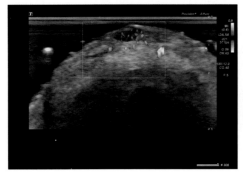
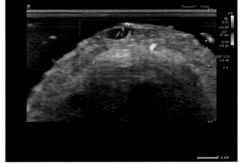

图2-13-7、图2-13-8　SMI内见丰富血流信号

超声提示：鼻背部实性占位，考虑基底细胞癌可能。

（三）

随访结果：病人选择在本院手术切除病灶。

病理结果：基底细胞癌（图2-13-9、图2-13-10）。

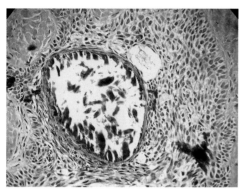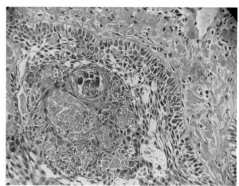

图2-13-9、图2-13-10 **病理切片：基底细胞癌**

分析讨论

　　基底细胞癌（Basal Cell Carcinoma，BCC）是一种起源于表皮或附属器多能干细胞的恶性肿瘤，为最常见的皮肤恶性肿瘤。基底细胞癌侵袭性低，一般无转移，临床表现复杂多样，术前诊断非常关键，直接影响手术方式的选择。超高频超声可以术前提供皮肤肿瘤的大小、累及层次及边缘等重要信息。该病例病灶虽小，临床特征不明显，但其具有结节型BCC散在或簇状分布的点状强回声，形态规则，呈结节状生长，边界清晰，CDFI及SMI可测及丰富血流信号的特征性表现。

　　基底细胞癌形态多样，根据生长方式分为惰性及侵袭性两种。惰性BCC包括结节型、表浅型、色素型、伴附属器分化型和纤维上皮型。侵袭性BCC包括微结节型、浸润型、硬化型、鳞状基底细胞型和伴肉瘤样分化型。不同分型的BCC，其高频超声各有特征性表现。一般有以下特征：① 病灶呈椭圆形（＞80%）；② 病灶边界清（＞70%）；③ 病灶内部呈低回声，均匀或不均匀，部分内部可见混杂的点状或结节状高回声或中高回声；④ 病灶位于表皮和真皮层，可稍突出于体表，表面不光整；⑤ CDFI：大部分病灶血流不丰富（＞70%～＞80%）；⑥ 弹性成像基底细胞癌硬度很高。

　　基底细胞癌需要与脂溢性角化病、日光性角化病、恶性黑色素瘤、鳞状细胞癌等皮肤良性、恶性肿瘤相鉴别。诸多皮肤肿瘤与基底细胞癌在临床表现及超声表现中都有相似的特点，熟练掌握基底细胞癌的超声表现及特征性表现，对基底细胞癌的正确诊断有非常重要的意义。超微血流成像（SMI）和超声造影技术能清晰显示肿瘤内部低速血流和细微的血管结构，弹性成像可反应病灶硬度情况，如能结合上述技术，可提高诊断准确率。

　　基底细胞癌病灶外观的观察对超声检查也有重要的提示作用。临床上针对基底细胞癌多采用皮肤镜进行诊断，皮肤镜检查属于非侵入性操作，可通过镜头对患者体表及表皮下部肉眼无法识别的微小病变予以直观显示，相比于病理组织学检查，皮肤镜检查更易被患者所接受。在皮肤镜下可观察到肉眼无法识别的皮肤及皮下组织损伤情况，如溃疡、多发灰蓝色小球状体、枫叶样结构、车轮样结构、灰蓝色椭圆形癌巢、毛细血管树枝样扩张等病变。

　　基底细胞癌病因及发病机制不明，目前紫外线辐射被认为是基底细胞癌最重要的危险因素。基底细胞癌生长速度缓慢，尽管具有一定的局部破坏性，但极少发生转移，预后较好。由于基底细胞癌好发于头面部等裸露部位，可破溃甚至毁容，严重影响患者的容貌。基底细胞癌以老年人较为常见，有必要对老年群体开展皮肤癌的认知和预防措施教育，提高皮肤癌的防治水平。

参考文献

[1] 唐文浩,陈舜英,赵宇靖. 107例基底细胞癌的高频超声特点[J].中国麻风皮肤病杂志,2017,33(09):536-540.
[2] 王诗琪,刘洁,朱庆莉,等.皮肤高频超声和皮肤镜在基底细胞癌术前精确评估中的应用[J].中华皮肤科杂志,2020,53(01):51-55.
[3] Wortsman X. Sonography of facial cutaneous basal cell carcinoma: a first-line imaging technique[J]. J Ultrasound Med, 2013, 32(4): 567-572.
[4] Wortsman X, Vergara P, Castro A, et al. Ultrasound as predictor of histologic subtypes linked to recurrence in basal cell carcinoma of the skin[J]. J Eur Acad Dermatol Venereol, 2015, 29(4): 702-707.
[5] 朱晓玲,邱遢.皮肤基底细胞癌与鳞状细胞癌的临床及超声特征分析[J].中国超声医学杂志,2018,34(11):1045-1048.

执笔：孟　盈　上海健康医学院附属嘉定区中心医院
审阅：王迎春　上海健康医学院附属嘉定区中心医院

十四、巨细胞性动脉炎

病例介绍　　患者女,66岁,头痛发热6月余。半年前无明显诱因下出现发热,体温最高达38.7℃,多于下午及夜间发热,无畏冷、寒战、盗汗,发热时伴双侧颞区及枕部疼痛,疼痛呈跳痛,伴全身肌肉酸痛和乏力。于当地医院就诊,示血常规WBC 10.53×10⁹/L,结核杆菌感染为阴性。风湿因子全套均阴性。给予抗感染治疗,发热无好转,为进一步诊治至我院就诊。实验室检查显示ESR > 120 mm/H,高敏C反应蛋白: 105.6 mg/L,白介素6: 40.7 pg/mL,血清淀粉样蛋白A: 338.0 mg/L。其他影像学检查,PET-CT: 全身大动脉弥漫性血管壁代谢性增高,考虑炎性病变;T11-12及L4-5棘间韧带代谢增高,考虑炎性病变可能。全身MRA: 双侧锁骨下动脉近段、腹主动脉肾下段及双侧股浅动脉管壁稍厚。

(一)

患者入院后第二天因发热及头痛,临床要求行颞浅动脉超声检查。

超声所见:右侧颞浅动脉横切面显示管壁弥漫向心性增厚,呈"晕圈征",管腔严重狭窄甚至闭塞(图2-14-1、图2-14-2、图2-14-3),局部按压后管腔不能完全塌陷(图2-

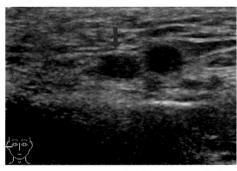

图2-14-1　右侧耳屏前方横切显示颞浅动脉管壁弥漫增厚(箭头所示),其旁为伴行静脉

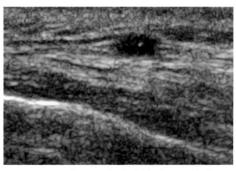

图2-14-2　右侧颞浅动脉管壁向心性增厚,管腔严重狭窄,呈"晕圈"征

14-4、图2-14-5）。左侧颞浅动脉呈现类似表现（图2-14-6、图2-14-7）。

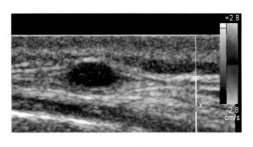

图2-14-3　部分节段颞浅动脉闭塞，CDFI未显示彩色血流

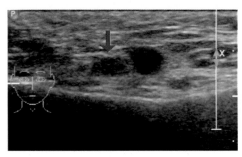
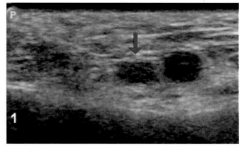

图2-14-4、图2-14-5　按压后颞浅动脉无明显形变，管腔不能完全塌陷（箭头所示）

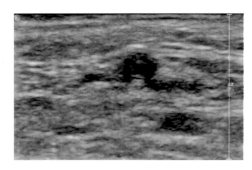
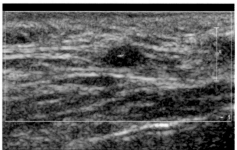

图2-14-6、图2-14-7　左侧颞浅动脉横切面显示管壁向心性增厚，管腔严重狭窄

（二）

检查颞浅动脉的同时也检查了患者的双侧腋动脉。

超声所见：右侧腋动脉纵切及横切面声像图均显示动脉管壁弥漫向心性增厚，管腔变细（图2-14-8、图2-14-9）。

（三）

超声检查结束后即行颞动脉活检。

术后病理提示：动脉内膜明显增生，管腔闭塞，内膜下及平滑肌间可见大量多核巨细胞及肉芽肿性病变，外膜纤维组织明显增生，符合巨细胞性动脉炎（图2-14-10）。

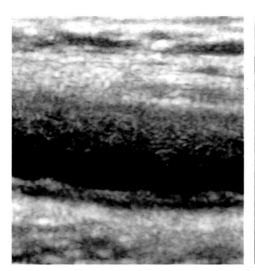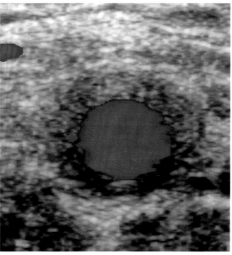

图2-14-8、图2-14-9　右侧腋动脉纵切及横切面声像图

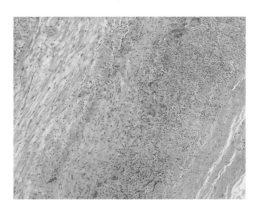

图2-14-10　巨细胞性动脉炎病理改变

（四）

随访结果：诊断明确后,临床给予该患者醋酸泼尼松、甲氨蝶呤,辅以抑酸、补钙等治疗,患者体温下降至正常,头痛明显缓解。

分析讨论

　　巨细胞性动脉炎（Giant Cell Arteritis, GCA）是大血管炎（Large Vessel Vascularitis, LVV）的一种类型。LVV是少见的系统性炎症性疾病,病因不明,主要累及大中型动脉,包括多发性大动脉炎（Takayasu Arteritis）,巨细胞性动脉炎及特发性腹主动脉周围炎。病理提示LVV的炎症性病变起始于动脉外膜,逐步向内膜面发展，最终可导致动脉节段性狭窄、闭塞、扩张和/或动脉瘤形成。好发于50岁以上的女性，70～80岁为发病高峰期，最常累及颞浅动脉，其次为锁骨下动脉/腋动脉。临床表现缺乏特异性，常见有发热，突发的头痛，复视等，严重者可导致失明。早期诊断及治疗在GCA的诊治中非常重要，主要是有助于避免严重的血管并发症，如永久性的失明。目前诊断的金标准为颞动脉活检，但其假阴性的比例较高，文献报道可高达60%，原因可能是没有及时进行活检或活检时没有取到有病变的动脉节段。

高频超声检查颞浅动脉对GCA的诊断有很高的应用价值。超声检查无创、简便且可反复进行并进行双侧对比，还可对其他相关颅内外血管进行检查。GCA特征性的声像图包括：① "晕圈"征（"Halo" sign），即病变节段颞浅动脉管壁弥漫向心性增厚；② 管腔狭窄甚至闭塞；③ 压迫征（compression sign）阳性，即按压颞浅动脉管腔不能完全塌陷。文献报道单纯利用"晕圈"征诊断GCA的敏感性和特异性可分别达到86%和78%。整合多种超声表现并同时检查患者腋动脉可进一步提高超声诊断的准确性。有研究比较了超声及MRI检查颞动脉诊断GCA的准确性，两种方法的敏感性分别为77%与73%，特异性分别为96%与88%。

尽管目前大部分的GCA诊断是基于临床及影像学检查，颞动脉活检仍然是诊断的金标准，但其假阴性率较高。利用超声检查定位引导颞动脉活检有助于提高活检的阳性率。因为GCA病变表现为节段性改变，利用超声可定位出病变节段，引导手术活检取材，从而提高活检的阳性率。

GCA临床表现缺乏特异性，导致很多患者得不到及时的诊治。50岁以上女性出现不明原因发热、头痛应考虑到本病的可能。超声检查颞浅动脉操作简便易行，声像图具有特异性，并可定位引导活检取材，可帮助明确或排除GCA的诊断。

参考文献

[1] Monti S, Floris A, Ponte C, et al. The use of ultrasound to assess giant cell arteritis: review of the current evidence and practical guide forthe rheumatologist[J]. Rheumatology (Oxford), 2018, 57(2): 227-235.

[2] Pipitone N, Versari A, Salvarani C. Role of imaging studies in the diagnosis and follow-up of large-vessel vasculitis: an update[J]. Rheumatology (Oxford), 2008, 47(4): 403-408.

[3] Ball EL, Walsh SR, Tang TY, et al. Role of ultrasonography in the diagnosis of temporal arteritis[J]. BJS, 2010, 97(12): 1765-1771.

[4] Nesher G, Shemesh D, Mates M, et al. The predictive value of the halo sign in color doppler ultrasonography of the temporal arteries for diagnosing giant cell arteritis[J]. J Rheumatol, 2002, 29(6): 1224-1226.

执笔：李超伦　复旦大学附属中山医院
审阅：黄备建　复旦大学附属中山医院

十五、颈动脉夹层

[病例介绍] 患者女,44岁。患者入院当日早上7:00左右无明显诱因下出现言语含糊,伴右侧肢体乏力。8:02来我院急诊就诊。当时无明显恶心呕吐。查体:血压140/90 mmHg,神清,言语含糊。左侧肢体肌力5级,右侧肢体肌力3级,NIHSS评分:8分。于8:22行急诊颅脑CT:常规CT显示颅内未见出血或梗死灶(图2-15-1)。当时临床处置:根据临床症状仍判断为脑梗死。因患者发病时间 < 4.5 h,在静脉溶栓药物治疗的时间窗内,有溶栓指征,告知家属静脉溶栓的获益及风险后,家属决定同意进行静脉溶栓药物治疗。后于10:00复查头颅CT:左侧基底节区梗死灶(图2-15-2)。

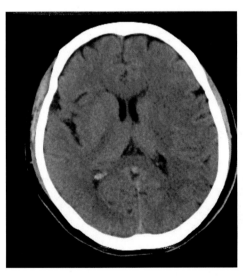 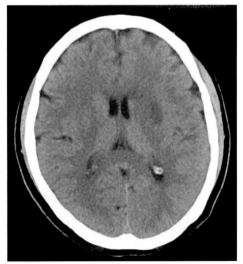

图2-15-1　8:22头颅CT未见出血或梗死灶　　图2-15-2　10:00头颅CT左侧基底节区梗死灶

(一)

入院第2天行头颅MRI检查。

头颅MRI所见：左侧基底节区及半卵圆中心亚急性梗死（图2-15-3）。

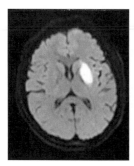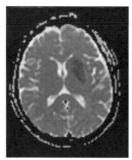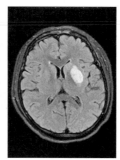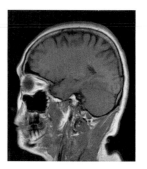

图2-15-3　头颅MRI示左侧基底节区及半卵圆中心亚急性梗死

（二）

入院第3天行头颅MRA检查。

头颅MRA所见：左侧颈内动脉闭塞。左侧大脑前动脉A1段及右侧大脑后动脉硬化、狭窄（图2-15-4）。

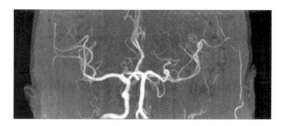

图2-15-4　头颅MRA示左侧颈内动脉闭塞

（三）

入院第3天行颈动脉椎动脉CTA检查。

颈动脉椎动脉CTA所见：左侧颈内动脉闭塞（图2-15-5）。

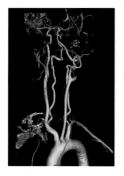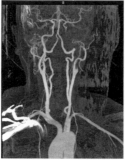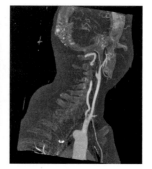

图2-15-5　颈动脉椎动脉CTA左侧颈内动脉闭塞

（四）

入院第5天行头颅灌注CT检查。

头颅灌注CT所见：左侧大脑半球灌注延迟，侧支循环代偿尚可（图2-15-6）。

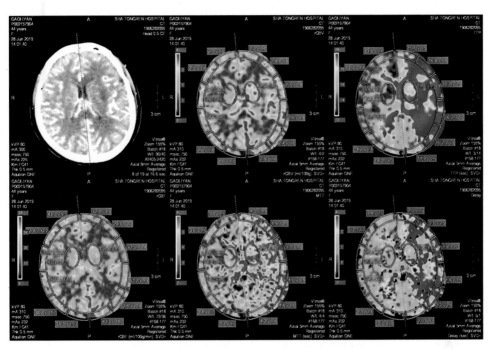

图2-15-6　头颅灌注CT示左侧大脑半球灌注延迟

（五）

入院第5天行颈动脉超声及超声造影检查。

超声及超声造影所见：左侧颈内动脉起始部内膜完整，内膜后方见大片低回声区，原始管腔内径约7.5 mm，残余管腔内径约1.3 mm，径线法狭窄率约80%，CDFI：管腔内仅见细条状血流信号，RI=0.56，PSV=60 cm/s（图2-15-7）。经肢体静脉注射造影剂SonoVue后，内膜后方低回声区未见明显灌注（图2-15-8、图2-15-9）。

超声提示：左侧颈内动脉内膜后方低回声填充致颈内动脉重度狭窄，经超声造影后，考虑颈内动脉夹层可能性大。

（六）

入院第6天行颈动脉椎动脉DSA检查。

DSA所见：左侧颈内动脉起始段重度狭窄（图2-15-10）。

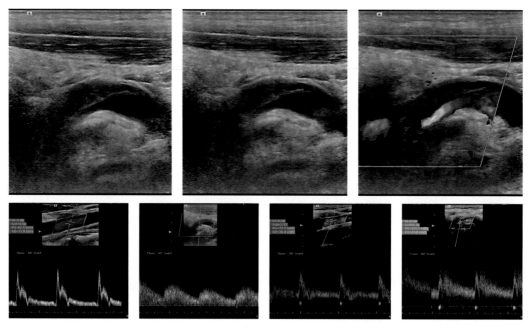

图2-15-7　颈动脉常规超声左侧颈内动脉内膜后方低回声填充致颈内动脉重度狭窄

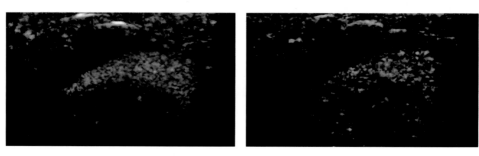

图2-15-8　颈动脉超声造影（灌注峰值）　　图2-15-9　颈动脉超声造影（灌注消退期）

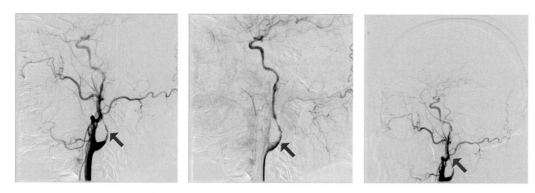

图2-15-10　DSA示左侧颈内动脉起始段重度狭窄

（七）

颈动脉高分辨率磁共振所见：左侧颈内动脉起始部夹层，伴颈内动脉广泛重度狭窄（图2-15-11）。

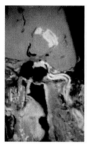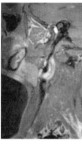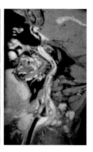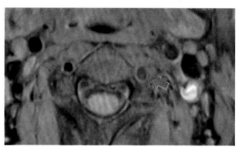

图2-15-11　颈动脉高分辨率磁共振左侧颈内动脉起始部夹层

分析讨论

颈动脉夹层（Cervical Artery Dissection，CAD）是中青年人卒中的最常见原因之一，是指颈部动脉内膜撕裂导致血液流入其管壁内形成壁内血肿，继而引起动脉狭窄、闭塞或动脉瘤样改变。颈动脉夹层的发病机制尚不清楚，目前较为广泛接受的假说是患者自身存在遗传性或先天性的血管壁异常，后天的环境因素感染、创伤等促发了夹层的形成。而外源性创伤因素是引起颈动脉夹层最直接的原因，颈部长期处于压迫状态或颈部旋转过度可引起颈部动脉的过度拉伸，使血管内膜变薄而破裂，导致动脉夹层形成。因此，美国心脏协会（AHA）在2014年发表声明：在颈部推拿前应警示患者，这项技术方法与颈动脉夹层相关，当CAD造成管腔狭窄或闭塞时会引起远段颅内低灌注或栓塞，可能会导致缺血性脑卒中发作。

颈部血管超声是诊断和随访CAD的重要手段，尤其对疑似CAD患者有着重要的诊断价值。颈部血管超声评估CAD标准：① 壁内血肿型，低回声且边缘规则的均质物质充填导致管腔呈"火焰样"狭窄或闭塞；② 双腔型，真腔与假腔内见双向血流信号；③ 瘤样扩张型，局部管径瘤样扩张导致管腔狭窄或闭塞；④ 瓣膜漂浮型，管腔内见漂浮的撕裂内膜。

在颈动脉夹层患者中，近90%的患者最常见的超声表现为血管壁低回声区增厚导致管腔狭窄或闭塞。本病例就属于壁内血肿型导致的颈动脉重度狭窄，从而引发了左侧大脑半球的灌注延迟，进一步造成了缺血性脑卒中。

近年来，随着HRMRI、CDU检查设备及诊断技术的不断提高，这些无创的影像学检查在诊断CAD中发挥了更好的作用。DSA曾是评价CAD的"金标准"，但其无法直观地显示动脉管壁结构及管腔内情况，目前HRMRI已逐步取代DSA成为CAD首选的确诊方法。结合临床特点，若满足以下其中一项即可诊断CAD：① 颈部血管超声直接征象，发现内膜瓣及双腔结构；② CTA或DSA有CAD直接征象表现；③ CTA或DSA有CAD间接征象且排除其他可能引起血管狭窄的原因。CTA或DSA直接征象为：内膜瓣、双腔结构、管腔偏心狭窄并管径扩张；间接征象为："线样征""鼠尾征""火焰征"及动脉瘤。

目前，国内外治疗CAD主要采取的方法有：抗凝治疗、抗血小板聚集治疗、血管内治疗及外科治疗。多年来抗凝治疗一直是CAD的传统治疗方法。但近年来也有研究表明抗凝治疗与抗血小板聚集治疗差异无明显统计学意义。虽然关于CAD治疗方案的选择在业界仍存在争议，但CAD所致缺血性脑卒中较其他病因引起的脑卒中预后较好，经过积极有效的治疗，90%的CAD会消失，2/3的闭塞会再通，1/3的瘤样扩张会明显减小。

参考文献

[1] Schievink WI. Spontaneous dissection of the carotid and vertebral arteries[J]. N Engl J Med, 2001, 344: 898–906.

[2] 张瑜，牛小媛. 颈动脉夹层危险因素及其研究新进展[J]. 中华临床医师杂志（电子版），2016，10(17)：2667–2670.DOI：10.3877/cma.j.issn.1674–0785.2016.17.031.

[3] Biller J, Sacco RL, Albuquerque FC, et al. American heart association stroke council. Cervical arterial dissections and association with cervical manipulative therapy: a statement for healthcare professionals from the american heart association/american stroke association[J]. Stroke, 2014, 45(10): 3155–3174.

[4] 仲伟花，惠品晶，颜燕红，等. 血管超声评估颈动脉夹层的前瞻性研究[J]. 中风与神经疾病杂志，2016，33(5)：402–405.

[5] 房亚兰，常俊森，牛小媛. 颈动脉夹层影像学特点及预后分析[J]. 中国卒中杂志，2018，13(3)：232–236.DOI：10.3969/j.issn.1673–5765.2018.03.007.

[6] 孙钦建，刘昌云，蔡艺灵，等. 自发性颈动脉夹层的药物及血管内治疗疗效分析[J]. 中国脑血管病杂志，2014，11(3)：135–141.DOI：10.3969/j.issn.1672–5921.2014.03.006.

执笔：黄芸谦　上海交通大学医学院附属同仁医院

审阅：陈　曼　上海交通大学医学院附属同仁医院

十六、桡管综合征

病例介绍 患者男,51岁。患者右侧前臂至肘部疼痛不适2年,进行性加重数月。体格检查:患者右侧前臂至肘部局部压痛,较对侧同水平略微增粗,局部皮肤无色素沉着,前臂及手指无皮肤感觉异常。

(一)

患者因肢痛原因待查,进行运动医学肌骨超声检查。追问病史时,患者自述右手手指伸直略有无力感,无明显垂腕,前臂及手指无明显皮肤感觉异常。

超声所见:右侧旋后肌与桡骨之间见一稍高回声区,大小43 mm×15 mm×23 mm,形态欠规则,边界清晰,桡神经深支紧贴该肿块浅侧走行,桡神经于旋后肌管入口处近端水平明显肿胀增粗,厚度4.1 mm(对侧同水平厚度1.1 mm),左右径4.3 mm,最大横截面积15 mm²,桡神经于旋后肌管入口处受压,受压较细处厚度约0.6 mm,旋后肌管内厚度1.2 mm(对侧同水平厚度0.6 mm)(图2-16-1、图2-16-2、图2-16-3、图2-16-4)。

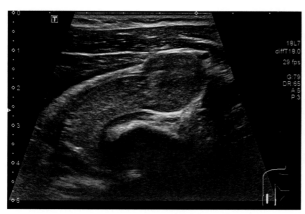

图2-16-1 右侧旋后肌与桡骨间的稍高回声区

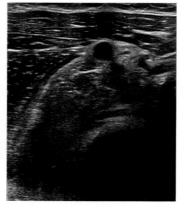

图2-16-2 桡神经深支卡压近端明显增粗

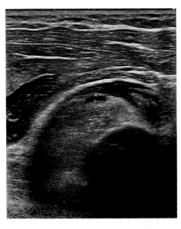 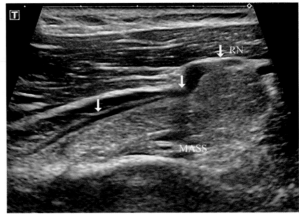

图2-16-3　桡神经深支受压较细处　图2-16-4　肿块挤压桡神经深支，Forhse弓处卡压明显，
　　　　　　　　　　　　　　　　　　　　　　　近端明显增粗

右侧尺神经、正中神经前臂段至腕部走行连续，神经结构大致正常，未见明显肿胀，神经干未见异常血流旋后，神经周围未见明显肿块回声。

右侧伸肌总腱旁见无回声区，大小18 mm×6 mm×15 mm，形态欠规则，内见分隔，似与关节相通，未见明显血流信号。

超声提示：

1. 右侧旋后肌内实性占位，考虑脂肪瘤可能性大。

2. 右侧桡神经深支于旋后肌管入口处卡压，近端神经肿胀明显，考虑为旋后肌肿块卡压所致。

3. 右肘伸肌总腱旁无回声区，滑膜囊肿可能。

（二）

治疗经过：超声检查后2周入院予以手术治疗。

病理结果：旋后肌内肿块病理证实为脂肪瘤。

随访结果：术后半年随访，原右前臂至肘部疼痛症状消失，右手指背伸无力感消失。

分析讨论

桡管（radial tunnel，RT）是在肘部区域由肌肉及骨关节组成的长约5 cm的狭窄管道。桡管综合征相对少见，却是前臂外侧疼痛的重要原因。临床体格检查是诊断的重要组成部分，手指伸直无力和旋后肌弓（Forhse韧带）区域局部压痛是最重要的两个临床症状。

旋后肌弓对桡神经深支局部卡压可导致的肘部及前臂顽固性疼痛。常见的临床症状包括：① 肘外侧疼痛为早期症状，多为放射性疼痛，向上可放射至肘部，向下可放射到前臂下段，夜间或休息时疼痛更为明显。② 手部无力，患者主诉伸指、伸拇及前臂旋后无力。③ 手功能障碍，晚期患者可出现指下垂、拇下垂。④ 没有皮肤感觉缺失。

超声是诊断神经卡压性病变、神经创伤后改变、神经肿瘤及神经术后并发症的主要方法之一。肌骨超声越来越流行，不仅是经济原因，主要还是它在疾病准确诊断方面的重要价值不可忽视。无论是在神经形态学和病变定位方面，还是对神经周围结构显示，它都提供了一个非常精确的评估周围神经影像学方法。在检查过程中，可进行动态评估，并将患侧图像与对侧肢体图像进行比较。超声评价的主要内容：神经内部结构及回声、神经厚度、神经最大横截面积、神经内部血管、神经周围是否有肿块以及与邻近组织的相互关系。

鉴别诊断：桡管综合征导致的肘部顽固性疼痛，易与肱骨外上髁炎（网球肘）相混淆，两种疾病的临床治疗策略有明显区别，正确的鉴别诊断显得尤为重要。超声可显示两者病变位置不同，肱骨外上髁炎为无菌性炎症，局限于肱骨外上髁伸肌总腱内，表现为肌腱肿胀增厚，回声不均匀，内见丰富的血流信号，可伴随肌腱附着处骨皮质不平整。桡管综合征的超声表现为神经卡压处变细，近端明显水肿增粗。此外，桡管综合征也可与网球肘并存。

通过超声检查，可发现病因并找到卡压部位。超声能直观显示神经形态的改变，受压处突然扁平，受压近端神经肿胀最明显，是确定受压部位的准确方法。超声诊断价值还在于能够发现神经周围的异常表现，如滑膜炎、占位性肿物及发育异常的肌肉，为术前准备提供重要信息。手术松解旋后肌浅头和分离 Frohes 韧带通常能成功地缓解症状。

参考文献

[1] John Stanley. Radial tunnel syndrome: a surgeon's perspective [J]. J Hand Ther, 2006, 19(2): 180–184.

[2] Moradi A, Ebrahimzadeh MH, Jupiter JB. Radial tunnel syndrome, diagnostic and treatment dilemma [J]. Arch Bone Jt Surg, 2015, 3(3): 156–162.

[3] Konjengbam M, Elangbam J. Radial nerve in the radial tunnel: anatomic sites of entrapment neuropathy [J]. Clin Anat, 2004, 17: 21–25.

[4] Benes M, Kachlik D, Kunc V, et al. The arcade of Frohse: a systematic review and meta-analysis [J]. Surg Radiol Anat, 2021, Mar 6.doi: 10.1007/s00276–021–02718–5.

[5] Kara M, Ozcakar L, De Muynck M, et al. Musculoskeletal ultrasound for peripheral nerve lesions [J]. Eur J Phys Rehabil Med, 2012, 48(4): 665–674.

执笔：陈　莉　上海交通大学医学院附属第六人民医院

审阅：郑元义/姜立新/白文坤　上海交通大学医学院附属第六人民医院

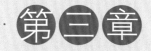

第二章
心脏疑难病例讨论

一、巨大右冠窦瘤

病例介绍 患者女，63岁，因"体检发现纵隔占位2周"入院。入院2周前因"脑梗"于当地就诊，查头颅CT时意外发现纵隔占位。有高血压病史5年。胸主动脉CTA提示心包囊肿可能，建议MRI进一步检查，心包少量积液；肝内强化灶，血管瘤可能；超声提示双侧股总动脉斑块形成；心电图为正常心电图；冠脉造影示左右冠状动脉主干及分支均未见明显狭窄。

（一）

超声所见：主动脉根部右前方巨大囊性结构，主动脉右冠窦与此囊腔似以粗短的管道相连，彩色多普勒可见囊腔与右冠窦间往返血流沟通。仔细追踪左、右冠状动脉，提示囊腔紧邻右冠状动脉，排除囊性结构为右冠状动脉瘤的可能性。经胸三维心腔镜通过特殊的光影渲染处理效果，更为清晰地显示了囊性结构、右冠状动脉及右冠窦的相互关系，提示其可能为一颈部细短的巨大右冠窦瘤（图3-1-1、图3-1-2、图3-1-3、图3-1-4、图3-1-5）。

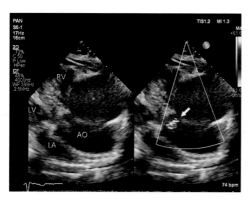

图3-1-1 胸骨旁左室长轴观示主动脉根部前方巨大囊性结构（＊）
RV：右心室；LV：左心室；LA：左心房；AO：主动脉。箭头所示为囊腔与主动脉管腔间血流沟通

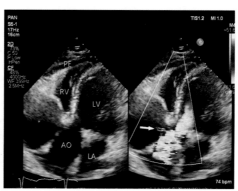

图3-1-2 心尖五腔观示囊腔位于主动脉右侧
RV：右心室；LV：左心室；LA：左心房；AO：主动脉；PE：心包积液。箭头所示为囊腔与主动脉管腔间血流沟通

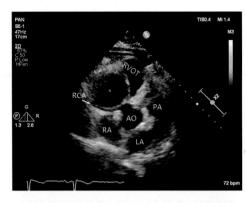

图3-1-3　变异大动脉短轴观示瘤体（*）紧邻
　　　　右冠状动脉

RVOT：右室流出道；RCA：右冠状动脉；LA：左心
房；RA：右心房；AO：主动脉；PA：肺动脉

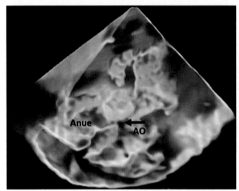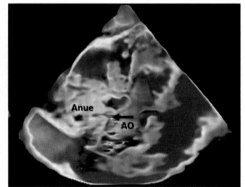

图3-1-4　变异心腔五腔观，三维心腔镜技术显示右冠窦与窦瘤结构的位置及沟通关系

Anue：右冠窦瘤；AO：主动脉

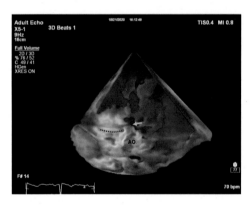

图3-1-5　变异心尖五腔观

窦瘤以细短的颈部与主动脉窦相沟通（箭头所示），
金陵右冠状动脉（虚线所示）；AO：主动脉

　　超声提示： 主动脉根部右前方巨大囊性结构，右冠窦瘤可能。

　　CTA检查所见： 升主动脉根部后方假性动脉瘤形成（图3-1-6、图3-1-7）。

（二）

　　手术与病理结果： 考虑患者瘤体巨大，予外科手术干预。术中见一搏动的类球形窦瘤，直径约7 cm。体外循环下切除瘤体，并带毡缝闭切口（图3-1-8）。术后病理证实为主动脉窦瘤，动脉管壁伴粥样硬化斑块形成。

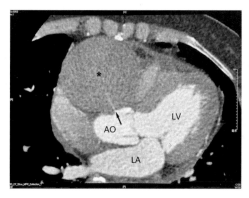

图3-1-6 增强CT示主动脉根部右侧巨大类圆形占位(*)，主动脉与此占位血流沟通(箭头)

AO：主动脉；LA：左心房；LV：左心室

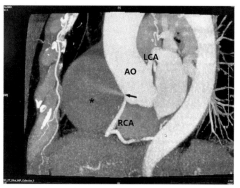

图3-1-7 增强CT示主动脉根部及右冠状动脉前方巨大类圆形占位(*)，左右冠状动脉开口及走行未见明显异常，主动脉与此占位血流沟通口紧邻右冠状动脉开口(箭头)

AO：主动脉；LCA：左冠状动脉；RCA：右冠状动脉

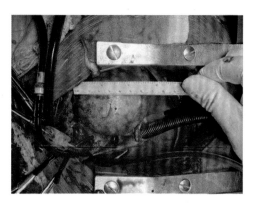

图3-1-8 术中可见心脏前方巨大球形窦瘤

分析讨论

　　主动脉窦瘤是一种罕见的结构性心脏病，发病年龄从出生4天到96岁均有报道，以亚洲男性多见，全人群患病率约0.09%，先天性心脏病中发病率为0.1%～3.5%。可为先天性或获得性，先天性主动脉窦瘤常可见合并于室间隔缺损(30%～60%)及二叶式主动脉瓣畸形(10%)；获得性者多继发于影响主动脉管壁的各类疾病，如感染(梅毒，细菌或真菌性心内膜炎和结核病)，退行性疾病(动脉粥样硬化，结缔组织疾病和囊性内侧坏死)或胸外伤等。主动脉各瓣窦均可形成窦瘤，以右冠窦瘤最为常见(72%)，无冠窦瘤次之(22%)，左冠窦瘤(6%)最为罕见。

　　未破裂的主动脉窦瘤多无症状，常因影像学检查意外发现。但瘤体内可形成血栓导致栓塞事件，瘤体本身压迫周围结构(如冠状动脉)或引起心腔内局部梗阻也可导致心绞痛、胸闷等症状及心脏杂音等体征。主动脉窦瘤通常在破裂后得以诊断，大多数破裂发生在20～40岁。破裂的后果取决于瘤体的大小、破裂的速度以及破入心腔的代偿能力。在1/3的患者中，瘤体破裂后引起急性、大量的左向右分流，会导致急性呼吸困难和胸痛。然而，一半的患者破裂后数月甚至数年才发生进行性加重的呼吸困难，疲劳，胸痛和水肿，其余患者在诊断时仍无症状。主动脉瓣关闭不全是破裂和未破裂窦瘤的最常见并发症。其他并发症包括心律不齐、心肌缺血、右室出口梗阻以及未破裂动脉瘤和中隔室间隔破裂性动脉瘤中的主动脉房室或主动脉室瘘。心脏填塞是最致命的并发症，但很少发生。

　　超声心动图是主动脉窦瘤最为常用的诊断工具，CT和MRI也对该疾病的诊断具有重要的价值。目前，无症状未破裂窦瘤的预防性外科手术干预仍存在争议，更多学者主张定期进行影像学评估及密切随访。当未破裂窦瘤引起显著的局部占位效应（如右心室出口梗阻）、心律不齐、主动脉瓣反流及心室夹层等情况或窦瘤破裂导致充血性心力衰竭时，则建议尽早进行手术。

　　本例患者无显著症状，因体检CT意外发现后经超声心动图检查明确诊断。由于患者瘤体巨大且毗邻右冠状动脉，且其脑梗病史或与窦瘤内血栓形成相关，因此实行手术切除。手术及病理也最终证实了超声心动图的发现。

参考文献

[1] Bricker AO, Avutu B, Mohammed TL, et al. Valsalva sinus aneurysms: findings at CT and MR imaging[J]. Radiographics, 2010, 30(1): 99–110.

[2] Feldman DN, Roman MJ. Aneurysms of the sinuses of Valsalva[J]. Cardiology, 2006, 106(2): 73–81.

[3] Batiste C, Bansal RC, Razzouk AJ. Echocardiographic features of an unruptured mycotic aneurysm of the right aortic sinus of Valsalva[J]. J Am Soc Echocardiogr, 2004, 17(5): 474–477.

[4] Greiss I, Ugolini P, Joyal M, et al. Ruptured aneurysm of the left sinus of Valsalva discovered 41 years after a decelerational injury[J]. J Am Soc Echocardiogr, 2004, 17(8): 906–909.

[5] Takahashi T, Koide T, Yamaguchi H, et al. Ehlers-Danlos syndrome with aortic regurgitation, dilation of the sinuses of Valsalva, and abnormal dermal collagen fibrils[J]. Am Heart J, 1992, 123(6): 1709–1712.

[6] Shahrabani RM, Jairaj PS. Unruptured aneurysm of the sinus of Valsalva: a potential source of cerebrovascular embolism[J]. Br Heart J, 1993, 69(3): 266–267.

[7] Vural KM, Sener E, Tasdemir O, et al. Approach to sinus of Valsalva aneurysms: a review of 53 cases[J]. Eur J Cardiothorac Surg, 2001, 20(1): 71–76.

[8] Fujiwara R, Noguchi T, Morii I, et al. Acute myocardial infarction and cardiogenic shock caused by a huge right Valsalva sinus aneurysm[J]. Circ J, 2014, 78(5): 1264–1265.

[9] Heydorn WH, Nelson WP, Fitterer JD, et al. Congenital aneurysm of the sinus of Valsalva protruding into the left ventricle. Review of diagnosis and treatment of the unruptured aneurysm[J]. J Thorac Cardiovasc Surg, 1976, 71(6): 839–845.

[10] Lee ST, Lin TH, Su HM, et al. Ruptured aneurysm of the sinus of valsalva into the right atrium without ventricular septal defect: a case report and literature review[J]. Kaohsiung J Med Sci, 2005, 21(11): 517–521.

[11] Bonfils-Roberts EA, DuShane JW, McGoon DC, et al. Aortic sinus fistula—surgical considerations and results of operation[J]. Ann Thorac Surg, 1971, 12(5): 492–502.

[12] Ott DA. Aneurysm of the sinus of valsalva[J]. Semin Thorac Cardiovasc Surg Pediatr Card Surg Annu, 2006, 9(1): 165–176.

［13］Shambrook JS, Chowdhury R, Brown IW, et al. Cross-sectional imaging appearances of cardiac aneurysms［J］. Clin Radiol, 2010, 65(5): 349-357.

［14］Kusuyama T, Nakamura Y, Yamagishi H, et al. Unruptured aneurysm of the sinus of valsalva with Behcet's disease ［J］. Circ J, 2002, 66(1): 107-108.

［15］Lee JH, Yang JH, Park PW, et al. Surgical repair of a sinus of Valsalva aneurysm: A 22-year single-center experience ［J］. Thorac Cardiovasc Surg, 2021, 69(1): 26-33.

［16］Li F, Chen S, Wang J, et al. Treatment and outcome of sinus of valsalva aneurysm［J］. Heart Lung Circ, 2002, 11(2): 107-111.

执笔：陈海燕　复旦大学附属中山医院
审阅：舒先红　复旦大学附属中山医院

二、二尖瓣环干酪样钙化

病例介绍 患者女，69岁。患者13年前出现活动后胸闷气促，每次持续5～10分钟，休息后可缓解。近3年来上述症状加重，静息时亦可出现阵发性胸闷。近半年开始出现咳粉红色泡沫样痰，夜间阵发性呼吸困难及端坐呼吸，遂来我院就诊。既往有高血压40余年，最高血压200/100 mmHg，平素控制于130/80 mmHg。体格检查：神清，精神一般。心率67次/分，律齐，胸骨左缘3、4肋间闻及3～4级收缩期粗糙喷射样杂音，心尖区可闻及2～3级舒张期吹风样杂音。

（一）

患者入院后第3天行超声心动图检查。

超声所见：

1. 左室壁非对称性增厚，以下间隔基底段为甚，最厚处约17.7 mm（图3-2-1）。

2. 二尖瓣增厚、冗长，二尖瓣后叶瓣环处可见环状强回声，范围约38 mm×16 mm×14 mm，其内部回声不均匀（图3-2-2、图3-2-3）。二尖瓣口受上述强回声团影响导致狭窄，左室短轴切面观中用描记法估测二尖瓣口截面积约1.7 cm²（图

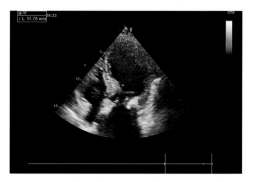

图3-2-1　左室壁非对称性增厚（心尖四腔切面观）

3-2-4）。舒张期经二尖瓣口血流：E=185 cm/s，A=145 cm/s，E/A=1.3，二尖瓣平均跨瓣压差约6.5 mmHg。二尖瓣CD段可见明显"SAM"征象。二尖瓣中度反流（图3-2-5）。

3. 经左室流出道收缩期最大流速约4.0 m/s，最大压差约64 mmHg，平均压差约27 mmHg，心率约62 bpm（图3-2-6）。

超声提示： 左室局部增厚、二尖瓣环局部增强回声伴左室流出道梗阻、左室流入道狭窄，请结合其他检查及临床。

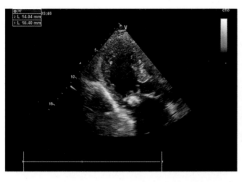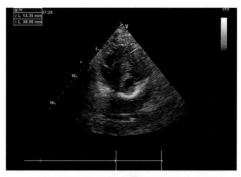

图3-2-2、图3-2-3　二尖瓣后叶瓣环强回声（心尖三腔切面观、胸骨旁左室短轴二尖瓣水平切面观）

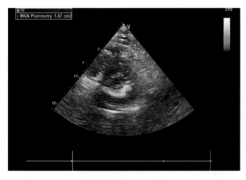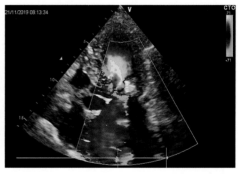

图3-2-4　二尖瓣口狭窄（胸骨旁左室短轴二尖瓣水平切面观）　图3-2-5　二尖瓣中度反流（心尖五腔切面观）

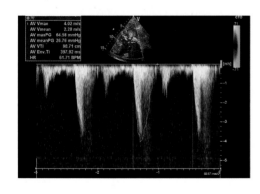

图3-2-6　左室流出道梗阻（心尖五腔切面观）

（二）

患者入院后第4天行冠状动脉CTA及心脏磁共振检查。

CTA检查所见：左室壁局部肥厚。二尖瓣区多发钙化（图3-2-7）。

磁共振检查所见：室间隔基底段局部心肌增厚，最厚处约19 mm，左室流出道狭窄，二尖瓣前叶前向运动，二尖瓣后叶明显钙化，延伸入左室侧壁，活动度下降，钙化中心呈低信号。二尖瓣中重度反流（图3-2-8）。

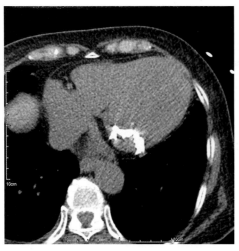
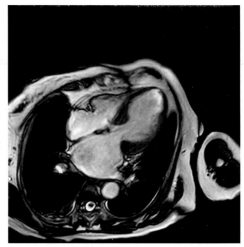

图 3-2-7　二尖瓣后叶瓣环处多发钙化　　图 3-2-8　二尖瓣后叶明显钙化，钙化中心呈低信号

（三）

患者入院后第 7 天行手术治疗。

手术结果：

1. 行左室流出道疏通时见室间隔肥厚以流出道为主。

2. 探查二尖瓣后叶瓣环钙化灶时，在二尖瓣瓣环 6 点至 9 点方向有白色干酪样坏死组织涌出，清除干酪样坏死组织后行二尖瓣机械瓣置换术。

分析讨论

　　二尖瓣环钙化（Mitral Annular Calcification, MAC）多见于老年患者，尤其是女性，可能是一种由于二尖瓣环退行性改变的病理过程。MAC 最常见的部位是二尖瓣后叶基底部，钙化少累及瓣叶，常因破坏二尖瓣环结构引起二尖瓣狭窄和关闭不全。

　　二尖瓣环干酪样钙化是 MAC 中比较罕见的类型，为胆固醇及脂肪酸的混合性钙化，主要影响后叶瓣环，也被称为液态坏死，常合并瓣膜功能紊乱和脑栓塞等表现。在超声心动图中发现二尖瓣环钙化并不困难，但是仅仅应用超声心动图来确诊二尖瓣环干酪样钙化确实比较困难，必要时可以借助心脏磁共振检查。二尖瓣环干酪样钙化在 T1 加权和 T2 加权影像上均表现为低信号，早期增强影像亦呈低信号，符合无血管结构。

　　二尖瓣环干酪样钙化需要与心脏肿瘤、心肌脓肿、心肌结核等疾病鉴别，而多种心脏影像技术综合评估更有利于得出准确的结果。

本病例中老年女性患者起病缓慢，病程长达13年，符合该疾病特征。同时，该患者还有室间隔基底段局部增厚，是以形成左室流入道和流出道的双重梗阻征象。

在老年患者中可以发现有相当比例的人群具有与年龄相关的心腔改变，其表现为左房逐渐扩大，同时主动脉扩张并向右偏向室间隔，从而主动脉瓣下的室间隔就在左室流出道变得隆起或凸起，由于左室流出道的这种形状，它曾被称为"S"形间隔。这种改变一般没有临床意义，但是在合并其他心脏结构的改变时可以使二尖瓣收缩期发生前向运动，也就是"SAM"征。

该种老年性心腔改变常需要与肥厚型心肌病相鉴别。肥厚型心肌病可见于任何年龄，常表现为左室壁或者右室壁非对称性增厚，以室间隔为主，室壁厚度 > 15 mm，室间隔与左室下侧壁比值 > 1.3。

参考文献

[1] Sahasakul Y, Edwards WD, Naessens JM, et al. Age related changes in aortic and mitral valve thickness: implications for two-dimensional echocardiography based on an autopsy study of 200 normal human hearts[J]. Am J Cardiol, 1988, 62(7): 424−430.

[2] Okura H, Takada Y, Yamabe A, et al. Age- and gender- specific changes in the left ventricular relaxation: a doppler echocardiographic study in healthy individuals[J]. Circ Cardiovasc Imaging, 2009, 2(1): 41−46.

[3] Mohler ER, Gannon F, Reynolds C, et al. Bone formation and inflammation in cardiac valves[J]. Circulation, 2001, 103(11): 1522−1528.

执笔：严子君 上海交通大学医学院附属瑞金医院
审阅：方跃华 上海交通大学医学院附属瑞金医院

三、扩张性冠状动脉病

病例介绍 患者男,23岁,2012年于当地发现心电图异常1月余,超声心动图考虑动脉导管未闭,心包腔内囊性回声,中度主动脉瓣反流,心包积液,为进一步明确病因来我院。体格检查:HR:60次/分,血压110/50 mmHg。心前区无异常隆起,心尖搏动位于第6肋间左锁骨中线外,心前区无震颤,无心包摩擦感,律齐,心界大,主动脉瓣、肺动脉瓣区可闻及吹风样杂音。无高热、手足脱皮等既往病史。患者无活动后心慌胸闷,无气急乏力,无胸痛。实验室检查:血常规正常,心肌酶谱(-),肝肾功能(-)。心电图:S-T、T改变(I、AVL、V$_4$-V$_6$ ST压低1 ~ 1.5 mm,T波倒置呈冠状T),窦性心律不齐。

(一)

超声心动图:右冠状动脉(RCA)起始处内径5 mm,血流未见明显异常。左冠状动脉(LCA)起始处内径7 mm,管壁粗糙,近端局部狭窄,彩色多普勒见舒张期高速血流,峰值流速3.1 m/s,峰值压差为40 mmHg。LCA远端迂曲扩张,走行于心脏的左外侧和心脏前方,内径最宽处约44 mm,呈囊腔样,压迫室间隔近心尖段,致使室间隔向左室塌陷(图3-3-1、图3-3-2)。

超声诊断:左冠脉近端狭窄,远端迂曲,瘤样扩张。建议结合临床及其他影像资料了

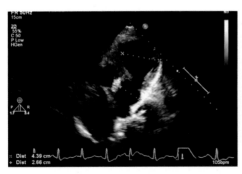
图3-3-1 扩张的左冠状动脉

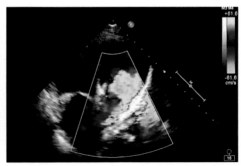
图3-3-2 左冠状动脉内高速血流

解有无川崎病病史或先天性冠状动脉瘘可能。

（二）

胸部CT：心影增大，呈梨形心。胸部CTA可见左冠状动脉主干（LCA）及左前降支（LAD）管腔明显扩张呈瘤状，RCA发育正常，考虑先天性发育畸形可能（图3-3-3）。

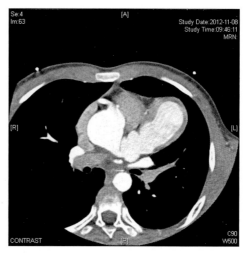

图3-3-3 CT示迂曲扩张的左冠状动脉

（三）

冠脉造影：扩张的左冠状动脉显影，呈囊腔状，走形于心肌内，与左心不相通。RCA未见异常，远端为左冠状动脉提供侧枝（图3-3-4、图3-3-5）。

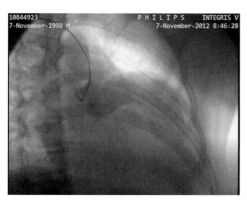

图3-3-4 扩张的左冠状动脉显影

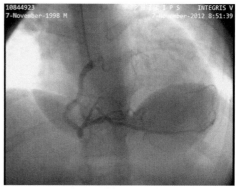

图3-3-5 右冠状动脉未见异常，远端为左冠状动脉提供侧枝

临床诊断：考虑扩张性冠状动脉病（先天畸形可能）。

处置结果：因外科手术获益有限，嘱定期随访。

（四）

随访：患者无不适，生活无受限。2020年11月因入职体检再次来我院复诊。超声检查示冠脉病变表现及诊断与前相仿。心脏功能正常。

分析讨论

扩张性冠状动脉病指扩张的冠状动脉直径超过正常1.5倍，累及总长度超过该支冠状动脉总长度的50%。见于任何年龄，好发于男性，77%的患者有多支冠状动脉扩张。最常受累血管依次是RCA（占40%～70%），LAD（占32%）及左回旋支（占23%），三支冠状动脉或左冠主干受累十分罕见，但左主干形成的瘤体最大也最为危险。常见病因：冠状动脉粥样硬化（约占50%），川崎病（10%～15%），与先天性疾病、炎症或结缔组织病（如马方凡氏综合征、梅毒、多发性大动脉炎、类风湿性关节炎、硬皮病、系统性红斑狼疮）有关（约10%～20%）。本例缺乏上述获得性病因的相关病史，考虑为先天性畸形可能性大。

本病需与以下疾病鉴别：

1. 川崎病为原因不明的急性自限性发热性疾病，好发于5岁以下儿童。当儿童发热5天以上，合并≥4项主要临床表现（四肢变化、皮疹、结膜炎、口唇变化、颈部淋巴结炎）可以确诊川崎病。该患者无相关病史，故予以排除。

2. 心包肿瘤，冠状动脉局部明显扩张，瘤体较大，需要与心包低回声占位相鉴别。本例超声表现及血流情况，结合CT可予以排除。

3. 冠状动脉瘘：冠状动脉主干或其分支与某一心腔或大血管之间存在异常通道。冠脉起始段扩张，整体走形迂曲，内径不同程度增宽，通过瘘口引流入不同部位，大多引流入右心系统。冠状动脉-心室瘘导致的瘤样扩张多呈梭形，瘤体较小，且瘤体多位于瘘口；冠状动脉-肺动脉瘘/心房瘘合并的瘤样扩张以囊性扩张为主，瘤体较大，多位于瘘口附近。瘤体内多有血栓。但本例超声未见瘘口异常血流，冠脉造影和CTA均未见腔室或大血管显影，可予排除。

参考文献

［1］王雷,夏焙.超声心动图在川崎病诊断、治疗及长期随访中的应用进展——2017年AHA指南的解读［J/CD］.中华医学超声杂志(电子版),2019,16(3): 161-165.

［2］马小静等.心血管疾病影像图谱［M］.北京:人民卫生出版社,2017,284-318.

执笔：程　蕾　复旦大学附属华山医院

审阅：黄国倩　复旦大学附属华山医院

四、巨大冠状动脉瘤

病例介绍 患者女,55岁,因三年内反复出现活动后胸闷不适入院。三年前于当地医院就诊,CT提示巨大纵隔占位,曾行右径小切口探查术,病理结果不详,未予进一步手术切除。体格检查:患者神清,气平,双肺呼吸音清,心率80次/分,心律齐,于主动脉瓣听诊区闻及Ⅲ/6级舒张期杂音。

(一)

超声所见:右冠状动脉开口处内径增宽约7 mm(图3-4-1),彩色多普勒于其内部可见丰富的彩色血流信号(图3-4-2),追踪右冠状动脉走行可发现其于心脏右上、右侧胸壁后,自前部汇入一类圆形瘤体内,该瘤体约121×141 mm,边界清晰,包膜完整,内部为无回声,边缘可见附壁中等回声(图3-4-3),彩色多普勒示右冠状动脉血流于前部汇入该瘤体内(图3-4-4),连续多普勒示右冠状动脉血流舒张早期进入该混合回声,流速约2.3 m/s,舒张晚期及收缩期血流自瘤体内流出,流速约70 cm/s(图3-4-5),未寻及该瘤体出口。同时该瘤体紧邻主动脉瓣环处,彩色多普勒测及中重度主动脉瓣反流(图3-4-6、图3-4-7)。

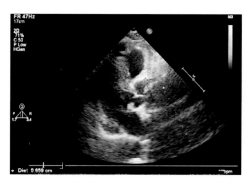

图3-4-1 胸骨旁左室长轴提示右冠状动脉开口处明显增宽

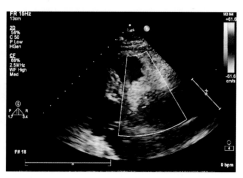

图3-4-2 彩色多普勒提示舒张期右冠状动脉内丰富的彩色血流信号

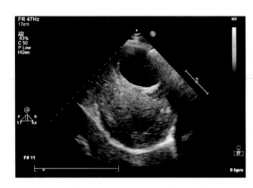

图3-4-3 胸骨右缘显示该瘤体全貌、边界，前方呈无回声，后方呈中等回声

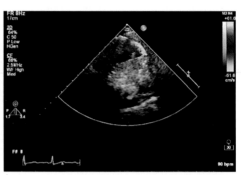

图3-4-4 彩色多普勒提示右冠状动脉血流自瘤体前方与其交通

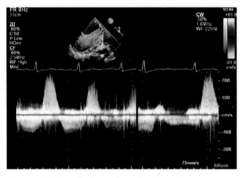

图3-4-5 连续多普勒提示右冠状动脉血流舒张早期进入瘤体，舒张晚期及收缩期血流自瘤体内流出

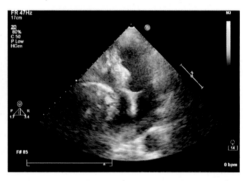

图3-4-6 心尖四腔观，可见该瘤体于右房室沟处压迫心脏

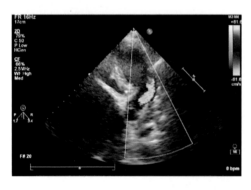

图3-4-7 混合回声紧邻主动脉瓣环，彩色多普勒测及中重度主动脉瓣反流

超声提示：巨大右冠状动脉瘤伴内部血栓形成，主动脉瓣中重度反流。

（二）

处置经过：患者入院后完善检查，冠状动脉造影提示左冠状动脉正向重构，提供侧枝至右冠状动脉远端，左回旋支远端瘤样扩张（图3-4-8），右冠状动脉中段动脉瘤，内造影剂填充欠充分（图3-4-9）。冠状动脉CT可见左冠状动脉侧支丰富，右冠状动脉较短，主

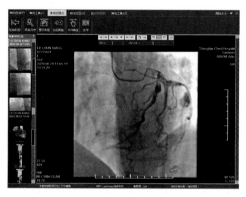

图3-4-8 左冠状动脉造影示侧支丰富,左回旋支远端见瘤样扩张

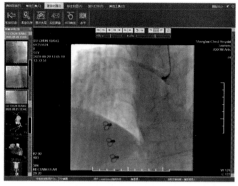

图3-4-9 右冠状动脉造影示中段可见瘤体内造影剂充盈,周边无显影

干于前部进入瘤体,未见远端右冠状动脉(图3-4-10、图3-4-11)。

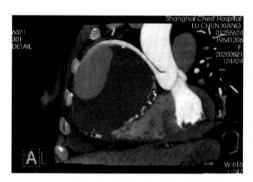

图3-4-10 冠状动脉CT可见右冠状动脉终端进入该瘤体内,瘤体内部分见造影剂显影,周边呈低密度影,未见远端右冠状动脉

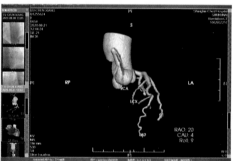

图3-4-11 冠状动脉CT三维重建可见左冠状动脉侧支丰富

（三）

手术结果:

1. 术中发现:右房外见巨大瘤样占位,约140 mm×120 mm,瘤壁为冠状动脉壁,切开后见大量血栓形成。清除血栓后见右冠状动脉主干出血点,即为冠状动脉瘤瘤体入口,未见其他交通口。

2. 手术方式:关闭瘤体入口及清除血栓。

3. 术后病理提示冠状动脉瘤内混合血栓形成。

分析讨论

冠状动脉瘤（Coronary Artery Aneurysm, CAA）是指冠状动脉局部或节段性异常扩张，直径超过了相邻正常冠状动脉的1.5倍。尽管尚无统一的定义，但美国心脏协会针对川崎病的科学声明提出，直径大于8 mm的冠状动脉瘤可以称为巨大冠状动脉瘤（Giant Coronary Artery Aneurysm, GCAA），部分学者则认为如扩张 > 20 mm可称为巨大冠状动脉瘤。冠状动脉粥样硬化是CAA的首要病因，其次是川崎病、多发性大动脉炎等，近年冠状动脉介入治疗相关CAA报道逐渐增加。该患者行冠脉造影提示多部位动脉瘤，于右冠状动脉远端、左回旋支远端可见瘤样扩张，右冠状动脉中段动脉瘤，考虑川崎病累及冠状动脉可能较大。

川崎病病因复杂，主要发生于5岁以下婴幼儿，主要病理特征为免疫性血管炎，以冠状动脉受累最为常见，表现为冠状动脉扩张、冠状动脉瘤以及在其基础上出现的闭塞、狭窄、冠状动脉瘤破裂等。本患者巨大右冠状动脉瘤形成原因可能为右冠状动脉瘤瘤体随时间增大，边缘血流缓慢形成血栓，同时远端右冠状动脉出现狭窄、闭塞并逐渐形成一盲端，而远端原右冠状动脉血流供应区域由左冠状动脉侧支代偿供应，因此冠状动脉造影或冠状动脉CT均显示左冠状动脉形成丰富侧支。

心脏旁瘤样占位性病变一般通过经胸壁超声心动图较容易检出，但明确其来源需要进行多角度的观察。如本例患者增宽的右冠状动脉开口及其内部丰富的血流信号可作为重要的间接征象，以此为线索，通过右冠状动脉的血流信号追踪其走行，发现位于右侧胸腔的瘤体，同时该占位边缘光滑完整，边缘有血栓形成，考虑其无出口，因此作出了右冠状动脉瘤的诊断。类似的心脏源性巨大瘤样占位病变需要与主动脉窦瘤、冠状动脉瘘进行鉴别，前者与主动脉窦部相通且主动脉窦壁不完整，后者使用彩色多普勒可在心腔或肺动脉内显示其出口且血流速度较快，即使是增大迂曲的冠状动脉，因其血流速度较快，瘤体内也不易形成血栓。

巨大冠状动脉瘤发现后应及时治疗，同时应鉴别因瘤体压迫产生的继发性瓣膜反流、心腔内血流梗阻等异常。该患者术前彩色多普勒提示中重度主动脉瓣反流，二维超声提示主动脉瓣呈三叶式，瓣膜不增厚，无明显钙化，瘤体紧贴主动脉瓣环，因此考虑该患者反流可能由于瘤体压迫导致。术中行TEE监护，在关闭瘤体入口及清除血栓后，瘤体较术前明显减小，彩色多普勒提示轻度主动脉瓣反流，证实术前继发性主动脉瓣反流的判断。

参考文献

[1] McCrindle BW, Rowley AH, Newburger JW, et al. Diagnosis, treatment, and long-term management of kawasaki disease: a scientific statement for health professionals from the American Heart Association[J]. Circulation, 2017,

135(17): e927−e999.

［2］Cao H, Ye L, Chan P, et al. Giant coronary artery aneurysm with fistula to the pulmonary artery complicated by frequent ventricular premature contractions: a case report［J］. Medicine, 2015, 94(7): e530.

［3］Beckmann E, Rustum S, Marquardt S, et al. Surgical treatment of coronary artery aneurysms［J］. Journal of cardiac surgery, 2017, 32(11): 674−679.

［4］Alfonso F, Pérez-Vizcayno MJ, Ruiz M, et al. Coronary aneurysms after drug-eluting stent implantation: clinical, angiographic, and intravascular ultrasound findings［J］. Journal of the American College of Cardiology, 2009, 53(22): 2053−2060.

［5］Hada Y, Fujii H, Shimizu M, et al. Effectiveness of bare metal stent implantation for the treatment of coronary artery aneurysm: a multimodality imaging evaluation［J］. Internal Medicine, 2017, 56(24): 3305−3309.

［6］熊祎, 张永兰, 杜忠东. 川崎病合并巨大冠状动脉瘤101例中长期随访［J］. 中华儿科杂志, 2021, 59（2）: 101−106.

执笔: 谢晓奕 上海交通大学附属胸科医院
审阅: 吴卫华 上海交通大学附属胸科医院

五、先天性下腔静脉异位引流入左房

患者女,35岁。患者26年前于外院行房间隔缺损修补术,术后未复查。自觉活动后胸闷气促一年,外院心超提示房间隔缺损,遂来我院就诊。静息状态下氧饱和度97%,心电图示持续性房颤。

(一)

经胸超声心动图检查:右心房、右心室及左心房扩大。房间隔下段可见连续性中断及左向右分流,下腔静脉端未见明显残端边缘。三尖瓣见中度反流,估测肺动脉收缩压54 mmHg(图3-5-1、图3-5-2、图3-5-3、图3-5-4)。

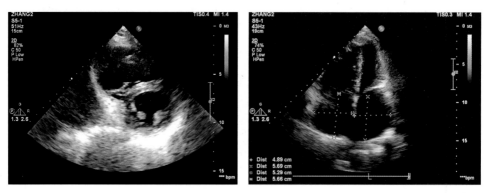

图3-5-1、图3-5-2　胸骨旁左室短轴观(左图)及心尖四腔观(右图)显示右心房、右心室、左心房扩大

超声提示:先天性心脏病。房间隔缺损(下腔静脉窦型),右心房、右心室及左心房扩大,三尖瓣中度反流,肺动脉压增高。

(二)

经食管超声心动图检查:房间隔可见连续性中断及左向右分流,下腔静脉端未见残

150

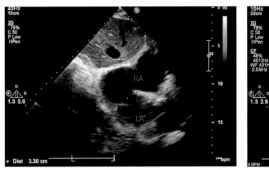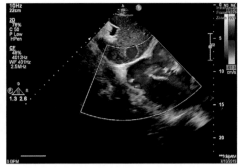

图3-5-3、图3-5-4　剑突下双心房观显示房间隔下段可见连续性中断及左向右分流

端边缘（图3-5-5、图3-5-6）。

超声提示：先天性心脏病，房间隔缺损（下腔静脉窦型）。

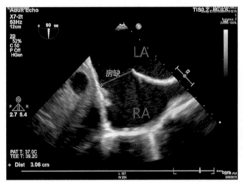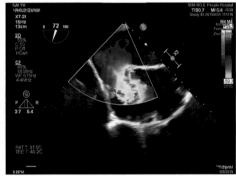

图3-5-5、图3-5-6　经食管超声心动图显示房间隔缺损及左向右分流

（三）

行房间隔缺损修补术。

术中所见：下腔静脉明显增粗，异位引流入左房，房间隔上部可见缝线，房间隔下部缺损，右房内未见冠状静脉窦开口，切开房间隔，探查见冠状静脉窦有三个开口于二尖瓣后内侧交界旁（图3-5-7、图3-5-8）。

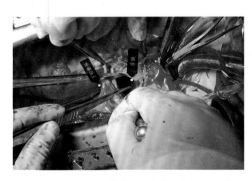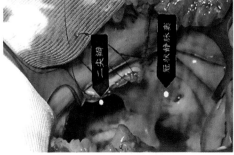

图3-5-7、图3-5-8　术中所见房间隔缺损、下腔静脉及冠状静脉窦开口

手术结果：房间隔缺损术后；先天性下腔静脉异位引流入左房；无顶冠状动脉静脉窦综合征。

（四）

术后检查：

1. 术后经食管超声心动图及术后1周经胸超声心动图：房间隔及冠状静脉窦左房段均可探及高回声补片，房水平未探及残余分流，下腔静脉回流入右心房。

2. 术后1周下腔静脉CTA：下腔静脉内径增宽，近心段走行迂曲，汇入右房（图3-5-9、图3-5-10）。

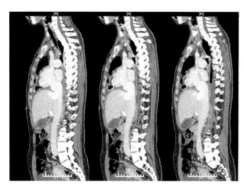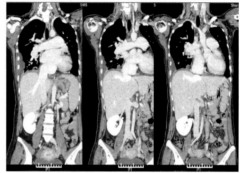

图3-5-9、图3-5-10　术后下腔静脉近心段走行迂曲，最终回流入右房

分析讨论

下腔静脉异位引流入左房（abnormal drainage of inferior vena cava to left atrium）是体静脉异位引流中极为罕见的一种情况，于1955年由Gardner DL首次发现并报道。常见于中年或青年人群，儿童中也有报道。

病因可分为先天性和医源性。先天性下腔静脉异位引流入左房可能是由于胚胎发育过程中残余静脉窦瓣异常增长，将下腔静脉开口隔入左房所致，可分为两种情况：一类房间隔完整，下腔静脉直接进入左心房，这种类型极其罕见；另一类常合并房间隔缺损，多为下腔静脉窦型房间隔缺损合并右肺静脉异位引流或者单心房。房间隔下缘无房隔组织，与下腔静脉无明显的分界，下腔静脉向左后移位，使下腔静脉与左房后壁在同一平面相延续。医源性下腔静脉异位引流入左房是房间隔缺损修补术后的一种罕见并发症，常见于在修补下腔静脉窦型房间隔缺损时，术者将Eustachian瓣误认为房间隔缺损的残端，从而将下腔静脉转入左房。

由于下腔静脉血回流至左心房内，形成不同程度的右向左分流，患者可表现为劳力后气促、发绀以及持续性低氧血症,继而导致红细胞增多症和高黏滞血症。本病常在修补下腔静脉窦型房间隔缺损时意外发现,普通经胸超声心动图检查容易漏诊,所以检查者在发现下腔静脉走行异常时,应联想到此类畸形,积极寻求TEE、CT、MRI或者超声造影来帮助诊断,结合多种成像方式以降低误诊率和手术差错。

参考文献

[1] 王新房,谢明星.超声心动图学[M].北京:人民卫生出版社,2009.637.

[2] Tayeh C, El Khoury M, Bitar F, et al. Atrial septal defect closure complicated by anomalous inferior vena cava return to the left atrium: a case report of a 5-year-old child[J]. Eur Heart J Case Rep, 2019, 3(2): yty169.

[3] Deyaa O, Naguib A, Awad E, et al. Abnormal drainage of inferior vena cava to left atrium together with a partial abnormal pulmonary venous drainage to right atrium in the presence of atrial septal defect[J]. Echocardiography, 2018, 35(1): 118-120.

[4] Al-Ammouri I, Shomali W, Alsmady MM, et al. Anomalous inferior vena cava drainage to the left atrium with successful staged repair in a 32-year-old woman with arthritis[J]. Pediatr Cardiol, 2010, 31(6): 912-914.

[5] 王铁瑞,郭立新.下腔静脉引流入左心房伴房间隔缺损及右肺静脉引流入右心房一例[J].中国胸心血管外科临床杂志,2012,19(4):460.

[6] 汪青园,黄景思,邹鹏,等.下腔静脉连接左心房合并心内畸形二例[J].影像诊断与介入放射学,2018,27(2):154-155.

执笔:王爱青　上海交通大学附属第六人民医院
审阅:张跃力　上海交通大学附属第六人民医院

六、冠状动脉瘘

病例介绍 患者男,23岁,偶感心前区不适来院就诊。患者否认高血压、糖尿病、冠心病病史。否认药物及食物过敏史。体格检查:体温36.8℃,脉搏75次/分,呼吸19次/分,血压130/80 mmHg(1 mmHg=0.133 kPa)。意识清,双侧颈静脉无怒张,颈动脉无异常搏动。双肺呼吸音清,未闻及干湿啰音,心率80次/分,律齐,心脏各瓣膜听诊区未闻及病理性杂音。

(一)

心电图检查: ① 窦性心律; ② 逆钟向转位; ③ V2-V4导联T波高尖(图3-6-1)。

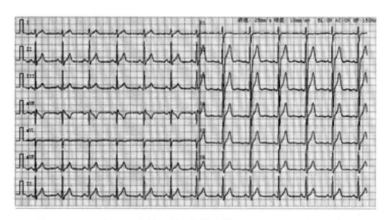

图3-6-1 心电图示窦性心律,逆钟向转位,V2-V4导联T波高尖

(二)

经胸心脏超声检查所见:右冠状动脉正常起源于右冠窦。右冠状动脉扩张,起始处内径约9 mm,血流速度1.11 m/s,压差5 mmHg。右冠状动脉经三尖瓣隔叶根部进入右室,此处内径为4 mm。此处血流速度4.08 m/s,压差66 mmHg,CDFI:可见五彩花色血流

信号。左冠状动脉起源于左冠窦。左冠状动脉无扩张，内径为 3 mm，彩色多普勒未测及异常血流信号（图 3-6-2、图 3-6-3、图 3-6-4）。

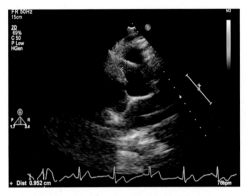

图 3-6-2　右冠状动脉起始处扩张

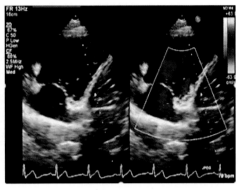

图 3-6-3　三尖瓣隔叶根部见五彩血流信号

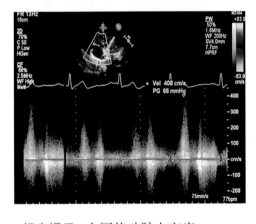

图 3-6-4　三尖瓣隔叶根部可见双期连续型频谱

超声提示：右冠状动脉右室瘘。

（三）

冠状动脉造影检查：右冠状动脉右室瘘，右冠状动脉扩张。左冠状动脉主干、左前降支及回旋支未见明显狭窄及阻塞性病变（图 3-6-5、图 3-6-6）。

（四）

实验室检查：

1. 血常规：血小板分布宽度 20.6 fL ↑；平均血小板体积 13.7 fL ↑；RDW-CV0.115 ↓；大型血小板比率 53.0% ↑。

2. 传染病三项：HBsAg（－）；抗-HIV（－）；抗-HCV（－）。

（五）

临床诊断：右冠状动脉右室瘘。

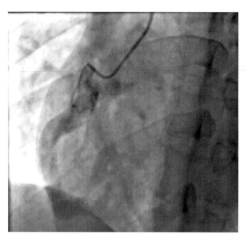

图3-6-5　右冠状动脉扩张

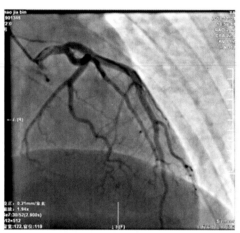

图3-6-6　左冠状动脉主干、前降支及回旋支正常

分析讨论

　　冠状动脉瘘指左、右冠状动脉主干或其分支不通过毛细血管、心静脉进入冠状静脉窦再入右房,而是与心房、心室、肺动脉、肺静脉、上腔静脉或冠状静脉窦之间直接交通。冠状动脉起源于主动脉根部的内皮细胞,逐渐与心外膜血管和心肌中的血管窦状间隙相交通。正常情况下窦状间隙会随着心脏的发育逐渐压缩为细小的管道,作为正常冠状动脉循环的一部分。在胚胎发育过程中窦状间隙闭合失败而持续存在,则会形成冠状动脉系统和心腔的异常交通,从而形成冠状动脉瘘。以右冠状动脉瘘且进入右心系统最为常见,约占90%,异常交通的冠状动脉显著扩张,有时形成梭形扩张或囊状动脉瘤。半数以上冠状动脉瘘患者可无症状,仅在体检时发现心脏杂音,但冠状动脉心腔瘘流量较大者,可在体力活动后出现心悸、心绞痛及心力衰竭症状。

　　该病应与正常冠状静脉窦回流入右心房、膜周部室间隔缺损(三尖瓣隔叶下型)、冠状动脉瘤相鉴别。

　　1. 正常冠状静脉窦回流入右心房:正常冠状静脉窦回流入右心房与冠状动脉-右心房瘘的瘘口位置相似,但两者频谱类型不同。前者为连续型频谱波形,后者为双期连续型频谱波形,因而可通过血流频谱进行鉴别。

　　2. 膜周部室间隔缺损(三尖瓣隔叶下型):室间隔缺损为两心室间的过隔血流束,且频谱为收缩期高速频谱波形,而冠状动脉瘘频谱为双期连续波形,可进行鉴别。

　　3. 冠状动脉瘤:表现为冠状动脉的一段或多段瘤样扩张,但与心腔或血管间无交通,因而可以进行鉴别。

超声大多能明确检出受累的冠状动脉及其瘘口的位置,还能明确很多合并的心内畸形。为术前诊断及术后效果评价提供了准确有效的信息,极大地改善了冠状动脉瘘的预后,可作为诊断冠状动脉瘘的首选检查方法。

少数患者冠脉走形复杂、瘘口细小且多变、冠状动脉不扩张或扩张不明显的患者,超声诊断有一定困难,应多切面仔细观察避免漏诊。有时仍需结合冠状动脉造影、CT等检查进行诊断。

参考文献

[1] 田雪莹,周斌.揭示冠状动脉起源之谜——心内膜[J].中国细胞生物学学报,2014,36(8):1045-1049.

[2] Gabin Yun, Tae Hyun Nam, Eun Ju Chun. Coronary artery fistulas: Patho-physiology, imaging findings, and management[J]. Radiographics, 2018, 38(3): 688−703.

[3] Gräni C, Buechel RR, Kaufmann PA, et al. Multimodality imaging in individuals with anomalous coronary arteries [J]. JACC Cardiovasc Imaging, 2017, 10(4): 471−481.

执笔:杨少玲 上海市奉贤区中心医院
审阅:杨少玲 上海市奉贤区中心医院

七、右房上皮样血管内皮瘤

病例介绍 患者女，38岁，咳嗽、咳痰伴呼吸困难7月余，加重1月。患者2019年4月30日因咳嗽、咳痰、呼吸困难于当地医院就诊，诊断为多浆膜腔积液、右肺炎性病变，予胸腔穿刺、心包穿刺、抗感染、止咳化痰等治疗，症状缓解后出院；2019年11月18日再次出现咳嗽、咳痰伴呼吸困难，查心脏超声示右房壁及房间隔增厚，心包增厚，房室沟处局限性积液，可疑心包缩窄，左室舒张轻度受限，经当地医院治疗后症状无明显改善，于2019年12月16日来我院进一步治疗。体格检查：患者神清，气平，对答切题，面部及下肢轻度浮肿；心尖搏动位置正常，未及震颤；心界向左右扩大，心率80次/分，律齐，未及明显杂音。

（一）

患者入院后第2天行超声心动图检查。

超声所见：

1. 右房容积明显增大，轮廓显示不清，于右房区见不均质低回声区，范围约71 mm×39 mm，累及三尖瓣前瓣，前瓣瓣叶显示不清。

2. 房间隔明显增厚，较厚处厚约23 mm。

3. 右室前壁心包腔内见低回声，范围约36 mm×28 mm。

4. 左房室沟区心包腔见不均质低回声区，范围约37 mm×21 mm（图3-7-1A、图3-7-1B）。

超声提示：右房占位，浸润三尖瓣、房间隔及心包腔，建议进一步行TEE检查。

（二）

患者入院后第3天行经食管超声心动图检查。

超声所见：

1. 右房明显增大，右房壁及房间隔明显增厚；右房壁见一巨大的不规则等回声团块状附壁，基底宽，与右房壁关系密切，呈向心性生长；右房腔填充近90%，活动度差，表面可见游离条块状等回声附着物。

2. 房间隔呈结节状增厚，厚约20 mm，近下腔静脉口可见数个类圆形等回声附着于

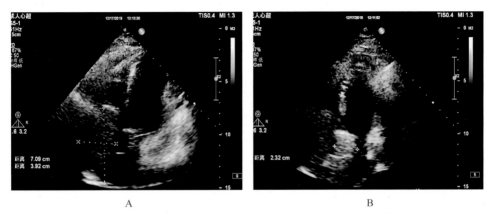

图 3-7-1　超声心动图检查四腔切面观显示右心房异常低回声区（A）和显著增厚的房间隔（B）

右房壁,可见短蒂连接,活动度大。

3. 房间隔肿块向左房面浸润,左心耳可见异常低回声附着。

4. 右房前侧壁肿块向外浸润右房壁至心包腔内,向下浸润三尖瓣前瓣瓣环至右室前侧壁基底段心肌。

5. 右房腔内容积明显缩小,仅见细束血流信号通过(图3-7-2A、图3-7-2B、图3-7-

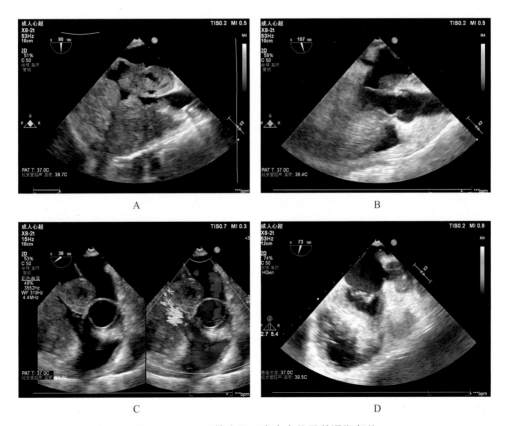

图3-7-2　TEE检查显示右房占位及其浸润部位

2C、图3-7-2D）。

超声提示：① 右房占位，考虑侵犯心包腔、左房、右室壁基底段心肌；② 左心耳异常附壁低回声，考虑血栓形成。

（三）

患者入院第5天，行PET/MR检查。

PET/MR所见：右心房不规则增厚软组织影伴FDG代谢异常增高，心包多段增厚FDG代谢异常增高，结合病史，考虑右心房恶性肿瘤累及房间隔、三尖瓣及心包，下腔静脉癌栓（图3-7-3）。

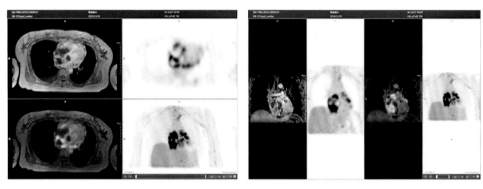

图3-7-3　PET/MR显示心脏多部位FDG代谢异常增高

（四）

患者入院第9天行DSA下心肌组织活检。

心肌组织活检病理结果：结合形态学及IHC结果，符合上皮样血管内皮瘤（图3-7-4）。

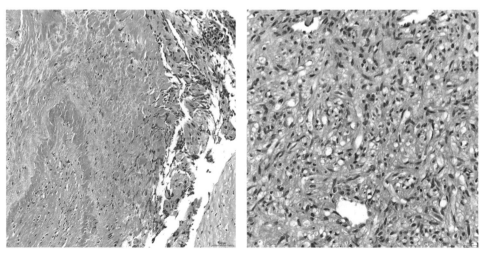

图3-7-4　DSA下心肌组织活检病理

（五）

患者入院第12天予行心脏肿瘤切除手术。

术中所见：心包与心脏表面广泛粘连，心包下充满肿瘤组织，组织水肿，质脆，易出血，肿瘤组织布满于心包腔；升主动脉、右心房、右心室、上下腔静脉、左心室表面均布满肿瘤组织，以右心房表面为著。仔细分离肿瘤组织，肿瘤组织浸润生长，范围广泛，无法完全清除。

术后病理：提示为上皮样血管内皮瘤（图3-7-5A、图3-7-5B）。

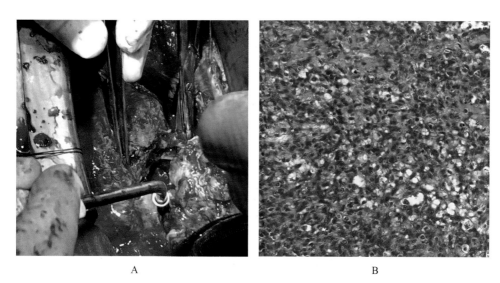

A　　　　　　　　　　　　　　　　　　　B

图3-7-5　心脏肿瘤切除术中所见及术后病理

分析讨论

上皮样血管内皮瘤（epithelioid hemangioendothelioma, EHE）是一种罕见的具有转移潜能的血管中心性血管肿瘤，其组织学及生物学特性介于血管瘤和血管肉瘤之间。1982年Weiss等在软组织中发现了这种独特组织类型的肿物，将其命名为EHE。EHE可发生于全身多个部位，最常见于肝、肺和骨，发生于心脏内比较罕见，1993年国外报道了首例EHE发生于心脏并有远处转移。

在2004年的WHO骨和软组织肿瘤分类标准中，EHE被归入到低度恶性的血管肉瘤中。由于其临床症状无明显特异性，临床诊断比较困难，需依靠病理组织学明确诊断。EHE的组织形态学特征可有：① 瘤细胞似上皮样细胞，胞质丰富嗜酸性、颗粒状或空泡状，可有大核仁；② 肿瘤边界常不清楚，瘤细胞排列成条索状或巢状，可形成血管腔或腺管腔样；③ 较具特征性的改变是瘤细胞胞质内可见空泡，呈印戒状，有时空泡内见红细胞或其碎片；④ 一般瘤细胞无明显异型性，常缺乏坏死及核分裂象；⑤ 间质缺乏或为丰富的黏液性至透明软骨样基质，常见钙化或骨化，可有数量不一的淋巴细胞、嗜酸性粒细胞浸润，有时可见多量破骨细胞样多核巨细胞；⑥ 少数病例瘤细胞具有异型性，核大深染、多形，分裂象易见，可见灶性出血、坏死，瘤组织呈浸润性生长。

经胸超声心动图是诊断心脏肿瘤首选的检查手段，同时结合经食道超声心动图及超声造影检查可以辅助明确肿瘤的性质及浸润范围。但超声对心脏肿瘤只能作出解剖形态学的诊断，肿瘤性质还要依靠病理细胞学来确诊。本病例是原发于右心房的EHE，呈向心性生长，且广泛浸润，病程进展迅速，仅7个月的时间患者右心房几乎填满了肿瘤组织，并通过直接浸润的方式向心包腔、左心房以及右心室转移。结合经胸超声心动图与经食道超声心动图检查，该患者心脏占位符合恶行肿瘤超声表现，经心肌组织活检证实为EHE。

心脏上皮样血管内皮瘤的治疗方案目前尚未统一，但对能手术切除的单发病例主张早期手术，并保证切缘阴性，必要时辅以放疗及化疗，心脏上皮样血管内皮瘤的复发率及转移率尚未见明确的报道。

参考文献

［1］米寅, 刘宇琼, 董美莲, 等. 颅内上皮样血管内皮瘤一例报告并文献复习［J］. 中华肿瘤防治杂志, 2020, 27（7）: 74-79.
［2］Weiss SW, Ishak KG, Dail DH, et al. Epithelioid hemangioendothelioma and related lesions.［J］. seminars in diagnostic pathology, 1982, 50(5): 970-981.
［3］Marchiano D, Fisher F, Hofstetter S. Epithelioid hemangioendothelioma of the heart with distant metastases: A case report and literature review［J］. Journal of Cardiovascular Surgery, 1993, 34(6): 529-533.
［4］高婷, 张菊, 杨文秀. 右心房上皮样血管内皮瘤一例［J］. 中华病理学杂志, 2015, 44（5）: 338-339.
［5］刘宗敬, 丁敏, 国铮. 上皮样血管内皮瘤［J］. 临床与实验病理学杂志, 2001, 17（5）: 403-405.

执笔: 夏良华　同济大学附属东方医院
审阅: 张　波　同济大学附属东方医院

八、白塞病合并右心炎性占位

病例介绍 患者男,53岁,因白塞病,反复出现口腔溃疡,偶伴发外阴溃疡及双下肢结节性红斑30余年入院。查体:血压120/75 mmHg,心率87次/分,三尖瓣听诊区可闻及(1～2)/6级舒张期杂音。3年前于外院行右心肿块切除术及右心修补术,患者自述术后超声检查未见明显异常。

(一)

患者入院后行常规心脏超声心动图检查。

超声所见:右室侧壁房室交界处见条索样中等回声,大小约30 mm×9 mm,部分固定于房室沟,内部回声欠均匀,未见明显彩色血流信号,部分随心动周期往返于三尖瓣口,舒张期造成三尖瓣口梗阻(瓣口峰值流速约1.07 m/s)(图3-8-1、图3-8-2)。右室收缩功能减退(TAPSE=12 mm)。静息状态下未见明显左室节段性室壁运动异常(LVEF:61%),彩色多普勒显示轻-中度二尖瓣反流及轻度主动脉瓣反流。

超声提示:心脏占位切除术后,三尖瓣口条索样实质占位(考虑炎症)。

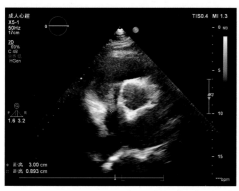
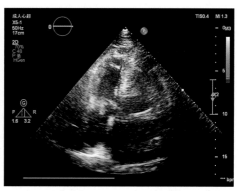

图3-8-1 大动脉短轴切面三尖瓣瓣口条索样团块

图3-8-2 心尖四腔切面三尖瓣瓣口条索样团块

（二）

为帮助诊断，追溯患者2018年7月术前心脏超声检查（外院）。

超声所见：右室侧壁近房室沟处见一实质占位，边界不清，大小约61 mm×46 mm，部分突入右房内，大小约26 mm×11 mm，随心脏活动在三尖瓣瓣口飘动，右室收缩活动未见明显异常，TAPSE正常（图3-8-3）。

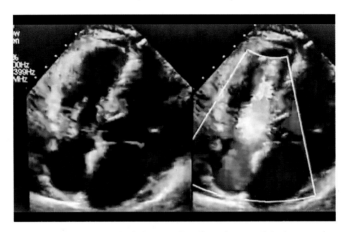

图3-8-3　术前右室侧壁近房室沟处实质占位

超声提示：右室侧壁近房室沟处实质占位。

术后病理：病灶表面见大量纤维性渗出伴较多中性粒细胞浸润，考虑感染性病变，感染性心内膜炎不能除外。

（三）

此次患者复发，经相应免疫调节及对症治疗后，每月进行心脏超声复查。

超声所见：5个月后复查发现占位消失。各房室大小正常范围，右室侧壁房室沟处异常回声消失（图3-8-4）。

超声提示：三尖瓣瓣口实质占位治疗后消失。

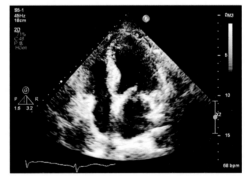

图3-8-4　经免疫调节治疗后三尖瓣瓣口实质占位消失

分析讨论

白塞病，又称为贝赫切特综合征，是一种全身性免疫系统疾病，可侵害人体多个器官，主要表现为反复口腔和会阴部溃疡、皮疹、下肢结节红斑、眼部虹膜炎等。心脏白塞病最常见的并发症是瓣膜病变，病变可仅侵犯瓣膜，也可浸润室壁心内膜。心内占位是比较罕见的表现。

白塞病患者心脏占位原因多为血栓、炎症性肉芽肿、感染性心内膜炎、肿瘤等，既往研究及尸检病理证实白塞病心脏占位血栓及炎症性肉芽肿最为多见。本病例依据超声表现主要考虑以下鉴别诊断：

1. 感染性心内膜炎。白塞病心内占位合并发热时，很难与感染性心内膜炎区别，两者还可以同时存在。白塞病心脏占位多表现为慢性进行性病变，而感染性心内膜炎多表现为急性或亚急性病变，诊断依赖病理结果及细菌培养，如病理表现为大量中性粒细胞浸润和（或）微脓肿形成，但血培养为阴性，则支持白塞病心脏受累诊断。

2. 血栓形成。心脏内血栓形成在白塞病心脏占位中最为多见，多见于年轻男性，血栓发生的部位不一，多发生于右心，原因可能是腔静脉血栓延续至右心，也可能是右心系统压力较低，利于血栓形成。不过该患者各项检查结果并不支持。

3. 肿瘤。原发性恶性肿瘤较为少见，多为边界不清的实质占位，呈浸润性生长。良性肿瘤最为多见的是黏液瘤，以左房多见，有蒂附着于房间隔等位置，活动度大。结合患者超声图像及临床病史并不考虑该诊断。

由于患者为术后复发，且占位生长位置、形态与术前基本一致，所以考虑与之前性质一致，炎性占位可能性大。

患者经过相应的免疫调节治疗及对症治疗，五月后复查右心占位基本消失。对于心脏占位的白塞病患者，免疫调节治疗至关重要，手术可以解除瓣口梗阻，明确病理，指导进一步治疗。

参考文献

[1] Zhang T, Wu X, Wu Z. A right ventricular mass in a young man with Behçet's disease: A case report[J]. J Card Surg, 2020, 35(12): 3620−3622.

[2] M A Ghori, Awatif Al Sousi, Wael Al Mahmeed, et al. A case report of a right ventricular mass in a patient with Behçet's disease: Myxoma or thrombus[J]. J Saudi Heart Assoc, 2013, 25(2): 85−89.

[3] ZahraMirfeizi, Bahram Memar, HoorakPourZand, et al. Ventricular endomyocardial fibrosis in a pregnant female with Behçet's disease[J]. Asian Cardiovasc Thorac Ann, 2018, 26(8): 619−621.

[4] Inchul Lee, Sohyung Park, Ilseon Hwang, et al. Cardiac Behçet disease presenting as aortic valvulitis/aortitis or right heart inflammatory mass: a clinicopathologic study of 12 cases[J]. Am J Surg Pathol, 2008, 32(3): 390−398.

[5] Feng Juan Yao, Donghong Liu, Yan Zhang, et al. Inflammatory pseudotumor of the right ventricle in a 35-year-old woman with Behçet's disease: a case report[J]. Echocardiography, 2012, 29(6): E134−E136.

执笔：金佳美 复旦大学附属华东医院

审阅：陈悦/张音佳 复旦大学附属华东医院

九、心脏异物

病例介绍　患者男，49岁，因胸部持续性疼痛32小时就诊入院。患者于1年前酗酒后将长约3 cm的金属针插入左侧颈部，半年前就诊于当地医院，X线片见左侧颈部金属密度影，患者无特殊不适，未予处理（图3-9-1）。

　　32小时前患者出现胸部持续性钝痛，无法缓解且进行性加重，就诊于外院。外院胸部CT提示："右心室内线状金属密度影，伴心包积血可能"，建议上级医院就诊（图3-9-2）。

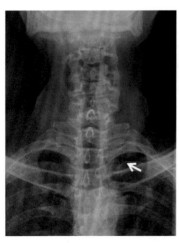 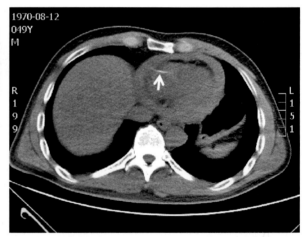

图3-9-1　X线片见左侧颈部金属
　　　　　密度影（箭头）　　　　　　图3-9-2　胸部CT示右心室内线状金属密度影伴心包
　　　　　　　　　　　　　　　　　　　　　　　积血（箭头）

　　患者为进一步诊治进入我院急诊，以"心脏穿透伤"收入院。查体：呼吸27次/分，血压122/89 mmHg，心率113次/分，律齐，心音遥远，余无特殊。辅助检查：心电图示窦性心动过速；ST段抬高（Ⅰ Ⅱ aVF aVL V4～6）；血常规示白细胞10.0×10^9/L，血红蛋白142 g/L，血小板126×10^9/L。

（一）

患者在急诊行床旁经胸超声心动图检查。

超声所见：胸骨旁左室短轴切面显示右室前下壁内可见线状强回声，贯穿右室壁。非标准右室短轴切面显示右室前下壁心包积液内线状强回声，收缩期在心室内长约2.5 cm（图3-9-3、图3-9-4）。

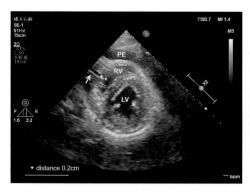

图3-9-3 胸骨旁左室短轴切面显示右室前下壁内可见线状强回声（箭头），贯穿右室壁

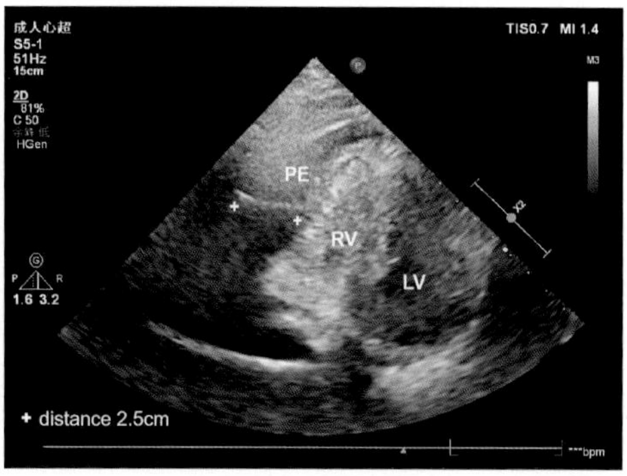

图3-9-4 非标准右室短轴切面显示右室前下壁心包积液内线状强回声，长约2.5 cm（箭头）

（二）

2小时后，患者进入手术室行经食道超声心动图检查。

超声所见：非标准右室短轴切面显示右室内线状强回声，一端贯穿右室前下壁进入心包积液，长度约1.0 cm。20分钟后，非标准右室短轴切面显示右室内线状强回声，一端贯穿右室前下壁进入心包积液，长度约0.5 cm（图3-9-5、图3-9-6）。

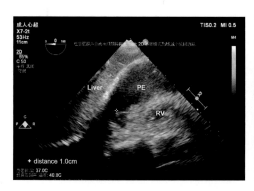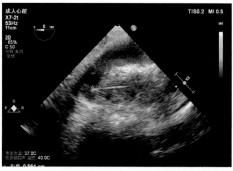

图3-9-5 非标准右室短轴切面显示右室内线状强回声，一端贯穿右室前下壁进入心包积液，长度约1.0 cm（标尺）

图3-9-6 非标准右室短轴切面显示右室内线状强回声，一端贯穿右室前下壁进入心包积液，长度约0.5 cm（标尺）

（三）

紧急手术，施行心脏异物摘除＋心脏修补＋膈肌修补。

手术过程： 取胸骨正中切口，心包开窗，引流暗血性液体约300 mL，切开心包，作心包悬吊，显露心脏，行心外探查：心包内及心脏表面见絮状纤维蛋白渗出，以右心室下后部表面为著，对应膈肌3 cm×3 cm范围撕裂伤（未穿透至腹腔）。去除右心室下后部表面局部纤维蛋白渗出，可见细长钢针样异物，约0.3 cm位于右心室外。予拔出右室表面钢针样异物（测量长度3 cm），右心室创面局部以带垫片4-0Prolene线荷包缝合，观察无渗血，膈肌撕裂处以带垫片4-0Prolene线缝合2针修补，局部无渗血（图3-9-7、图3-9-8、图3-9-9）。手术顺利，麻醉满意，术中出血少，未输血，术毕安返病房。

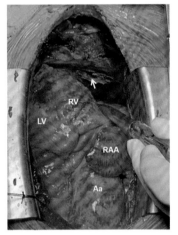 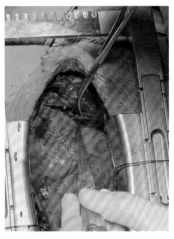 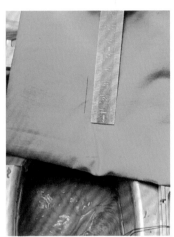

图3-9-7　针尖对应的膈肌处损伤　　　图3-9-8　术中金属针　　　图3-9-9　术后金属针

（四）

随访结果：术后一周复查心超未见明显异常。

分析讨论

心脏异物临床发生率低，通常由局部创伤直接进入心脏（枪机伤、爆炸伤等），或在某些医疗介入治疗后经由静脉迁移进入心脏（如导管、支架植入术后）。患者自行造成的异物游走至心脏的病例临床罕见。

本病例推测金属针的迁移路径如下：金属针在左颈部停留至少6个月，随后进入周围静脉，并在血流和重力的共同作用下迁移到上腔静脉、右心房、右心室。随着心脏的不断跳动，针尖穿破右心室前外侧壁，损伤附近的膈肌。幸运的是，针尖并未穿透膈肌进入腹腔。随后,金属针逐渐移回右心室,在心超监测的3小时内,金属针向右室移入的距离约2 cm。

尖锐的异物可在体内游走,并造成多个脏器损伤,Wang Qianqian等曾报道一例吞食鱼骨导致心脏损伤和心包填塞的病例。本病例中,金属针可能完全进入腹腔,造成腹腔脏器损伤出血,需经腹探查取出金属针,手术难度大。另一方面,金属针可能完全进入右心室,引起心内重要结构(如瓣膜)的割裂或感染,还可随血流入肺动脉,导致急性肺栓塞、肺部感染和大咯血等。此患者较幸运,金属异物的一段尚残留于脏层心包外,可在心包外行异物取出术。

因此,对于此类患者,即使短期病情平稳,仍需提高认识,动态监测。超声心动图(TTE/TEE)有助于精确定位心脏异物,并实时动态监测异物在心脏内的移动,并为外科手术方式的选择提供重要参考。

参考文献

[1] Leitman M, Vered Z. Foreign Bodies in the Heart[J]. Echocardiography, 2015, 32(2): 365-371.

[2] Actis Dato GM, Arslanian A, Di Marzio P, et al. Posttraumatic and iatrogenic foreign bodies in the heart: report of fourteen cases and review of the literature[J]. J Thorac Cardiovasc Surg, 2003, 126(2): 408-414.

[3] Wang QQ, Hu Y, Zhu LF, et al. Fish bone-induced myocardial injury leading to a misdiagnosis of acute myocardial infarction: A case report[J]. World J Clin Cases, 2019, 26(20): 7.

执笔:黄禾菁　海军军医大学附属长征医院

审阅:赵佳琦　海军军医大学附属长征医院

十、心肌炎伴左房血栓引发肝素诱导的血小板减少症

病例介绍 患者女,35岁,因活动后胸闷气促、夜间平卧时加重1月余,加重1天入院。发现血压、血脂偏高近一年。入院一月前曾行"右侧臀部皮脂腺囊肿切除术",术后伤口愈合欠佳。一周前出现右下肢酸痛,麻木,4天前反复出现腹泻。体格检查:体温37℃,心率98次/分,呼吸18次/分,血压142/105 mmHg。心脏体检(-)。右侧臀部伤口愈合可,无明显红肿热痛。双下肢轻度凹陷性水肿,右足青紫,皮温低,右足足背动脉搏动弱。左足(-)。

(一)

患者入院当日行超声心动图检查。

超声所见:左室壁轻度增厚。左室壁运动明显减弱。左房内占位28 mm×22 mm(图3-10-1、图3-10-2)。

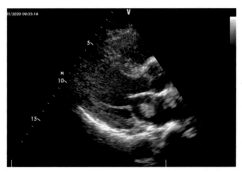
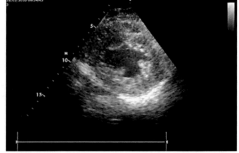

图3-10-1 左房内血栓(胸骨旁左室长轴切面) 图3-10-2 左室壁增厚(胸骨旁左室短轴切面)

超声提示:左室壁增厚,左心功能减退,左房血栓。

（二）

实验室检查结果：

实验室检查项目	结　果	
血常规+CRP	白细胞 18.07×10⁹/L ↑	中性粒 86.1% ↑
	C反应蛋白 20.7 mg/L ↑	血红蛋白 107 g/L ↓
	红细胞比积 34.7% ↓	血小板 380×10⁹/L ↑
生化	ALT 74.4 U/L ↑	AST 75.7 U/L ↑
	白蛋白 30 g/L ↓	钾 3.1 mmol/L ↓
	钠 130 mmol/L ↓	氯 95 mmol/L ↓
免疫	柯萨奇B组病毒IgG弱阳性	EB病毒IgG强阳性
心肌酶谱	超敏肌钙蛋白 > 10 ng/mL ↑	肌红蛋白 1 271 ng/mL ↑
	CK-MB 300 ng/mL ↑	pro-BNP 2 223 pg/mL ↑
凝血功能	PT 16秒 ↑	APTT 51.5秒 ↑
	纤维蛋白原 1.878 g/L ↓	D-D二聚体 34.08 μg/mL ↑

心电图：房颤伴快速心室率。

冠脉造影：排除急性心梗。

胸部CT：① 左肺下叶炎症性改变；② 右肺中叶外侧段小结节灶；③ 两侧胸腔少量积液；④ 心脏轻度增大，心包内少量积液。

血管B超：双下肢动脉及深静脉血栓形成。

头颅CT：脑实质未见异常密度灶。

初步诊断：重症心肌炎；心功能不全；心房占位；双下肢动脉及深静脉血栓形成；高血压Ⅲ级（很高危）；电解质紊乱；低蛋白血症；凝血功能障碍。

治疗：心电监护，吸氧，绝对卧床；肝素抗凝；拜阿司匹林、倍林达抗血小板；控制血压、心率；强心利尿；抗感染；保肝治疗。

（三）

患者入院后第5天出现言语功能丧失，右侧上肢肢体远端运动功能障碍，无法正确计算。

复查超声心动图。

超声所见：左室壁轻度增厚。左室壁运动轻度减弱。左房内血栓缩小（图3-10-3）。

超声提示：心功能较前恢复，左房血栓缩小。

复查头颅CT：两侧枕叶脑梗死，左侧为著，两侧额顶叶多发腔隙性脑梗死。

处置经过：考虑左房血栓溶解脱落致脑梗死，故继续抗凝治疗。

（四）

患者入院后第7天，复查超声心动图。

超声所见：左室壁轻度增厚，运动正常。左房血栓消失（图3-10-4）。

超声提示：左心功能恢复正常，左房血栓消失。

（五）

患者入院后第15天，患者突发颈部肿胀，超声示颈部皮下软组织肿胀，左侧颈内静脉絮状结构。之后右下肢出现明显肿胀，超声示深静脉血栓形成。

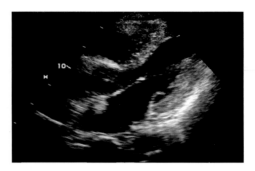

图3-10-3 左房内血栓缩小（胸骨旁左室长轴切面）

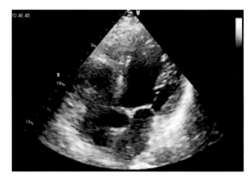

图3-10-4 左房内血栓消失（心尖四腔心切面）

处置经过：① 介入下行下腔静脉滤网植入；② 多次反复双下肢动脉及深静脉血栓形成，考虑血小板减少症（HIT）可能大，查HIT抗体呈阳性；③ 停肝素，改用阿加曲班。

（六）

患者入院后第35天，症状明显好转。出院至康复医院继续治疗。

分析讨论

该病例症状复杂，病情危重，根据患者临床表现，以及心电图、超声心动图等检查，依据欧洲心脏病年会（ESC）心肌炎诊断标准，诊断为重症心肌炎，心功能不全。患者发病前有下肢的感染史及腹泻史，可能是本次心肌炎的诱因。而左房内血栓可能和入院时房颤有关，患者双下肢动脉及深静脉血栓形成与其下肢感染史及入院时的高凝状态有关。

经溶栓治疗，左房内血栓消失，同时出现脑梗死，继续溶栓后脑梗死好转，但在入院第15天因肝素诱导的血小板减少症（HIT）再次出现周围动脉及深静脉血栓形成。

　　HIT是在应用肝素类药物过程中出现的、有抗体介导的肝素副作用。临床上以血小板计数降低为主要表现，可导致动、静脉血栓形成，严重者甚至导致死亡。常见的血小板变化特征为：血小板计数下降至其基线值的50%以上，且最低血小板计数$\geq 20 \times 10^9$/L。典型患者血小板计数降低一半发生在肝素暴露后的5～10天。血栓形成以静脉血栓发生率最高，也可发生皮肤坏死、肢体坏死、心肌梗死、脑梗死等情况。HIT的诊断首先基于病史及临床表现，以及实验室中和抗体检测。发生HIT时治疗需要停用肝素，使用替代抗凝治疗。

参考文献

［1］Vazquez-Garza E, Jeres-Sanchez C, Navarrete A, et al. Venous thromboembolism: thrombosis, inflammation, and immunothrombosis for clinicians［J］. Journal of Thrombosis and Thrombolysis, 2017, 44(3): 377-385.

［2］Watson H, Davidson S, Keeling D. Guidelines on the diagnosis and management of heparin-induced thrombocytopenia: second edition［J］. British Journal of Haematology, 2012, 159(5): 528-540.

［3］Martel N, Lee J, Wells PS. Risk for heparin-induced thrombocytopenia with unfractionated and low-molecular-weight heparin thromboprophylaxis: a meta-analysis［J］. Blood, 2005, 106(8): 2710-2715.

［4］Salter BS, Weiner MM, Trinh MA, et al. Heparin-induced thrombocytopenia: A comprehensive clinical review［J］. Journal of the American College of Cardiology, 2016, 67(21): 2519-2532.

［5］Zwicker JI, Uhl Z, Huang WY, et al. Thrombosis and ELISA optical density values in hospitalized patients with heparin-induced thrombocytopenia［J］. Journal of Thrombosis &Haemostasis, 2004, 3(12): 2133-2137.

执笔：陈依心　同济大学附属第十人民医院

审阅：孙　辉　同济大学附属第十人民医院

十一、心脏巨大纤维瘤一例

病例介绍 患者女,22岁,入院前5天体检发现左心室占位。无明显不适,运动耐量良好。既往发现高血压病10年,未服药物。查体:血压170/80 mmHg,主动脉听诊区闻及收缩期喷射性杂音3/6级。生化免疫检查:抗链球菌溶血素402 IU/mL,余未见异常。Holter:室性早搏2个。

(一)

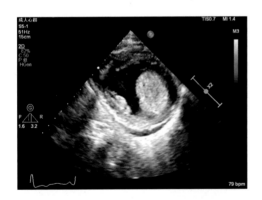

患者入院后行各项检查以明确诊断及指导治疗方案。

超声所见:左室侧壁、后壁之心尖段、中段见团块样异常回声,凸向心腔,较固定,呈中等回声为主的不均匀回声,与心肌组织分界欠清,大小约76 mm×42 mm×62 mm。其内见局灶性强回声伴声影(图3-11-1、图3-11-2、图3-11-3)。

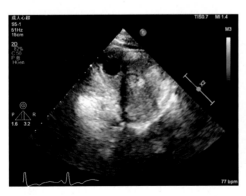
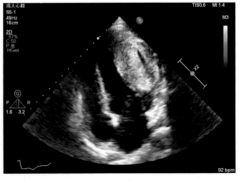

图3-11-1、图3-11-2、图3-11-3 **左室短轴乳头肌水平、短轴心尖水平、心尖四腔心显示肿块**

降低血流速度标尺可显示少许血流信号,PW估测流速约1.27 m/s(图3-11-4、图3-11-5)。少量心包积液。

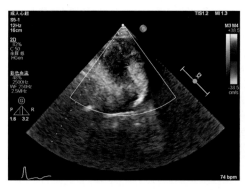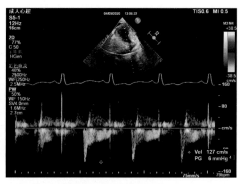

图3-11-4、图3-11-5　**显示肿块内少许血流信号及其最大流速**

降主动脉起始处(左锁骨下动脉起始处远端)见缩窄,最窄处内径约10 mm,彩色及脉冲多普勒均测及收缩期快速血流信号,连续多普勒估测狭窄处最大压差约46 mmHg。

超声提示:左心室占位,降主动脉缩窄,少量心包积液。

左室心肌声学造影所见:肿块血供较丰富,内部血流灌注不均匀,见两支粗大血管供应肿块(图3-11-6)。

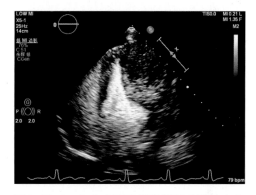

图3-11-6　**左室心肌声学造影显示肿块内血流情况**

冠脉造影:冠脉未见明显狭窄,左前降支中段重度心肌桥,未见明显冠脉血流供应左室占位。

(二)

CT所见:平扫CT显示左心室增大,可见多发高密度影。提示肿块内少许钙化灶。增强CT显示肿块内呈部分强化(图3-11-7、图3-11-8)。

心脏MRI提示:富血供占位,含有纤维组织的良性肿瘤(图3-11-9、图3-11-10、图3-11-11)。

PET—CT提示:肿块呈良性或恶性程度很低的肿瘤表现(图3-11-12、图3-11-13)。

(三)

处置经过:先DSA下行主动脉缩窄支架植入再手术,心包内见中等量心包积液,心外探查肿瘤位于左室前侧壁,左右范围为第一对角支与钝缘支之间,范围约7 cm×

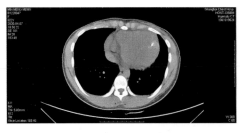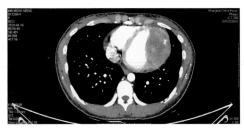

图3-11-7、图3-11-8　平扫CT、增强CT显示肿块

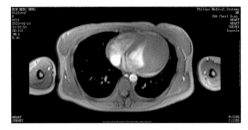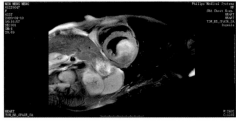

图3-11-9　T1W：肿块呈低信号　　　　图3-11-10　T2W：肿块呈不均匀高信号，内
　　　　　　　　　　　　　　　　　　　　　　　　　　见低信号

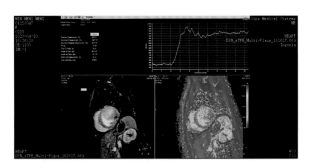

图3-11-11　增强后肿块呈渐进式延迟强化

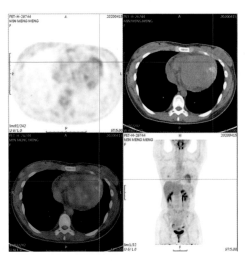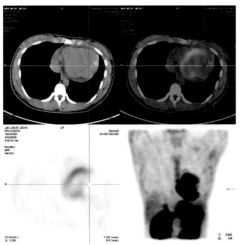

图3-11-12　FDG代谢：肿块边缘代谢可能　图3-11-13　MIBI代谢：肿块基本不代谢
　　　　　　稍增高

5 cm，色灰白，质地韧，肿瘤突出于左室外，但未突破心外膜。建立体外循环，停跳，左室切口，切除绝大部分肿瘤组织，只残余少许与心肌组织粘连严重的肿瘤，送病理，探查左室腔内未见肿瘤累及，二尖瓣两组乳头肌均完好，室间隔完整，牛心包补片作为左室内膜面，带垫片缝线褥式缝合修补内膜缺损（图3-11-14、图3-11-15、图3-11-16）。

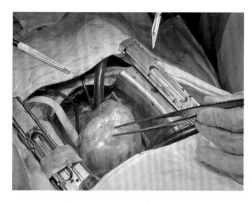

图3-11-14　肿瘤外观

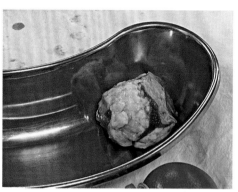

图3-11-15　切下的肿瘤组织

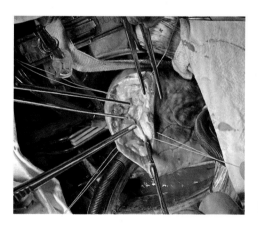

图3-11-16　切除大部分肿瘤后

病理结果：

1. 巨检：心脏肿物：灰白肿块，大小7 cm×5 cm×4 cm，质韧，界限尚清。

2. 镜检：（心脏肿物）纤维瘤，部分区域胶原纤维增生，散在小钙化，肿瘤大小7 cm×5 cm×4 cm，蒂部浸润心肌组织（图3-11-17）。

随访结果：术后随访2月余，恢复良好，未见复发。

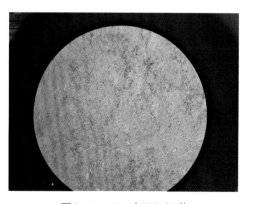

图3-11-17　病理组织学

分析讨论

原发性心脏肿瘤罕见，发病率仅为0.001%～0.030%，其中大多数为良性肿瘤，心脏纤维瘤在心脏良性肿瘤中排第二，仅次于心脏黏液瘤。心脏纤维瘤多发生于儿童和青年人。主要发生部位在室间隔和左室游离壁。约1/3的患者没有任何症状。症状的发生和严重程度取决于肿块的位置和大小，可表现为胸痛、心悸、胸部不适。若肿瘤较大，可致心衰和室性心律失常。心律失常很常见，有时可出现ST-T改变。

本病例患者22岁，无症状，亦无心律失常。肿块主要位于左室游离壁心尖部、中部，体积较大，但不阻塞左室流入、流出道。

心脏MR是诊断纤维瘤的理想技术，纤维瘤在T1和T2加权像中通常呈均质或不均质的低信号，在血流灌注图上，缺乏早期强化，延迟强化显著。本病例肿块表现符合纤维瘤的特征表现，即呈均质或不均质低信号、早期不强化和明显的延迟强化。

平扫CT，心脏纤维瘤表现为较周围心肌稍高密度。CT对肿块内微小的钙化具有高敏感性，本病例CT提示微小钙化灶。

PET-CT上，肿块不代谢MIBI，提示良性肿瘤。

超声心动图不但可"近距离"观察肿块大小、范围以及侵犯心肌情况，动态观察肿块活动度，评价对心脏功能和结构是否产生影响，亦显示了肿块内存在少许低速血流和微小钙化，还可诊断其他合并症，本病例合并有胸主动脉缩窄。

区别于既往心脏纤维瘤多数为乏血供的病例报道，本病例心肌声学造影及心脏MR均提示肿瘤血供较丰富，考虑因血供丰富以致本病例瘤体比较大却尚无坏死。

心肌声学造影在诊断心脏肿瘤中少有应用，本病例中的使用展示了该检查方法能与心脏MRI提供同样的肿块血液灌注显像。

虽然心脏纤维瘤是良性的，但可能会在无症状下发生危及生命的室性心律失常和猝死，所以应当及时治疗。手术是最佳的治疗方式，首选完全切除，若不能完全切除，部分切除也能使患者获益。若肿瘤巨大，浸润心肌，无法切除，心脏移植是唯一的治疗方法。手术后预后良好，未见复发病例。

参考文献

[1] Mazen S Albaghdadi, Andrada Popescu, Charles J Davidson, et al. Adult cardiac fibroma[J]. J Am Coll Cardiol, 2012, 59(8): e15.

[2] Chu ZG, Zhu ZY, Liu MQ, et al. Cardiac fibromas in the adult[J]. J Card Surg, 2014, 29(2): 159-162.

[3] Olga Borodinova, Oleksii Ostras, Tammo Raad, et al. Successful surgical excision of a large cardiac fibroma in an asymptomatic child[J]. World J Pediatr Congenit Heart Surg, 2017, 8(2): 235-238.

[4] Stamp NL, Larbalestier RI. Surgical resection of a giant cardiac fibroma[J]. Asian Cardiovasc Thorac Ann, 2016, 24(4): 378-381.

［5］Tang QY, Guo LD, Wang WX, et al. Usefulness of contrast perfusion echocardiography for differential diagnosis of cardiac masses［J］.Ultrasound Med Biol, 2015, 41(9): 2382−2390.

［6］Agata Barchitta, Cristina Basso, Pier Giuseppe Piovesana, et al. Opacification patterns of cardiac masses using low-mechanical index contrast echocardiography: comparison with histopathological findings［J］.Cardiovasc Pathol, 2017, 30: 72−77.

［7］Lichtenberger JP 3rd, Dulberger AR, Gonzales PE, et al.MR Imaging of Cardiac Masses［J］.Top Magn Reson Imaging, 2018, 27(2): 103−111.

执笔：郭丽娜　上海交通大学附属胸科医院

审阅：吴卫华　上海交通大学附属胸科医院

十二、罕见巨大心包囊肿破入胸腔

病例介绍 患者女,68岁。2019年9月6日,患者因胸闷、胸痛门诊就诊。心脏听诊:68次/分,律齐,心前区未闻及明显杂音。双肺听诊:右侧肺呼吸音消失。体格检查:患者神清,体健,自诉无发热、盗汗、消瘦等不适。否认高血压史。辅助检查:ECG示正常心电图。

(一)

门诊行超声心动图检查。

超声所见:右房后方见一大片无回声区,其他切面左室长轴观、大动脉短轴观均未见到无回声区(图3-12-1、图3-12-2、图3-12-3)。

超声提示:右房后方见一大片无回声区,胸水?纵隔囊肿?心包囊肿?建议行胸部CT进一步明确。

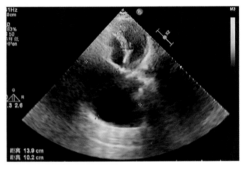

图3-12-1 右房后方见一大片无回声区(四腔心切面)

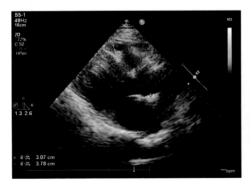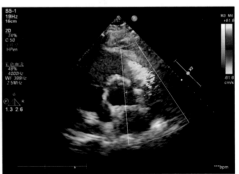

图3-12-2、图3-12-3 左室长轴观、大动脉短轴观未见无回声区

（二）

追踪病史得知，2007年3月3日，患者首次偶感轻微胸闷后门诊就诊于外院，并行胸部CT检查。

胸部CT所见（2007年3月）：右前纵隔见4.5 cm×3.0 cm囊性密度影，位于升主动脉及右心缘右前方，边界光整，密度较均匀，CT值近似水样低密度（CT影像图片未见）。

胸部CT诊断结论：右前纵隔囊性占位，心包囊肿？请随访。

2010年2月4日，患者于外院常规体检。

胸部CT所见（2010年2月）：右中纵隔右心缘旁类三角形液性低密度灶，大小约5 cm×7 cm（图3-12-4）。

胸部CT诊断结论：心包囊肿。

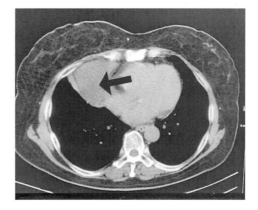

图3-12-4　右中纵隔右心缘旁类三角形液性低密度灶

（三）

2019年10月23日患者就诊于外院门诊，并行胸部CT。

胸部CT所见：右侧胸腔可见大量液性密度影，未见心包囊肿，左侧胸腔内无积液（图3-12-5）。

胸部CT诊断结论：右侧胸腔积液伴右肺中下叶不张。

2019年11月份初，患者于外院门诊抽取右侧胸腔积液，取胸腔积液标本化验。

胸腔积液标本常规检测：红色；混浊；蛋白定性试验阳性；比重1.032。

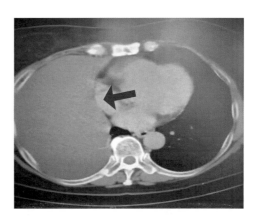

图3-12-5　右侧胸腔大量液性密度影

胸腔积液标本生化检测：蛋白36.60 g/L LDH：534 U/L。

鉴别诊断考虑：胸腔积液是渗出液。生化指标均不支持结核及肿瘤。

（四）

随访：2019年12月25日，患者在抽取胸腔积液后来我院门诊就诊，门诊自诉胸闷、胸痛感消失，再次行超声心动图检查。

超声所见：肝后方似见一小片无回声区，边界清楚，考虑残留胸水。心尖四腔心观：右房后方未见明显无回声区（图3-12-6、图3-12-7）。

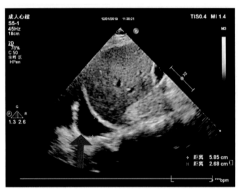

图3-12-6　肝缘后方无回声区

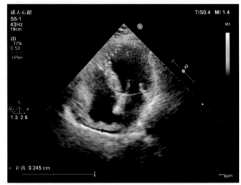

图3-12-7　右房后方未见明显无回声区（四腔心切面）

超声提示：肝后方似见一小片无回声区，边界清楚，结合患者病史，胸水化验结果及胸部CT，考虑残留胸水。

遗憾的是，患者因各种理由并未再次就诊复查，后期随访结果中断。

分析讨论

此例患者病程发展时间跨度十余年，既往反复胸闷、气短，直到呼吸困难严重时发现既往的心包囊肿消失，同侧出现大量胸水，而患者本身无明显发热、盗汗、乏力等消耗体征。抽取胸水肉眼观为清亮水性液体，化验排除癌性和结核，一元论考虑系巨大心包囊肿破入右侧胸腔。

心包囊肿是罕见的临床病变，占纵隔肿物的6%，占纵隔囊肿的33%。组织学上心包囊肿是由单层间叶细胞内衬，包裹清亮水性液体，进展为良性病程。心超显示无或低回声暗区，壁薄，边缘光滑，界限清楚，透声良好，常有传导性搏动，但与心包腔及心腔无交通，彩色多普勒示囊肿内无血流信号，可与心包内脂肪垫、实性肿瘤、主动脉瘤、巨大左心耳等进行鉴别。而心包囊肿也很易与包裹性心包积液混淆，心超需多切面、多方向仔细观察，以显示心包腔内异常暗区的边界和邻近关系。

胸部CT对于心包囊肿具有独特的诊断优势，据其影像学特征通常可明确诊断：① 大多位于前下纵隔心膈角的特定位置，其中以右侧为主；② 边缘光滑清晰，呈椭圆形、圆形或梭形、新月形；③ 密度均匀浅淡、近似水样低密度；④ 透视动态检查肿块影与心影不能分开，有传导性搏动。

参考文献

［1］ Mitsutoshi Oguri, Shiou Ohguchi, Kunihiko Takahara, et al. Hemorrhagic pericardial cyst complicated with constrictive pericarditis［J］. 2018 The Japanese Society of Internal Medicine Intern Med, 2018, 57(24): 3565-3568.
［2］ 李兴敏. 胸腺囊肿超声误诊心包囊肿1例［J］. 中国实验诊断学, 2017, 21（1）: 99-100.
［3］ 王雪. 超声心动图诊断心包囊肿1例［J］. 临床超声医学杂志, 2019, 21（10）: 798.
［4］ 郭立琳. 心包囊肿的影像学诊断和临床治疗［J］. 北京医学, 2010, 32（2）: 12-14.

执笔：任伟平 复旦大学附属中山医院徐汇医院

审阅：马 静 复旦大学附属中山医院徐汇医院

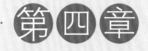

第四章

妇产科疑难病例讨论

一、膀胱阴道瘘形成

病例介绍 患者女,57岁。患者1周前无明显诱因下出现阴道尿液流出,站立位时阴道尿液流出均匀,呈滴状,坐位时阴道几乎无尿液流出。自阴道流出尿液后,尿道无尿液排出。拟诊"膀胱阴道瘘",收治于泌尿外科。

(一)

患者放置宫内节育器多年,10年前欲取环未成,泌尿外科医生怀疑膀胱阴道瘘可能,与节育器变形或穿孔有关。入院1天后遂行经阴道超声检查。

超声所见:宫腔内见节育器回声,形态不规则,宫腔内见无回声区,范围约:35 mm×29 mm,CDFI:未见明显血流信号(图4-1-1、图4-1-2)。子宫肌层内见裂隙样低回声,似与膀胱相通(图4-1-3)。

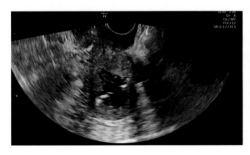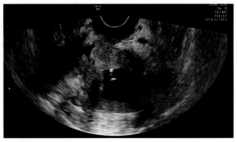

图4-1-1、图4-1-2 宫腔内见节育器回声,形态不规则,宫腔内见无回声区

检查过程中尿量逐渐增多,宫颈前方见等回声区,范围约:47 mm×28 mm×42 mm,向膀胱壁突出,与膀胱壁及子宫前壁界限不清,内部回声不均匀。CDFI:见较丰富血流信号,RI:0.42(图4-1-4、图4-1-5、图4-1-6、图4-1-7)。

超声提示:

1. 宫颈前方实质性占位(首先考虑宫颈来源,侵犯膀胱壁伴窦道形成可能)。

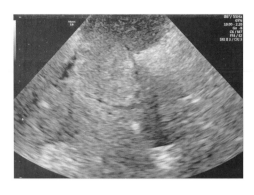

图 4-1-3　子宫肌层内见裂隙样低回声,似与膀胱相通

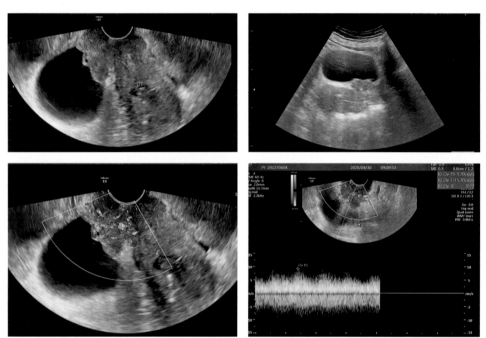

图 4-1-4、图 4-1-5、图 4-1-6、图 4-1-7　宫颈前方见等回声区,向膀胱壁突出,与膀胱壁及子宫前壁界限不清,CDFI:见较丰富血流信号

2. 子宫肌层内裂隙样回声（考虑局部窦道形成可能）,宫腔积液。

3. 宫腔内节育器形态变形。

（二）

入院第3天行盆腔增强CT检查。

盆腔CT平扫+增强提示: 考虑宫颈癌累及膀胱及左侧输尿管,致膀胱阴道瘘,宫腔积液。（图4-1-8、图4-1-9）。

（三）

入院7天后行膀胱镜检查。

膀胱镜提示：膀胱三角区不完整，有一瘘口，与阴道相通。

随访结果：入院8天后，患者自行选择上级妇产科医院进行治疗。

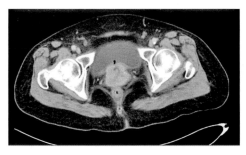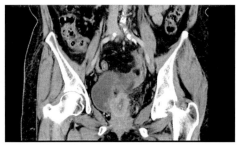

图4-1-8、图4-1-9　**宫颈癌累及膀胱及左侧输尿管，致膀胱阴道瘘，宫腔积液**

分析讨论

膀胱阴道瘘是各种原因引起的膀胱阴道之间的异常通道，这些原因包括盆腔手术、分娩损伤、异物、外伤、恶性肿瘤侵犯及妇科恶性肿瘤放疗。

膀胱阴道瘘在临床上虽然较多见，其诊断一般也不难，但超声诊断本病不常见，尤其是在常规超声检查中发现膀胱阴道瘘对于提示临床及患者的治疗具有重要价值。本病例超声发现宫颈占位侵犯膀胱伴瘘管形成，并非节育环穿孔致膀胱阴道瘘。

宫颈癌是女性最常见的恶性肿瘤，且早期常无症状，以至于常在发现时就已经是中晚期（根据FIGO分期为IB2-Ⅳ期）。宫颈癌可分为4期：Ⅰ期癌灶局限在宫颈；Ⅱ期癌灶超过子宫，未达盆壁，阴道浸润不超过下1/3；Ⅲ期癌肿扩散浸润达到盆壁，阴道浸润超过下1/3；Ⅳ期癌播散超过真骨盆或浸润膀胱、直肠黏膜。

超声可清晰显示膀胱阴道瘘口的部位、大小，经会阴区探查可以清楚显示瘘口与膀胱的关系，经腹部和经会阴区联合探查是超声诊断膀胱阴道瘘的有效检查方法，可以提高对本病的检出率，对于临床诊断本病提供了一定的参考价值。

参考文献

［1］兰竹，于秀章，侯敏敏，等. 妇科手术导致膀胱阴道瘘的诊治研究进展［J］. 中华妇幼临床医学杂志（电子版），2016，12（4）：475-478.

［2］周晖，白守民，林仲秋.《2019NCCN宫颈癌临床实践指南（第1版）》解读［J］. 中国实用妇科与产科杂志，2018，34（9）：1002-1009.

［3］ Cao WJ, Yao XM, Cen DW, et al. Prognostic role of pretreatment thrombocytosis on survival in patients with cervical cancer: a systematic review and meta-analysis［J］. World Journal of Surgical Oncology, 2019, 17(1): 132.

［4］ 鲁琦, 张震宇. 国际妇产科联盟2018年版子宫颈癌分期标准的解读［J］. 中华妇产科杂志, 2019, 54(10): 718-720.

［5］ 李亚飞, 杨彦峰, 魏金星, 等. 医源性膀胱阴道瘘53例临床分析［J］. 临床泌尿外科杂志, 2015, 30(4): 322-324.

［6］ Lan Z, Yu XZ, Hou MM, et al. Research progress of diagnosis and treatment of vesicovaginal fistula caused by gynecologic surgery［J］. 2016, 12(4): 475-458.

［7］ Xiong Y, Tang Y, Huang F, et al. Transperitoneal laparoscopic repair of vesicovaginal fistula for patients with supratrigonalfistula: comparison with open transperitoneal technique［J］. Int Urogynecol J, 2016, 27(9): 1415-1422.

执笔：王红梅　同济大学附属杨浦医院
审阅：郑孝志　同济大学附属杨浦医院

二、子宫淋巴瘤

[病例介绍]　患者女,63岁。患者半月前无明显诱因出现下腹部疼痛,小便后尤甚,无腹泻、恶心、呕吐,无尿频、尿急。查CA125: 35.87 U/mL(0.00 ~ 35.00 U/mL)。PET-CT检查提示:子宫弥漫性增大,左右径约10.5 cm,向左侧附件区延续形成一约4.4 cm×3.2 cm软组织肿块影,弥漫性放射性摄取增高,SUVmax=5.8,右侧附件区未见明显放射性异常摄取;腹膜后、两侧髂血管旁及腹股沟未见明显肿大淋巴结;全身其余部位目前未见明显FDG代谢异常增高灶。收住入院。

（一）

患者入院后行阴道超声检查。

超声所见:子宫增大,形态饱满,肌层回声减低,分布不均匀,紧贴其左侧探及低回声区,大小41 mm×44 mm×55 mm,与子宫分界不清,内部呈网格状高回声,内见粗大条状血流信号。内膜厚度2 mm,回声欠均匀,彩色超声未见明显异常血流信号。双侧卵巢未显示(图4-2-1、图4-2-2)。

超声提示:子宫增大伴弥漫性病变(肿瘤性病变可能,肉瘤? 淋巴瘤?),不除外左侧附件区累及。

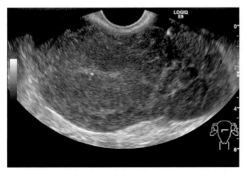
图4-2-1　紧贴子宫左侧壁不均质病变

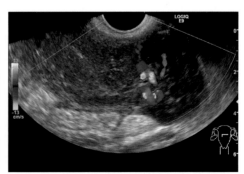
图4-2-2　病变内丰富条状血流信号

处置经过：入院行剖腹探查术＋全子宫双附件切除术。

（二）

手术所见：子宫偏大，左侧附件见大小5.5 cm×4.5 cm×5.5 cm肿瘤，呈鱼肉样改变，质地糟脆，粘连于侧盆壁及子宫左后壁，右侧输卵管、卵巢未见异常。术后剖视子宫，宫颈、内膜无肿瘤性改变。

术后病理：（子宫）黏膜相关淋巴组织（MALT）结外边缘区淋巴瘤，浸润宫体肌壁≥1/2层，侵犯颈管腺体及间质，宫颈慢性炎。（左附件）见淋巴瘤累犯。（右附件）卵巢及输卵管组织，未见特殊病变。

分析讨论

　　淋巴瘤是一组发生于淋巴结及结外淋巴结组织的恶性肿瘤，全身各部位均可发病。发生于女性生殖系统的淋巴瘤少见，仅占女性结外淋巴瘤0.2%～1.1%，多以卵巢、子宫颈及阴道为主。原发性子宫淋巴瘤占女性生殖系统恶性肿瘤的0.1%。

　　女性生殖系统的淋巴瘤的病理分型几乎全部是非霍奇金淋巴瘤（Non-hodgkin's lymphoma，NHL），绝大多数为B细胞淋巴瘤，以弥漫大B细胞淋巴瘤为主，占67%，滤泡型占28%，Burkitt淋巴瘤占5%，NK/T细胞淋巴瘤极其罕见。本病例为结外边缘区淋巴瘤，是一种低度恶性的B细胞淋巴瘤。好发年龄和病理类型相关，弥漫大B细胞瘤好发35～45岁，滤泡淋巴瘤好发年龄多大于50岁，而Burkitt淋巴瘤好发于5～10岁。

　　非霍奇金淋巴瘤常见肿瘤标志物是CA125、乳酸脱氢酶（LDH）和β_2微球蛋白。CA125的升高与肿瘤的期别较晚、肿瘤体积大、骨髓浸润、结外转移、胸腹腔积液有关。研究认为CA125不仅是淋巴瘤分期和评价肿瘤活性的重要标志物，其水平升高还预示患者生存期的降低。LDH高水平、β_2微球蛋白升高与治疗无反应有关。

　　原发性子宫淋巴瘤主要表现为阴道不规则流血，突发月经量增多，可伴下腹部疼痛不适，体检常发现子宫体积增大，与子宫内膜癌临床表现类似。临床诊断原发性子宫淋巴瘤的文献共识如下：① 肿瘤局限于子宫，且为首发部位；② 无白血病依据；③ 既往无淋巴瘤病史；④ 继发肿瘤出现与原发子宫恶性淋巴瘤相隔较长时间；⑤ 有其他部位受累，但子宫病变显著者仍视为原发。不同病理类型的NHL必须经病理组织学、免疫组化进行分型确诊。

　　子宫淋巴瘤的声像图特征：① 子宫体弥漫性增大，子宫内膜完整，早期往往不累及子宫内膜，而向深部浸润，肿瘤细胞弥漫浸润子宫肌壁；② 病灶呈近似无回声的极低回声,内部回声均匀,病灶后方回声增强;③ 病灶可有网格状高回声;④ 病灶内血流信号增多,血流阻力指数低,提示肿瘤间质内血管丰富。超声表现与病理形态特点有很好的相关性,均匀低回声区为肿瘤细胞区,网格状高回声为增生纤维分隔的瘤细胞巢团样结构。

子宫淋巴瘤的超声图像具有特征超声征象,一般不易误诊,但仍需与子宫肌瘤、宫颈癌、子宫内膜癌、子宫内膜肉瘤等其他子宫病变鉴别诊断。子宫肌瘤声像图多表现为子宫不对称增大,肿块有完整包膜,与肌层分界清晰,肿块周边环状或半环状血流信号。宫颈癌多表现为不规则低回声,肿块无明显边界,内部回声不均匀,肿块内部丰富血流信号。子宫淋巴瘤早期往往不累及子宫内膜,而向深部弥漫浸润子宫肌壁。子宫内膜是否完整是超声和病理鉴别子宫原发性淋巴瘤与其他宫体恶性肿瘤的重要特征之一。子宫内膜癌、子宫内膜肉瘤等宫体恶性肿瘤则表现为子宫内膜明显破坏,病变处子宫内膜边界不清。

尽管子宫淋巴瘤少见,但超声检查发现以上声像图特征时,仍应考虑到子宫淋巴瘤的可能。

参考文献

[1] Lagoo AS, Robboy SJ. Lymphoma of the female genital tract: current status[J].Int J Gynecol Pathol, 2006, 25(1): 1–21.

[2] Juliane B, Frank N, Albrecht H, et a1. Primary extranodal NK/T cell lymphoma of the endometrium: report of an unusual ease diagnosed at autopsy[J]. Gynecol Obstet Invest, 2006, 61(3): 164–166.

[3] Lemos S, Magalhaes E, Sousa V, et a1. Primary endometrial B-cell lymphoma: case report[J].Eur J Gynaecol Oncol, 2008, 29(6): 656–658.

[4] Gabor M, Katalin H, Tamas C, et al. Primary uterine NK-cell lymphoma, nasal- type: A unique malignancy of a prominent cell type of the Endometrium[J]. Pathol Oncol Res, 2011, 18(2): 519–522.

[5] Park SB, Lee YH, Song MJ, et a1. Sonographic findings of uterine cervical lymphoma manifesting as multinodular lesions[J]. Clin Imaging, 2012, 36(5): 636–638.

执笔:胡　娜　复旦大学附属肿瘤医院
审阅:常　才　复旦大学附属肿瘤医院

三、子宫内膜癌合并子宫癌肉瘤

病例介绍 患者女，87岁，因"绝经后出血2个月"于门诊就诊。既往有异位妊娠手术史。妇科查体：阴道畅，少量暗红血迹；宫颈萎缩，子宫附件未及。

（一）

2020年2月22日行阴道联合腹部超声检查。

超声所见：子宫后位，大小约38 mm×39 mm×31 mm，宫颈长约15 mm。子宫内膜厚约15 mm，内膜回声不均匀，未见明显血流信号。子宫偏右侧见一实性为主的混合回声区，大小约75 mm×69 mm×61 mm，形态规则，边界清，CDFI：内见彩色血流信号。双侧卵巢未显示。

超声提示：① 子宫内膜增厚不均，考虑子宫内膜癌可能；② 子宫偏右侧混合性病灶，考虑Ca可能，来源建议进一步检查。

（二）

2021年3月31日复查阴道联合腹部超声检查。

超声所见：子宫轮廓显示不完整，宫颈长度24 mm。子宫内膜显示厚度约10 mm，回声不均匀，未见明显血流信号。双侧卵巢未显示。盆腔见一混合回声区，大小约163 mm×116 mm×156 mm，形态不规则，边界欠清，部分与子宫前壁肌层分界不清，其以实性为主、间以不规则无回声区。CDFI：局部见较丰富彩色血流信号，测及RI=0.60。腹腔见游离无回声区，最深处约23 mm（图4-3-1、图4-3-2、图4-3-3）。

超声提示：① 绝经期子宫内膜增厚，考虑子宫内膜癌可能；② 盆腔混合性占位，考虑来源于肌层可能，建议进一步检查；③ 腹腔积液。

（三）

通过MRI进一步检查。

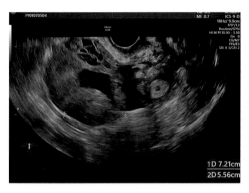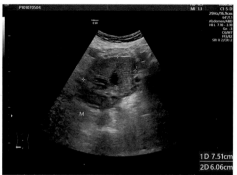

图4-3-1、图4-3-2　子宫偏右侧混合性病灶

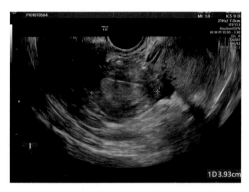

图4-3-3　子宫内膜增厚,子宫左侧未见明显包块

影像所见:盆腔内一巨大不规则影,大小约14 cm×16 cm×14 cm,分叶状,信号混杂,T1混杂低信号,T2混杂高信号。其右上方见一大小约30 cm×23 cm结节影,均弥散受限,增强后不均强化,肿块后缘与子宫关系密切,局部似突入宫壁,子宫受压向后方移位并萎缩,宫颈及阴道结构信号未见异常。直肠肠壁无增厚,周围脂肪间隙清晰。直肠子宫陷窝见少量积液。盆腔内未见明显肿大淋巴结(图4-3-4、图4-3-5)。

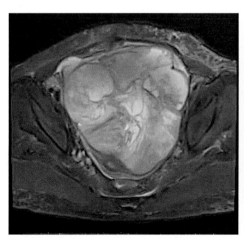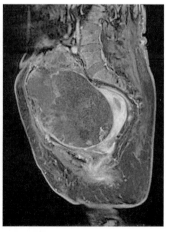

图4-3-4、图4-3-5　肿块后缘与子宫关系密切,局部似突入宫壁,子宫受压向后方移位并萎缩

影像所得：盆腔巨大恶性肿瘤，子宫来源平滑肌肉瘤可能，盆腔恶性肿瘤侵及子宫不除外，盆腔少量积液。

（四）

实验室检查：CA 125：82.4 U/mL，CA 19-9：94.6 U/mL。

手术所见：

1. 盆腔内巨大肿块，约30 cm×25 cm×8 cm，表面血管丰富，肿块与肠壁、盆壁、子宫膀胱广泛粘连，未探及明显卵巢及输卵管。

2. 发现肿块与部分膀胱肌层粘连，行部分膀胱组织切除术。

3. 见乙状结肠有一肿块，大小约3 cm×2.5 cm，行部分乙状结肠切除＋吻合术。

4. 探查肝脾，表面无结节，腹主动脉、髂总动脉旁无肿大淋巴结，大网膜无结节感。（图4-3-6、图4-3-7、图4-3-8、图4-3-9）。

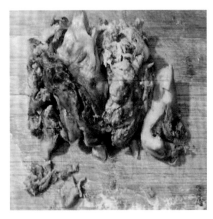
图4-3-6 巨大肿块标本

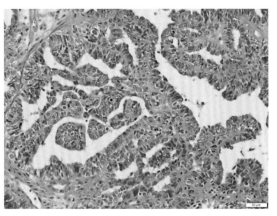
图4-3-7 高级别浆液性肿瘤：癌细胞柱状，多角形，核大，染色质粗，核分裂多见，排列成管状、乳头状、片状

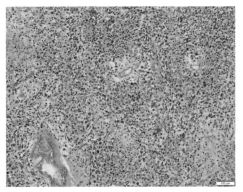
图4-3-8 横纹肌肉瘤：肉瘤细胞呈梭形、多角形，大小不一，核大异形，病理性核分裂多见

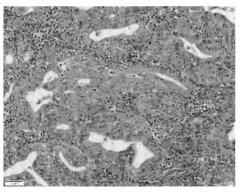
图4-3-9 子宫内膜癌：细胞核大、深染、异型立方成柱状、排列成腺管、筛孔状、灶性坏死

病理结果：

1.（宫腔）子宫内膜癌，分化Ⅰ级，小灶侵犯浅肌层。

2.（子宫左阔韧带区，另见破碎肿块）考虑癌肉瘤，癌成分为高级别浆液性癌，肉瘤成分为横纹肌肉瘤，肿瘤侵犯子宫浆膜达深肌层。

3.（左侧输卵管）局部肌层慢性炎症，并见少许肿瘤累及。

4.（右侧阔韧带）未见异常。

5.（膀胱）肌层表面及肌壁见腺癌累及。

6.（乙状结肠）肌壁间及浆膜见腺癌累及，侵及浅肌层。

7. 肠系膜淋巴结5枚，其中1枚见肿瘤转移。

免疫组化：PAX8（-），CD56（+），Myogenin（+）P53（+），P16（+），ER（+），PR（+）。（C）P53（+），Vim（+），CK7（+），CK20（-），CEA（-），CA125（+），ER（-），PR（-），Ki67（50%+），EMA（+），WT1（少许+），DESMIN-（D）CD99（-），Desmin（+），MyoD1（+），WT1（+），Vim（+）EMA（-），Inhibin（-），AE1/3-。

分析讨论

　　该患者高龄、以"绝经后阴道出血"就诊，前后两次超声检查均提示子宫内膜异常增厚及盆腔包块，包块体积明显增大，并且出现腹腔积液。腹水发生与肿瘤的恶性程度呈正相关，结合其病史，应高度怀疑恶性病变可能。该患者血清CA 125、CA 199升高，同样也提示了包块为恶性可能。

　　子宫内膜癌是发生在子宫体内膜层的恶性肿瘤，以腺癌为主，是女性生殖系统常见的恶性肿瘤之一。绝经后子宫内膜增厚伴阴道出血的患者应高度怀疑子宫内膜癌。

　　该患者子宫右侧包块体积较大，其来源可能为附件来源，也可能为子宫来源。判断其来源对手术方式及病理能起到一定的提示作用。当盆腔包块较大时，可以采用经阴道联合经腹部检查。该病例中通过仔细扫查，超声医生判断其为子宫来源可能性大。据文献报道，体积以8 cm作为判断肿瘤良恶性的截断值可获得较好的阳性预测值。肿块内探及实性成分，需考虑恶性肿瘤的可能。子宫癌肉瘤即恶性中胚叶混合瘤，是由上皮瘤成分和间叶肉瘤成分组成，其预后差，是一种较少见的、发生在子宫体的恶性程度极高的肿瘤，多发生在绝经后妇女。绝经后不规则阴道出血是其典型临床表现，也可表现为阴道流液。但与其他内膜病变相比并没有特异性，需要其他辅助检查帮助诊断及鉴别诊断。子宫癌肉瘤超声图像特征具有子宫恶性肿瘤的共同特点，术前无法明确其病理类型，最终确诊需要病理诊断。

　　当妇科超声检查发现盆腔包块时，应当仔细辨别其与子宫及卵巢的关系，可以通过多方位扫查、多模式联合应用，并结合其年龄、是否绝经以及相关检查，如血清肿瘤学指标、磁共振等，提高超声对盆腔包块来源及良恶性的诊断能力。

参考文献

[1] 杨舒萍,吕国荣,沈浩霖.超声影像报告规范与数据系统解析[M].北京:人民卫生出版社,2019:1-4.

[2] 黄艳秋,赵忠霞.子宫平滑肌肉瘤超声表现一例[J/CD].中华超声影像学杂志(电子版),2009,6(2):369-370.

[3] Artioli G, Wabersich J, Ludwig K, et al. Rareuterine cancer: carcinosarcomas. Review from histology to treatment[J].Crit Rev Oncol Hematol, 2015, 94(1): 98-104.

[4] Cantrell LA, Blank SV, Duska LR. Uterine carcinosarcoma: A review of the literature[J]. Gynecol Oncol, 2015, 137(3): 581-588.

[5] 赵凡桂,徐阳,张浩,等.彩色多普勒超声诊断子宫癌肉瘤的临床价值[J].复旦学报(医学版),2017,4(4):512-516.

执笔：王静怡　上海交通大学医学院附属同仁医院

审阅：陈　曼　上海交通大学医学院附属同仁医院

四、卵巢淋巴瘤

病例介绍 患者女,36岁。患者已婚已育,曾在外院检查有子宫肌瘤和卵巢内膜异位囊肿。本次为人流术后一个月复查,无腹痛,无阴道流血,无发热,无体重减轻等症状。

(一)

初次超声检查。

超声所见:右卵巢内探及两个低回声区,大小分别约18 mm×19 mm×19 mm、12 mm×10 mm×12 mm,形态规则,边界尚清,CDFI:内见较丰富血流信号,RI:0.38(图4-4-1、图4-4-2)。

左卵巢内探及低回声区,大小16 mm×15 mm×14 mm、9 mm×8 mm×9 mm,形态规则,边界尚清,CDFI:内见较丰富血流信号,RI:0.40(图4-4-3)。

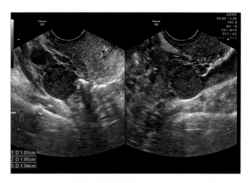

图4-4-1 右侧卵巢内低回声肿块,边界清

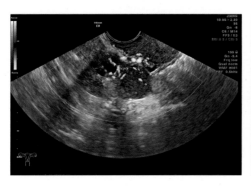

图4-4-2 肿块内血流信号丰富

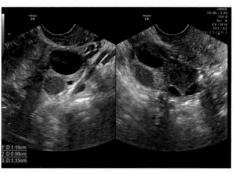

图4-4-3 左侧卵巢内低回声肿块

超声提示：双卵巢实性占位，内血流较丰富。

（二）

一个月后再次检查。

超声所见：右卵巢内低回声占位64 mm×54 mm×38 mm，形态不规则，边界尚清，内见较丰富血流信号。左卵巢内低回声占位53 mm×31 mm×31 mm，形态不规则，边界尚清，内见较丰富血流信号（图4-4-4、图4-4-5）。

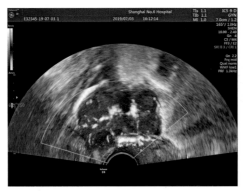 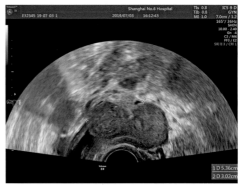

图4-4-4　肿块内血流信号丰富　　　　图4-4-5　左侧卵巢内低回声肿块，边界清

超声提示：双卵巢内实质性占位，恶性可能。

（三）

拟"卵巢恶性肿瘤可能"入院，术前检查。

胸部CT提示：① 左上纵隔肿块伴左肺上叶炎症、肺不张，考虑肿瘤性病变可能大；② 左侧锁骨上淋巴结、纵隔稍大淋巴结；③ 附见：双侧肾上腺肿块、胆囊肿块。

PET—CT检查提示：左侧锁骨上淋巴结、纵隔巨大肿块、双侧肾上腺肿块、胆囊肿块、降结肠及乙状结肠局部肠壁增厚、盆腔多发肿块，左侧股骨中段骨质密度异常，上述病灶葡萄糖代谢异常增高，考虑淋巴瘤可能性大，建议治疗后随访（图4-4-6）。

穿刺活检：弥漫性大B细胞型淋巴瘤。

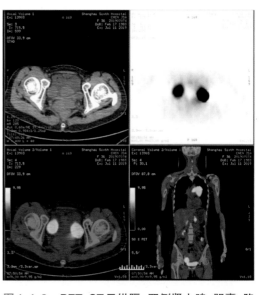

图4-4-6　PET-CT示纵隔、双侧肾上腺、胆囊、降结肠及乙状结肠、盆腔多发代谢异常灶

最终诊断：非霍奇金淋巴瘤，系弥漫性大B细胞型淋巴瘤，累及卵巢、纵隔淋巴结、肾上腺、胆囊、结肠、股骨。

分析讨论

患者为年轻女性，一般情况良好，曾在外院检查有双侧卵巢内膜异位囊肿，此次人流术后一个月复查，超声发现双侧卵巢低回声肿块，二维超声图像类似卵巢内膜异位囊肿的回声。卵巢内膜异位囊肿是妇科的常见病，且50%以上的病例累及双侧卵巢，其典型的临床表现为继发性渐进性痛经，但也有少数病人无自觉症状。卵巢内膜异位囊肿的声像图表现多变，典型表现为卵巢内类圆形的弱回声或低回声，囊壁可探及血流信号，但是囊内没有血流信号。

在没有彩色多普勒成像的帮助下，二维图像上很容易想到卵巢内膜异位囊肿这样的常见病。但是在彩色血流成像下显示肿块内血流信号丰富，故排除卵巢内膜异位囊肿，需要考虑卵巢的实质性肿块。

这个病例提醒我们，妇科超声检查过程中既要行二维超声也要行多普勒超声检查，二维超声观察占位的形态结构，而彩色多普勒超声观察到占位的血管网，有助于诊断与鉴别诊断。并且需要针对不同检查调节彩色血流参数，包括彩色血流速度范围或脉冲重复频率、彩色增益、壁滤波。卵巢和子宫检查时需要降低脉冲重复频率，增加彩色增益和（或）降低壁滤波。

淋巴瘤是中青年常见的恶性肿瘤，发生部位广泛，但是女性生殖系统非霍奇金淋巴瘤发病率低，临床发病率仅占1%左右，多见于卵巢（约占38%）、宫颈（约占20%），其次为子宫、外阴、阴道（分别占14%、8%、3%）等部位，可分原发性与继发性两类，卵巢淋巴瘤多属继发性。基于疾病早期缺乏特异性临床表现，易误诊。

继发性卵巢淋巴瘤一般双侧多见，呈实性低回声团块，回声较均质，边界清，大部分内部血流丰富，少数体积小的病灶可血流信号不丰富。淋巴瘤病灶的特征性超声表现是其呈结节状融合包绕血管，血管不会出现明显狭窄与变形。

卵巢淋巴瘤发病率虽低，但我们检查时需考虑到此病的存在，做好诊断与鉴别诊断。卵巢淋巴瘤二维声像图表现为低回声或弱回声，与卵巢内膜异位囊肿的声像图表现类似，但卵巢内膜异位囊肿囊内为液体而无血流信号，而卵巢淋巴瘤为实质性占位，内有血流信号，并且多为较丰富或丰富的血流信号，彩色多普勒超声有助于明确诊断。卵巢淋巴瘤多为继发性，怀疑卵巢淋巴瘤时需检查全身各脏器。

淋巴瘤治疗以化疗和靶向治疗为主，成人的五年生存率已经达到80%。此患者半年后复查显示多处的肿块都有变小。

参考文献

［1］ Robbin ML, Pellerito JS, Polak JF.《血管超声经典教程》. 6 版.［M］. 科学出版社, 2017: 378.

［2］ Iyengar P, Ismiil N, Deodhare S. Precursor B-cell lymphoblastic lymphoma of the ovaries: an immunohistochemical study and review of the literature［J］. Int J Gynecol Pathol, 2004, 23(2): 193–197.

［3］ Ionimsky E, Korach J, Perri T, et al. Gynecological lymphoma: A case series and review of the literature［J］. J Comput Assist Tomogr, 2018, 42(3): 435–440.

执笔：严雨霖　上海交通大学附属第六人民医院

审阅：沈国芳　上海交通大学附属第六人民医院

五、卵巢交界性 Brenner 瘤

病例介绍 患者女,84岁,因"阴道出血1天"来我院就诊。患者已婚,7-0-1-6,均顺产,已结扎,绝经30余年,既往无绝经后阴道流血流液。妇科检查:外阴已婚式,阴道少量暗红色血;宫颈光滑;宫体前位,后方扪及包块140 mm×130 mm,活动可,无压痛;双附件未见明显异常。

(一)

经阴道超声及经腹部超声检查发现:紧贴子宫后方见混合性回声134 mm×86 mm×110 mm,内部回声不均匀,内见条索状强回声及多房状无回声;CDFI:未见明显彩色血流信号(图4-5-1、图4-5-2)。

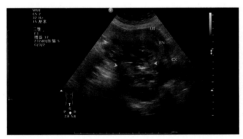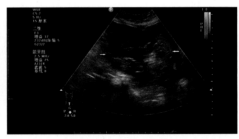

图4-5-1 经腹部声检查显示子宫及肿块   图4-5-2 经腹部超声检查肿块未见明显彩色血流信号

超声提示:子宫后方混合团块(① 附件来源,畸胎瘤? ② 子宫来源,浆膜下肌瘤伴囊性变? ③ 腹腔来源不能除外),建议进一步检查。

(二)

MRI检查所见:子宫左前上方见一大小约133 mm×95 mm×146 mm囊实性团块影,信号不均匀,内见多发粗细不均分隔及囊状影,静脉注射Gd-DTP增强后病灶实质区域明显强化,病灶与左卵巢关系密切,与毗邻肠管分界尚清。

MRI检查提示:左侧附件区囊实性占位性病变,交界性或恶性囊腺癌? 建议结合临床(图4-5-3、图4-5-4)。

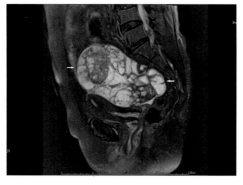

图4-5-3 MRI图像显示为囊实性病灶伴多发粗细不均分隔

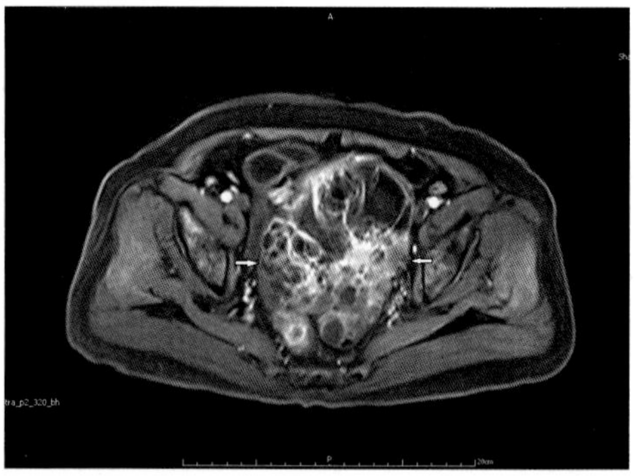

图4-5-4 增强MRI图像显示分隔及实性区域明显强化

（三）

患者行全子宫+双附件切除术。

术中所见:子宫前位,萎缩,左卵巢增大90 mm×90 mm×80 mm,内呈多房囊实性变,表面光滑,未见破口,与周围组织粘连。双侧输卵管正常粗细,右卵巢15 mm×10 mm×10 mm大小,盆腔少量积液,留取腹腔冲洗液找肿瘤细胞。

病理诊断:(左卵巢)交界性Brenner瘤(图4-5-5)。

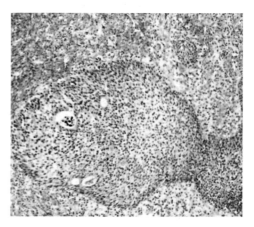

图4-5-5 镜下病理示(左卵巢)交界性Brenner瘤,瘤细胞巢增大、增多,细胞层次增多,局灶排列拥挤,细胞轻度异型,核仁明显,核分裂象偶见

分析讨论

Brenner瘤是一种少见的卵巢上皮源性肿瘤,占所有卵巢肿瘤的1%～2%,分为良性、交界性和恶性。95%为良性,多无症状,偶然发现,只有5%为交界性和恶性肿瘤。

Brenner 瘤超声表现为以实性和囊性较多见,瘤内多可见密集多发的强回声钙化灶,后伴声影,钙化较明显时可形成典型的"蛋壳征"钙化,蛋壳征对 Brenner 瘤诊断特异性较高。肿瘤内实性成分占比越多,恶性可能性越大。瘤内一般无血流或少血流,恶性者也可表现为血流不丰富。腹水是卵巢 Brenner 瘤的常见体征之一。

CT 主要表现为盆腔附件区实性、囊实性或囊性包块、边界清楚、形态多样,可呈圆形、类圆形或不规则分叶状。实性成分内见广泛散在无定型钙化是 Brenner 瘤的典型表现。CT 增强后肿瘤轻至中度强化。

卵巢 Brenner 确诊主要靠病理学检查。良性 Brenner 瘤大部分呈实性,少数体积较大且呈囊性,同时不伴有钙化。良性 Brenner 瘤在组织学上以移行细胞巢散布在明显增生的纤维性间质中为特点。交界性 Brenner 瘤多呈囊性,可为单房或多房,伴有菜花状、乳头状肿块突入一个或多个囊腔中。在组织学上交界性与良性相比,多伴显著增生为不同程度的非典型性细胞,而无间质浸润。

2003 年 WHO 分类中归纳交界性 Brenner 瘤病理诊断要点为:显著的乳头状结构突入囊性腔隙,肿瘤深部移行细胞融合形成大小不一的细胞巢,没有间质浸润,其与良性 Brenner 瘤的区别在于移行上皮乳头形成细胞层次增多可达 20 层,有轻、中度的异型性,与恶性 Brenner 瘤的区别在于除了细胞异型程度和核分裂象多少外,间质无浸润。

本例患者超声检查诊断难点是交界性 Brenner 瘤临床比较少见,无特异性临床表现,诊断时比较容易遗漏,同时特异性的超声表现较少,所以不能单独明确诊断,需要与其他检查相结合,确诊需要依靠术后病理。

参考文献

[1] 于慧敏,唐缨. 卵巢交界性 Brenner 瘤超声表现 1 例[J]. 中国超声医学杂志,2015,31(3):286.
[2] 钟萍萍,朱力,张立红,等. 卵巢 Brenner 肿瘤的临床病理分析[J]. 中华病理学志,2019,48(8):615-619.
[3] Gaur JH, Hassan MJ, Elahi AA, et al. Synchronous benign Brenner's tumor of ovary with leiomyoma and endometrial adeno-carcinoma in a postmenopausal female[J]. J Can Res Ther, 2019, 15(6): 1418-1420.
[4] 宋芳,沈铭红,陈汝蕾,等. 卵巢 Brenner 肿瘤 14 例临床病理分析[J]. 临床与实验病理学杂志,2019,35(1):105-107.

执笔:顾雄梅　上海市第八人民医院
审阅:马宏伟　上海市第八人民医院

六、结核性腹膜炎附件受累

病例介绍 患者女,19岁。患者近期体重减轻2.5 kg,胃纳差,精神欠佳,无畏寒、发热。平素月经规则,量中,无痛经史,LMP:1月24日。2月6日因上腹痛伴恶心、呕吐来我院就诊行超声检查,超声提示:盆腔内混合性肿块。2月7日本院CT提示双侧附件区囊性病灶,囊腺瘤可能。故拟"卵巢肿瘤"收入院。

(一)

患者2月6日首次门诊行超声检查。

超声所见:盆腔内子宫后方及两侧见混合回声包绕,范围约103 mm×48 mm,边界尚清,形态尚规则,内部测及条状血流信号,阻力指数:0.41 ~ 0.48。肝肾间隙见宽约5 mm无回声区;耻骨上见深约34 mm无回声区。盆腔内见深20 mm无回声区(图4-6-1、图4-6-2)。

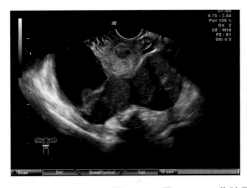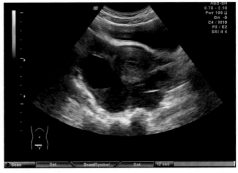

图4-6-1、图4-6-2 盆腔子宫后方及两侧混合性包块

超声提示:盆腔内混合性包块,性质待查,建议增强CT等进一步检查及妇科超声专家门诊复查;少-中等量腹腔、盆腔积液。

（二）

12月7日行CT检查。

CT所见：小肠壁均匀性增厚、增强后强化。肠间隙内见液性密度灶。双侧附件区见多房囊性病灶，大小约89 mm×55 mm，增强后分隔轻度强化。

CT提示：双侧附件区囊性病灶（囊腺瘤？）；小肠壁均匀性增厚；盆腔积液。

胃肠镜检查：未见明显异常。

（三）

2月23日行超声专家会诊检查。

超声所见：子宫体左侧见形态不规则、边缘不清晰混合回声，大小约40 mm×66 mm×78 mm，大部分为中、低回声，内见血流信号。宫体右侧见形态不规则、边缘不清晰混合回声，大小约44 mm×71 mm×55 mm，部分呈极低回声伴细丝状低回声，部分呈中低回声，内见较丰富血流信号（图4-6-3、图4-6-4）。

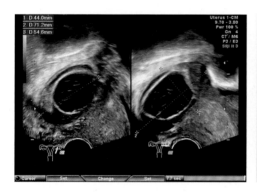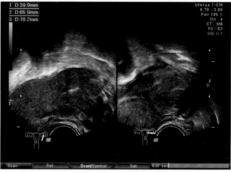

图4-6-3、图4-6-4 **宫体双侧混合回声**

超声提示：盆腔内部分实质部分囊性占位，来源双侧附件可能，Ca不能除外，中等量盆腔积液。

（四）

患者入院后行剖腹探查术。

手术结果：结核性腹膜炎，肠破裂；盆腔肉芽肿性病变，附件受累。

分析讨论

结核性腹膜炎累及附件是结核杆菌所引起的女性生殖器的炎症，又称结核性盆腔炎。中国是结核病的重灾区之一，因而盆腔结核的发病率也呈明显上升趋势。盆腔结核是全身结核的表现之一，常继发于身体其他部位的结核，以血行传播为主。盆腔结核多见于20～40岁的女性，也可见于绝经期的妇女，以输卵管结核最常见。生育期的妇女生殖系统功能活跃，血供丰富，结核杆菌借血循环可使生殖器官受累而成为盆腔结核，同时也是育龄期妇女不孕的常见原因。由于盆腔结核缺乏特异的临床症状和体征，常见临床症状如不孕、月经异常、下腹坠痛，也可常见于其他妇科疾病，如慢性盆腔炎、卵巢肿瘤等，因此进一步掌握盆腔结核的诊断和鉴别诊断极其重要。

盆腔结核的病理过程为渗出、粘连、增生及干酪样坏死、钙化。盆腔结核的声像图特点与其病理改变密切相关。由于结核杆菌的刺激引起大量纤维素渗出，在大部分结核性盆腔炎积液中可见点状强回声、带状漂浮物或分隔带。由于纤维素的渗出导致盆腔脏器、肠系膜、肠管间不同程度的粘连而形成盆腔粘连性包块。随着结核的进展，大部分盆腔结核性包块可发生干酪样坏死，部分盆腔结核随着结核灶的吸收，在盆腔内可见大小、形态不一的钙化灶。由于毛细血管增生旺盛，在包块内可见星点状血流信号。根据病灶的内部回声及周边形态，超声形态学可分为以下几种。

1. （囊）实混合型包块，在盆腔内或附件区可探及边界模糊、形态欠规则的囊实混合性包块，其内回声杂乱，可见实性团块及液性暗区，与周围组织分界不清。CDFI：包块内未见血流信号。此型的病理基础为渗出、粘连、干酪样坏死相互交叉进行。

2. 实性回声型包块，在盆腔内或附件区可探及实性不均质的低回声包块，此型包块边界模糊、边缘不规则、无包膜，比较局限。CDFI：包块内未见血流信号。此型的病理基础为组织充血、水肿、增生、结核性肉芽肿形成、纤维化和钙化形成实性包块，并与周围肠系膜、肠管等粘连形成粘连性包块。

3. 囊肿型包块，在盆腔内或附件区可探及椭圆形囊性包块，囊壁不均匀增厚、内壁粗糙、张力低，其内有点状或斑片状强回声（干酪样坏死物），囊肿多为多房性。此型的病理基础为输卵管积水、增粗增厚，包块与子宫、肠管、盆腔有不同程度的粘连。

4. 盆腔积液型，在盆腔内或附件区可探及局限性液性区，边界清楚，形态不规则，有"见缝即钻"的特点。此型病理基础为以结核渗出为主。

盆腔结核其病理改变复杂多样使声像图随之复杂化，缺乏特异性，给明确诊断带来困难，如混合性包块，声像图与宫外孕声像图很相似，但通过血HCG则不难鉴别。卵巢畸胎瘤伴钙化时易与干酪样钙化的包块混淆，前者无感染，无蒂扭转时常无症状，而结核患者常有全身中毒症状。卵巢恶性肿瘤与盆腔结核粘连包块，尤其是年龄大者，在盆腔内可探及包块及积液，给超声诊断带来困难，但肿瘤可探及丰富低阻血流，而结核性包块则常无血流信号。如果超声发现盆腔积液或包裹性积液时，应尽可能抽液进行结核相关项目的检查，以提高诊断的准确率，众多报道指出超声引导下细针穿刺抽液检查是一种较安全可靠的鉴别盆腔结核及卵巢癌的方法。

参考文献

［1］ Sindhu N Tripathy, Satchida N Tripathy. Infertility and pregnancy outcome in female genital tuberculosis［J］. Int J Gynaecol Obstet, 2002, 76(2): 159-163.

［2］ 曹云云, 牛建梅, 姚世发, 等. 分析女性生殖器结核的临床特点及超声诊断［J］. 中国超声医学杂志, 2017, 33 (8): 721-723.

［3］ 熊希, 高春燕, 孙秋蕾, 等. 常规超声与超声造影诊断盆腔结核对比分析［J］. 中国介入影像与治疗学, 2015, 12 (6): 341-344.

执笔：张　丽　上海交通大学医学院附属新华医院崇明分院

审阅：刘　岚　上海交通大学医学院附属新华医院崇明分院

七、腹膜后妊娠

病例介绍 患者女,39岁。患者已婚,孕次1,产次0,无流产史。因停经47天,不规则阴道出血26天,下腹隐痛2小时于2019年11月27日至外院就诊,查尿人绒毛膜促性腺激素(human chorionic gonadotropin, HCG)阳性,血 β-HCG 为 10 908.9 mIU/mL,经阴道彩超于宫腔内外均未见妊娠证据。

(一)

2019年11月29日复查血 β-HCG 为 10 877.80 mIU/mL。

超声所见:经阴道彩超宫腔内未见孕囊,附件区未见明显异常肿块。结合患者病史,超声医生高度怀疑该病例为异位妊娠,但亦未在宫内宫外探及妊娠征象,故请上级超声医生会诊。于子宫后陷凹偏左部位发现一混合性回声包块,大小21 mm×18 mm×18 mm,边界尚清,其内见一无回声结构,大小为18 mm×15 mm×13 mm,伴表面及内部星点状彩色血流(图4-7-1);盆腔内未探及游离无回声。

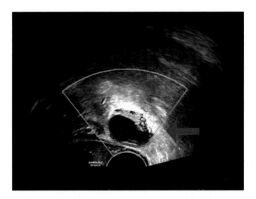

图4-7-1 经阴道超声检查,黄色箭头所指为子宫后陷凹偏左侧之混合性包块,彩色多普勒血流显像显示短条状及星点状彩色血流信号

超声提示:左侧盆腔异位妊娠可能。

处置经过:临床拟"异位妊娠可能"急诊收住入院,并行手术。

(二)

术中所见:入院后经紧急术前准备行急诊腹腔镜下探查术及经阴道诊刮取环术。经阴道刮出少量组织物，肉眼未见绒毛。腹腔镜术中见子宫正常大小，表面完整，活动可；双侧输卵管卵巢未见异常增大，未见活动性出血及破口；术中反复探查大网膜、肠管及肠系膜表面均未能发现异常肿块，遂请求术中超声检查。

术中超声所见：经阴道超声定位，其部位及声像图特征同术前（图4-7-2）。

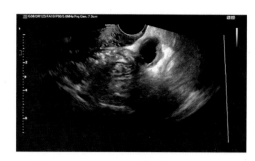

图4-7-2　术中经阴道超声检查定位的子宫后陷凹偏左侧混合性包块

（三）

腹腔镜手术经过：根据超声定位的方向，于左侧盆壁骶韧带下方发现一3 cm×3 cm×2 cm囊性增大突起，其表面略凹陷、中央见一0.5 cm破口，破口处见少许鲜红色血迹，未见活动性出血（图4-7-3）。按压突起部位，超声定位之肿块声像图随之而动，因此确定为病灶并予以切除，切开后肉眼可见绒毛组织；盆腔内另见棕色稀薄液体5 mL。

术中诊断：异位妊娠（腹膜后妊娠）。

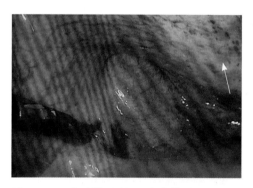

图4-7-3　腹腔镜下所见，白色箭头所示为术中所见左侧骶韧带下方（腹膜后）局部囊性增大突起，中央见一破口

（四）

术后经过：术后第2天复查血β-HCG为4 285.20 mIU/mL，术后第4天复查血β-HCG为1 345.60 mIU/mL。病情平稳后予以出院。

随访结果：术后5天病理报告提示宫腔少许破碎子宫内膜呈增生反应及鳞状上皮；腹膜后病灶组织内见少量幼稚的绒毛组织伴蜕变（图4-7-4）。术后随访中患者无不适主诉。术后第11天复查血β-HCG为60.90 mIU/mL，术后第18天复查血β-HCG为6.10 mIU/mL。

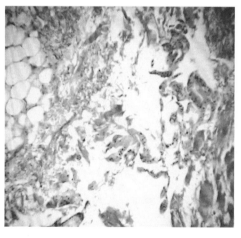

图4-7-4　腹膜后妊娠病灶的病理镜检图，提示病灶处见少量幼稚的绒毛组织（HE染色，×100）

分析讨论

　　腹膜后妊娠是指胚胎或胎儿位于腹膜腔以外的部位，是极罕见的特殊类型异位妊娠，母体病死率高，一般胚胎或胎儿不能存活。

　　腹膜后妊娠的具体病因尚不明确，高危因素主要包括输卵管切除术后、既往子宫穿孔史、多次异位妊娠史、多次人工流产史、输卵管炎及机械性损伤、体外受精-胚胎移植（IVF-ET）等。其临床表现及超声声像图特征与一般部位的异位妊娠比较，没有显著的差异。其受精卵种植位置多变，可种植于腹膜后、闭孔窝、下腔静脉与主动脉间、腹主动脉与左肾动脉交界处、髂总动脉分叉处等腹膜外部位。经阴道超声受角度的影响，其扫查范围有限，存在一定的检查盲区；经腹部超声检查当肿块较小、位置较深较偏时，也可能很难发现病灶。因而，本病术前的超声检出、定位及鉴别诊断较困难；对于位置偏深、位置较高或偏于一侧的肿块，经阴道超声检查尤为困难，存在漏诊的风险。文献报道CT能定位位于腹膜后肿块，提高诊断率。

　　腹膜后妊娠的手术中，若病灶部位的后腹膜光滑完整，手术探查相对不易发现病灶，手术难度也相应增加；若病灶邻近大血管或重要器官，手术中意外损伤的风险增高。因此，对本病的术前定位尤为重要。若术前疑诊腹膜后妊娠，应备好多学科协作手术及抢救准备。

　　本病例的超声诊断过程提示我们，超声检查必须紧密结合临床病史，对于病史提示妊娠而超声检查不能找到宫内宫外妊娠证据者，需警惕特殊或罕见部位的异位妊娠，应扩大扫查范围。对于超声反复检查亦不能发现明确病灶的病例，应建议CT或磁共振成像（MRI）进一步检查。

参考文献

［1］李丽果，夏梦，刘军秀，等.腹膜后妊娠一例［J］.中华妇产科杂志，2018，53（5）：342.

［2］刘彧，荆春丽，李云霞.腹膜后腹主动脉旁异位妊娠1例报告并文献复习［J］.中国实用妇科与产科杂志，2015，31（7）：687-688.

［3］Yang M, Cidan L, Zhang D. Retroperitoneal ectopic pregnancy: a case report and review of the literature［J］. BMC Pregnancy Childbirth, 2017, 17(1): 358.

［4］杨宝华，曹云桂.特殊部位异位妊娠3例临床分析［J］.中华生殖与避孕杂志，2019，39（10）：832-834.

［5］胡明华，翁媛英.腹膜后腔异位妊娠一例［J］.中华妇产科杂志，2010，45（11）：879.

［6］Yang YZ, Liu ZY, Song L, et al. Diagnosis and surgical therapy of the retroperitoneal ectopic pregnancy: a case report［J］. Int J Surg Case Rep, 2018, 49: 21-24.

［7］彭静，罗喜平，江魁明，等.腹膜后妊娠保守治疗成功一例［J］.中华妇产科杂志，2017，52（11）：783.

［8］Dmowski WP, Rana N, Ding J, et al. Retroperitoneal subpancreatic ectopic pregnancy following in vitro fertilization in a patient with previous bilateral salpingectomy: how did it get there?［J］. J Assist Reprod Genet, 2002, 19(2): 90-93.

［9］于守君，齐鲁.腹膜后异位妊娠破裂超声误诊1例［J］.中国医学影像技术，2019，35（5）：749.

［10］Jiang W, Lv SJ, Sun L, et al. Diagnosis and treatment of retroperitoneal ectopic pregnancy: review of the literature［J］. Gynecol Obstet Invest, 2014, 77(4): 205-210.

［11］Okorie CO. Retroperitoneal ectopic pregnancy: is there any place for non-surgical treatment with methotrexate?［J］. J Obstet Gynaecol Res, 2010, 36(5): 1133-1136.

执笔：陶久志　上海市长宁区妇幼保健院，华东师范大学附属妇幼保健院

审阅：周毓青　上海市长宁区妇幼保健院，华东师范大学附属妇幼保健院

八、胎盘早剥合并子宫破裂

病例介绍 患者女,29岁。患者2011年顺产1胎,2013年早孕药流1次。本次妊娠末次月经2018年1月7日,孕早期诊断妊娠合并甲减、子宫多发肌瘤。子宫肌瘤最大者位于子宫前壁,直径1.5 cm;余未见明显异常。2018年10月6日孕39周因持续性下腹痛3小时收住入院。

(一)

超声所见:胎方位LOA,胎心率153次/分钟;于胎盘左侧壁后方见一长条状不均匀中低回声区,最大前后径23 mm(图4-8-1)。

超声提示:胎盘早剥可能。

处置经过:临床接报后行紧急剖宫产术。

(二)

手术结果:术中娩出一胎儿,APGAR评分出生时9分—5分钟9分,羊水量中、质地清,脐带长60 cm。术中探查见胎盘位于左后壁及宫底,胎盘剥离面约占胎盘

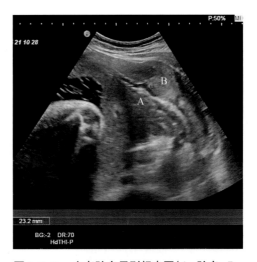

图4-8-1 患者胎盘早剥超声图(A:胎盘;B:胎盘后血肿呈长条状中低回声区)

面积1/3,常规缝合子宫切口;探查子宫直肠陷凹处充满积血及血块,吸取积血及血块;探查右侧附件外观无异常,左侧附件与部分大网膜及肠管包裹粘连于子宫左后壁,该处子宫壁薄弱,分解粘连后于子宫左后壁见一大小约4 cm×5 cm破口,破口尚新鲜,伴活动性出血,予局部修剪后以可吸收缝线(1-0)连续缝合破口,缝合并加固后伤口总长约12 cm。术中积血及出血共计1 300 mL(盆腔积血1 050 mL+术中出血250 mL)。

术中提示：胎盘早剥、子宫破裂、瘢痕子宫。

分析讨论

胎盘早剥是指在妊娠20周后或分娩期，处于正常位置的胎盘在胎儿还未娩出时部分或全部从子宫壁上剥离。其发病机制为胎盘底蜕膜螺旋小动脉出现痉挛现象，造成远端毛细血管缺血性坏死，出现破裂出血现象进而形成血肿，血肿逐渐增大后导致胎盘与子宫壁分离。胎盘早剥按剥离面积可分为轻型和重型两类，轻型剥离面积＜1/3，重型剥离面积≥1/3。本病例属于重型胎盘早剥。

胎盘早剥是妊娠晚期较常见的一种严重威胁产妇和胎儿生命安全的并发症，该病起病急骤，进展迅速，若处理不当，可致母婴死亡。主要临床表现为妊娠晚期突发持续性腹部疼痛、阴道流血、子宫强直性收缩等，患者的疼痛程度一般与胎盘后积血量呈正相关，也有临床症状不典型者。超声检查是胎盘早剥的首选辅助检查方法，但受胎盘位置、羊水多少、剥离面积大小、剥离时间长短等的影响，超声对胎盘早剥的检出非常有限。有文章报道，超声诊断胎盘早剥的敏感性仅为24%，但特异性可达96%，阳性预测值为88%，阴性预测值为53%。本院对胎盘早剥的超声检出率约为30.63%，轻型胎盘早剥产前超声检出率为25%，重型胎盘早剥产前超声检出率为54.55%。本病例有持续性下腹痛的临床表现，超声检查时已存在较典型的声像图改变，因此超声对本例的胎盘早剥检出较及时。

子宫破裂是指子宫体部或子宫下段在分娩期或妊娠期发生的裂伤。子宫破裂是严重的产科并发症之一，常引起母婴死亡。文献报道，子宫破裂多发生在妊娠28周后，分娩期较多见。

子宫破裂按发生部位分为子宫体部破裂和子宫下段破裂，按引起的原因分为自发性破裂和创伤性破裂，按严重程度分为完全性子宫破裂和不完全性子宫破裂。本病例属于子宫体部自发性完全性子宫破裂。有文献报道，子宫破裂的首发症状是胎心率异常，之后会出现孕妇腹部压痛（65.8%）、重度贫血（68.3%）和阴道出血（43.9%）。但临床上，很多病例并没有首先出现胎心变化，本病例超声检查时胎心率正常。妊娠期子宫破裂的临床症状也常常缺乏特异性，因此妊娠期子宫破裂常因患者症状体征表现不明显而导致临床难以发现或误诊。但子宫破裂患者多有瘢痕子宫、人工流产、子宫畸形、感染、胎盘粘连、外伤等病史。本病例子宫破裂的位置在胎盘种植部位的深部，考虑该部位系子宫肌瘤剥除术后形成瘢痕的薄弱部位，随着妊娠进展宫腔压力升高而引起该处子宫破裂；而胎盘又恰巧在该部位种植，因此同时发生了胎盘早剥与子宫破裂。

胎盘早剥合并子宫破裂的报道比较罕见。尚未检索到国外相关报道，国内最近

20年有3例报道。第一例术前诊断为子宫破裂,术中诊断为完全子宫破裂、胎盘剥离面约占胎盘面积1/6,母儿平安;第二例术前诊断为胎盘早剥,术中诊断为胎盘重型剥离、子宫不完全破裂,死胎;第三例术前诊断为重度子痫前期,子宫破裂和胎盘早剥均未能在术前检出,术中诊断为胎盘重型剥离,子宫三处完全破裂、一处不完全破裂,死胎。三例患者均有瘢痕子宫病史。本病例的子宫完全破裂因发现了胎盘早剥而得到及时的发现与手术修复,母儿结局较好;若没有及时发现胎盘早剥,可能无法发现或不能及时发现同时存在的子宫破裂,则有可能导致母儿结局不良甚至死亡的严重后果。

因此,应重视对孕妇进行手术史的询问。对于具有子宫、输卵管手术史的中晚孕期孕妇,应严密观察,重点排除子宫破裂的可能。对于临床疑诊子宫破裂的病例,超声医生应重点观察胎儿及其附属物与子宫的关系,并仔细观察子宫肌层的连续性;对于有子宫手术史的孕妇需特别注意子宫瘢痕处肌层的回声情况,注意孕妇盆腹腔有无积液或子宫旁有无异常回声。国外曾报道了1例流产清宫术后妊娠20周发生子宫破裂最后导致胎死宫内的病例,该病例最先出现的症状是右下腹痛。因此,对于急腹症的孕妇应注意子宫破裂的可能性,注意与急性阑尾炎、急性胰腺炎以及妇科急腹症的鉴别。如能早期确诊,则有可能采取及时有效的处理,最大限度地降低子宫破裂的危害。

本例胎盘早剥合并子宫破裂,在行超声检查时仅诊断了胎盘早剥,而未能诊断子宫破裂,分析原因,可能与超声对子宫破裂诊断的局限性有关,也可能与患者就诊时病史不全有关。常规的产科超声检查仅局限于观察胎儿胎盘羊水,一般不对子宫体以及子宫外的区域同时进行扫查;晚孕期,超声对子宫体及子宫外区域的观察尤为困难。当患者有腹痛、超声发现有胎盘早剥征象时,可能会满足于已得到的诊断而不再进一步去探究是否合并存在其他可能引起患者腹痛的病因。因此作为超声医生,在今后的工作中,对于腹痛的孕妇,要加强病史询问,多与临床沟通;对于有手术史的病例,应主动扩大扫查范围,警惕子宫破裂的可能。

参考文献

[1] Oyelese Y, Ananth CV. Placental abruption[J]. Obstet Gynecol, 2006, 108(4): 1005–1016.

[2] 龚菁菁, 周毓青, 等. 超声检查在不同类型胎盘早剥诊断中的价值[J]. 中国妇幼保健, 2018, 33(8): 1852–1855.

[3] Berhan Y. Predictors of perinatal mortality associated with placenta previa and placental abruption: An experience from a low income country[J]. Journal of Pregnancy, 2014, 2014: 307043.

[4] Ghaheh HS, Feizi A, Mousavi M, et al. Risk factors of placental abruption[J]. J Res Med Sci, 2013, 18(5): 422–426.

[5] Tikkanen M, Nuutila M, Hiilesmaa V, et al. Clinical presentation and risk factors of placental abruption[J]. Acta Obstet Gynecol Scand, 2006, 85(6): 700–705.

［ 6 ］ Turner MJ . Uterine rupture［ J ］. Best Practice and Research in Clinical Obstetrics and Gynaecology, 2002, 16(1): 69−79.

［ 7 ］ Hofmeyr GJ, Say L, Gülmezoglu AM. WHO systematic review of maternal mortality and morbidity: the prevalence of uterine rupture［ J ］. BJOG, 2005, 112(9): 1221−1228.

［ 8 ］ Fitzpatrick KE, Kurinczuk JJ, Alfirevic Z, et al. Uterine rupture by intended mode of delivery in the UK: a national case-control study［ J ］. PLoS Medicine, 2012, 9(3): e1001184.

［ 9 ］ Mukasa PK, Kabakyenga J, Senkungu JK, et al. Uterine rupture in a teaching hospital in Mbarara, western uganda, unmatched case-control study［ J ］. Reprod Health, 2013, 10(1): 29.

［ 10 ］ Ghahramani L, Moslemi S, Tahamtan M, et al. Antepartum uterine rupture occurring at the site of a peviously repaired dilatation and curettage-induced perforation: A case report［ J ］. Bulletin of Emergency & Trauma, 2013, 1(2): 96−98.

执笔：张弘琴/龚菁菁　上海市长宁区妇幼保健院,华东师范大学附属妇幼保健院

审阅：周毓青　上海市长宁区妇幼保健院,华东师范大学附属妇幼保健院

九、胎儿脚趾发育异常

病例介绍 患者女，25岁，G1P0，孕26w0d。因两周前行系统筛查时发现"胎儿偏小"，遂来我院超声科进一步检查。

（一）

超声所见：通过胎儿生长测量可明确诊断为非匀称性胎儿偏小。头围214 mm，相当于孕23w3d；腹围176 mm，相当于孕22w3d；股骨长33 mm，相当于孕20w1d；胎儿鼻骨偏短（4.3 mm）。血流多普勒检测：脐动脉舒张期血流信号消失，大脑中动脉血流信号正常。系统筛查未发现明显大的结构畸形。进一步详细筛查细微结构，最终发现胎儿大脚趾与其余脚趾不在一平面，通过三维成像，证实胎儿脚趾呈"Y"型蟹足样畸形（图4-9-1、图4-9-2、图4-9-3、图4-9-4、图4-9-5、图4-9-6）。

（二）

引产所见：胎儿头体不匀称，四肢短小，双脚趾呈蟹足样，胎盘面积偏小（图4-9-7、图4-9-8）。

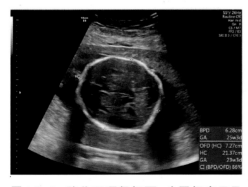

图4-9-1 胎儿双顶径切面，头围相当于孕23w3d

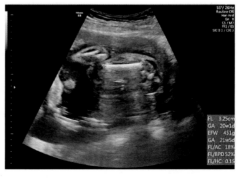

图4-9-2 胎儿股骨长偏短，相当于孕20w1d

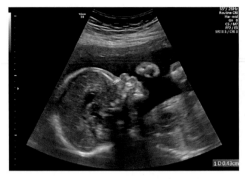

图4-9-3　胎儿鼻骨偏短

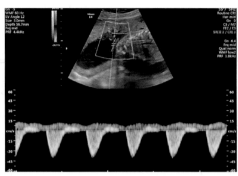

图4-9-4　胎儿脐动脉舒张期血流信号消失

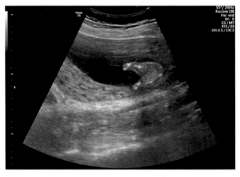

图4-9-5　二维超声观察胎儿大脚趾与其余
　　　　　脚趾不能显示在同一切面

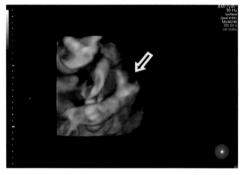

图4-9-6　三维超声成像显示胎儿脚趾呈"Y"
　　　　　型蟹足样畸形（箭头所指处）

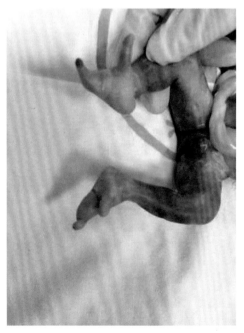

图4-9-7　引产后胎儿的脚趾呈蟹足状畸形

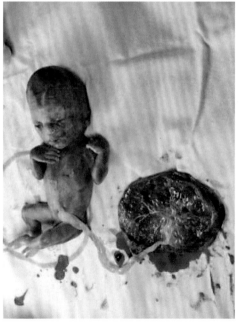

图4-9-8　引产后发现胎盘面积偏小

分析讨论

本例患者是因为"胎儿偏小"前来就诊的，已通过系统筛查，未发现明显大的结构畸形。超声医生从非匀称性胎儿偏小的表象出发，详细筛查细微结构，最终发现胎儿脚趾严重畸形，使畸形胎儿及时得以引产。

这个病例留给我们的临床启迪是：当检查发现胎儿偏小时，超声医生应该思考哪些问题？医学定义出生体重低于同胎龄体重第10百分位数以下或低于其平均体重2个标准差的新生儿，为小于胎龄儿。小于胎龄儿由两类情况构成：生理性健康小样儿和病理性胎儿偏小。生理性健康小样儿是指因为种族、产次或父母身高体重等因素而造成的"健康小样儿"，胎儿的结构及多普勒血流评估均为正常，胎儿生长是按照自己固有的生长速度生长，但低于第10百分位。这一类属于正常胎儿，在胎儿偏小中占少数。而更多的情况是病理性胎儿偏小，即常说的胎儿生长受限（fetal growth restriction，FGR），是指无法达到应有生长潜力的小于胎龄儿，其围生儿死亡率是正常胎儿的4～6倍。

造成FGR的病理因素主要分三类，分别是母胎血流动力学异常、胎儿染色体异常与胎儿结构异常。母胎血流动力学异常的常见病因有：母体妊娠高血压综合征，自身免疫性疾病，胎盘梗死，脐带过细、打结，双胎输血综合征，胎儿宫内感染等。一般通过测量脐动脉、大脑中动脉、子宫动脉等的血流多普勒参数，能提供重要的诊断参考。第二类病因胎儿染色体异常的特点是多器官多系统畸形，即产前超声检出胎儿的结构异常数越多，其患染色体异常的可能性越大。不同的染色体异常可能有不同的综合征表现，但其共同的非特异性表现常为FGR。第三类病因胎儿结构异常，在胎儿偏小时主要考虑骨骼发育异常，包括单纯骨骼畸形和骨骼系统发育不良。前者通常是羊膜带综合征造成的肢体发育缺陷。后者常见疾病有成骨发育不全、软骨发育不全、致死性侏儒、骶尾退化综合征及早孕期间接触某些药物如华法林等。

因此，当超声医生遇到"胎儿偏小"的病例时，首先应排查是否存在支持病理性胎儿偏小的临床证据，在排除病理性因素后，再结合其父母的身体条件和胎儿生长曲线，考虑生理性健康小样儿。

就本例胎儿来说，因为存在非匀称性胎儿偏小、脚趾发育畸形、鼻骨短小及脐动脉舒张期血流信号消失等多种异常，应该首先考虑胎儿染色体异常所致的病理性胎儿偏小，应嘱其父母进行染色体核型分析与基因检查，寻找病因，为后续妊娠做指导。

参考文献

［1］严英榴,杨秀雄.产前超声诊断学［M］.2版.北京：人民卫生出版社,2016：511-526.

［2］李胜利,罗国阳.胎儿畸形产前超声诊断学［M］.2版.北京：科学出版社,2017：971-983.

［3］Nardozza LM, Caetano AC, Zamarian AC, et al. Fetal growth restriction: current knowledge［J］. Arch Gynecol Obstet, 2017, 295(5): 1061-1077.

［4］Salomon LJ, Alfirevic Z, Da Silva Costa F, et al. ISUOG Practice Guidelines: ultrasound assessment of fetal biometry and growth［J］. Ultrasound Obstet Gynecol, 2019, 53(6): 715-723.

执笔：伍　星　上海交通大学附属第六人民医院

审阅：应　涛　上海交通大学附属第六人民医院

十、胎儿脐静脉-体静脉分流

病例介绍 患者女,39岁,G3P1,足月顺产1次,自然流产1次。LMP:2018-10-15,本次妊娠低危。孕24周常规大排畸检查时发现异常。

(一)

2019年4月1日孕24周于本院中孕期超声筛查。

超声所见:胎儿生长相当于22周。腹围标准切面未见正常肝内脐静脉-门静脉复合体,下腔静脉增宽(图4-10-1)。脐静脉腹内段增宽,内径约12 mm,经肝脏表面紧贴胸腹壁,向上走行(图4-10-2、图4-10-3、图4-10-4),汇入上腔静脉,上腔静脉增宽,心胸比增大(图4-10-5、图4-10-6、图4-10-7)。肝实质内血管比较稀少,除肝静脉及肝动脉外,未见明确的门静脉主干及分支,未见静脉导管。肝动脉扩张明显(图4-10-8、图4-10-9)。

超声提示:

1. 现孕24周,胎儿生长相当于22周。

2. 胎儿脐静脉-体静脉分流(USS)伴静脉导管缺如。

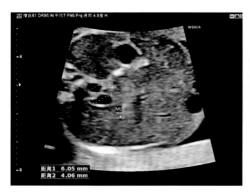

图4-10-1 胎儿腹围切面未见脐静脉入肝,下腔静脉增宽。DAO:4.1 mm,IVC:6.1 mm

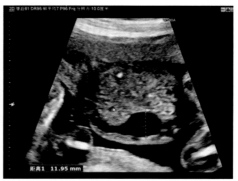

图4-10-2 脐静脉腹内段扩张,最宽处约12 mm

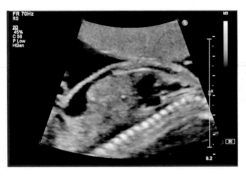
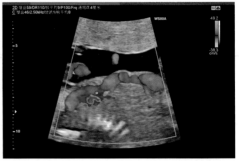

图4-10-3、图4-10-4　胎儿胸腹部长轴切面二维及多普勒显示扩张脐静脉经肝脏表面紧贴胸腹壁，向上走行至锁骨水平

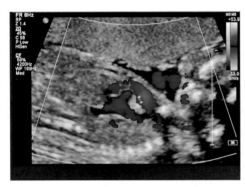
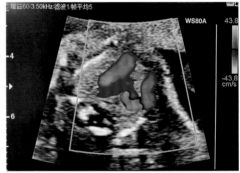

图4-10-5、图4-10-6　胎儿上腔静脉长轴切面及三血管切面均显示脐静脉直接汇入上腔静脉，分流管径较宽，上腔静脉增宽

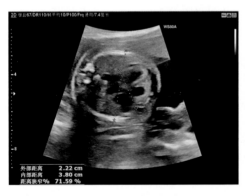
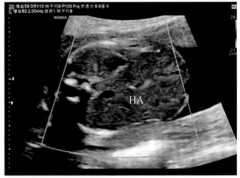

图4-10-7　心胸比增大

图4-10-8　胎儿腹部横切面肝实质回声偏粗，肝内血管稀少，未见明确的门静脉及静脉导管

3. 门静脉系统发育不良可能。

4. 胎儿心胸比增大。

（二）

2019年4月3日胎儿医学部会诊：胎儿宫内生长受限（体重相当于第0.3百分位数），

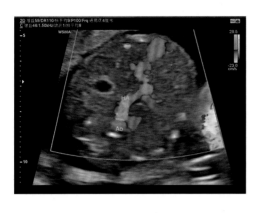

图4-10-9　腹围切面显示扩张的肝动脉
（HA），起自腹主动脉进入肝脏

胎儿静脉导管缺如，建议行羊水穿刺及多科会诊。

羊水穿刺结果：羊水染色体核型正常，高密度芯片未发现有临床意义的染色体微缺失微重复畸形。

随访结果：该孕妇于孕25周（2019年4月10日）选择终止妊娠，行利凡诺羊膜腔内注射引产，胎儿未进行尸检。

分析讨论

胎儿脐门静脉系统包括了脐静脉，门静脉及静脉导管。脐静脉在脐根部进入腹部后贴腹壁朝向头侧走行，在短暂的肝外走行后经镰状韧带入肝。脐静脉经较短的肝内走行后与L形门静脉左支相连接。有学者将L型左门静脉横部称为门静脉窦部。在门静脉窦部与主门静脉汇合之前（即中线部位的膈下前庭）发出静脉导管。静脉导管汇入下腔静脉后，最后入右心房。而门静脉窦与主门静脉汇合之后继续向右，连接于门静脉右支。脐静脉和静脉导管是胎儿期特有的生理通道，出生后脐静脉闭合形成肝圆韧带，静脉导管闭合形成静脉韧带，新生儿的血流动力学将发生很大的变化。

胎儿脐门静脉系统胚胎发育包括成对的卵黄静脉、脐静脉和肝血窦之间的相互吻合和不对称的退化。过程十分复杂，其中任一环节发生异常，都会导致不同的表现。2016年Achiron等研究者将胎儿脐静脉-门静脉系统作为一个整体解剖及功能单位，根据其分流起源以及胚胎发育和解剖结构进行重新分类，将胎儿脐静脉-门静脉系统发育异常分类为：Ⅰ型脐静脉-体静脉分流（USS），即脐静脉未能与左门静脉-静脉导管复合体相连接，而直接与体循环静脉（上腔静脉）相连接。Ⅱ型静脉导管-体静脉分流（DVSS），是指静脉导管异位连接至肝静脉或下腔静脉而不入膈下前庭，仍具有完整的胎儿脐静脉-门静脉系统。Ⅲ型门静脉-体静脉分流：Ⅲa型肝内型门-体静脉分流（IHPSS），门静脉和肝静脉间通过各种方式连接如海绵状或者端-端吻合；Ⅲb型肝外型门-体分流（EHPSS），又称先天性门静脉缺失、Abernethy畸形，是门静脉血直接分流进入体静脉系统，不流经或少量流经肝脏。Achiron的分类不再以静脉导管的缺如或发育不良作为出发点，而是把胎儿脐门静脉系统作为一个整体，更符合血流动力学和解剖学。

本病例诊断为胎儿脐静脉-门静脉系统发育异常Ⅰ型脐静脉-体静脉分流（USS），即脐静脉未能与左门静脉-静脉导管复合体相连接，而直接与上腔静脉相连接。在此型异常分流中，脐静脉还可以异位引流入右心房、下腔静脉、肾静脉、髂静脉、冠状静脉窦等，并常伴静脉导管缺如，门静脉系统发育不良，易合并染色体、心脏及心脏外畸形。胎儿心功能及肝内门静脉系统的发育是影响预后的关键指标。

本病例合并静脉导管缺如，由于脐静脉未能入肝，而直接通过上腔静脉回流心脏，导致中心静脉压增高，心脏容量负荷加重，孕中期即出现心胸比增大。由于超声产前难以评估门静脉系统的发育情况，所以将分流管径的宽窄作为衡量门静脉发育情况的指标。分流管径的粗细会直接影响门静脉的血流量，管径越细门静脉能获得的血流量就越多。本病例脐静脉在汇入上腔静脉处的内径较脐静脉本身没有明显缩窄，属于宽径分流。此外肝动脉扩张，代偿性的血流增加提示门静脉血流灌注减少。由于多种超声图像特征提示胎儿预后不良，孕妇选择终止妊娠。

参考文献

[1] Achiron R, Kivilevitch Z. Fetal umbilical-portal-systemic venous shunt: in-utero classification and clinical significance[J]. Ultrasound Obstet Gynecol, 2016, 47(6): 739-747.
[2] Yagel S, Kivilevitch Z, Cohen SM, et al. The fetal venous system, part I: normal embryology, anatomy, hemodynamics, ultrasound evaluation and doppler investigation[J]. Ultrasound Obstet Gynecol, 2010, 35(6): 741-750.
[3] Shen O, Valsky DV, Messing B, et al. Shunt diameter in agenesis of ductus venosus with extrahepatic porto-systemic shunt impacts prognosis[J]. Ultrasound Obstet Gynecol, 2011, 37(2): 184-190.

执笔：陆　彧　同济大学附属第一妇婴保健院
审阅：陈　萍　同济大学附属第一妇婴保健院

十一、胎儿膈膨升

病例介绍 患者女,34岁。患者生育史0-0-7-0,曾行4次人工流产、2次自然流产,2018年因右侧输卵管妊娠行右侧输卵管切除术。此次妊娠为体外受精、胚胎移植,2019年6月1日移植冻胚。孕3月余孕妇行外周血无创DNA检测,结果未提示染色体异常高风险。于当地医院产检,中孕期胎儿畸形筛查发现胎儿异常,转我院产前诊断中心会诊。行羊水穿刺细胞培养,胎儿染色体核型检查及基因芯片检查结果均未发现明显异常。

(一)

孕23周行胎儿超声检查。

超声所见:胎儿四腔心平面见心脏位于左侧胸腔,双侧胸腔内未见明显异常回声,腹围平面见胎儿胃泡影(图4-11-1、图4-11-2)。胎儿纵切面未见明显横膈异常抬升(图4-11-3)。脐带膀胱插入点处见单侧脐血管环绕(图4-11-4)。

超声提示:单脐动脉。

处置经过:建议行胎儿磁共振(MRI)检查。

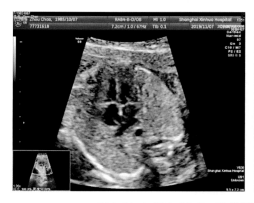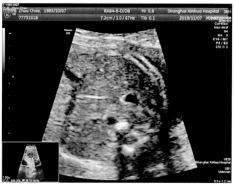

图4-11-1、图4-11-2 胎儿四腔心及腹围平面未见明显异常

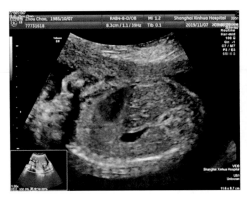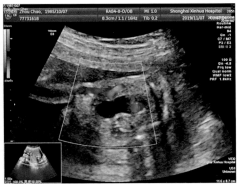

图4-11-3、图4-11-4　胎儿横膈未见明显上抬,单脐动脉

（二）

孕27周行胎儿MRI检查。

胎儿MRI所见:冠状面见胎儿左侧横膈位置明显高于右侧,左肺稍受压但边界清晰;胎儿胃泡仍位于横膈下方(图4-11-5、图4-11-6)。

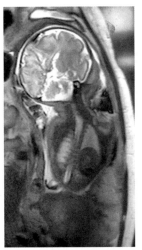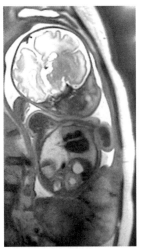

图4-11-5、图4-11-6　胎儿左侧横膈上抬

胎儿MRI提示:胎儿膈膨升,单脐动脉。

（三）

随访结果:孕妇39周阴道分娩一女婴,新生儿出生体重2 350 g,转NICU继续救治。

新生儿诊断:多发畸形(膈膨升、左侧口角裂、双侧外耳道闭锁、单脐动脉),小于胎龄儿。

胸部X线平片所见:左侧横膈明显抬高(图4-11-7)。

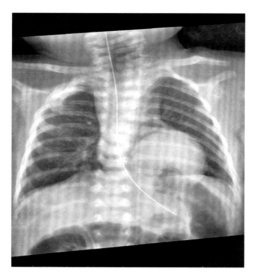

图4-11-7　左侧膈膨升

分析讨论

先天性横膈膜发育异常约占新生儿的 $1/2\,000 \sim 1/3\,000$，包括膈疝、膈膨升和膈肌发育不全。先天性膈膨升是指部分或全部横膈膜的异常隆起，主要原因是横膈膜肌化不全，使整个或部分膈肌发生头侧移位。获得性的膈膨升继发于膈肌张力下降，例如膈神经损伤导致膈肌张力下降。先天性膈膨升占所有横膈发育异常的 $5\% \sim 7\%$，膈肌升高可以导致发育中的肺受压、肺发育不全及出生后呼吸功能受损。

产前超声检查和胎儿MRI是诊断和鉴别先天性膈膨升的主要检查手段。通常，先天性膈膨升的超声检查可以表现为胎儿心脏位置的改变、腹腔脏器进入胸腔以及腹围平面不显示胎儿胃泡。而本病例在孕23周的胎儿超声检查中未发现明显的心脏位置改变，胃泡位于腹腔，双侧胸腔亦未显示异常回声，因此尚无典型的膈肌发育异常表现。而后孕27周的MRI检查中，发现胎儿左侧横膈明显抬高，并且出生后的X线胸片也提示左侧膈膨升。

先天性膈膨升主要与先天性膈疝相鉴别，但是在一些病例中先天性膈膨升和先天性膈疝可能存在相似的超声表现。此外，研究显示在先天性膈膨升胎儿中胸腔积液和心包积液的发生率显著高于先天性膈疝胎儿，提示胎儿胸腔积液和心包积液可作为鉴别膈膨升与膈疝的标志。在产前超声鉴别困难的情况下，胎儿MRI有助于进一步诊断，典型的MRI可以表现为肺叶上移、肺边缘清晰、横膈上抬，胃泡和肠管等腹腔脏器仍位于横膈膜下。

　　由于先天性膈膨升患儿的胸腔与腹腔之间没有交通，出生后约23%有症状的患儿需要手术治疗，死亡率为1%～8%，其预后好于先天性膈疝（死亡率30%～40%）。因此在早期进行诊断与鉴别将有助于提高先天性横膈膜发育异常胎儿的预后。

参考文献

［1］ Alamo L, Gudinchet F, Meuli R. Imaging findings in fetal diaphragmatic abnormalities［J］. Pediatr Radiol, 2015, 45(13): 1887–1900.

［2］ Tsukahara Y, Ohno Y, Itakura A, et al. Prenatal diagnosis of congenital diaphragmatic eventration by magnetic resonance imaging［J］. Am J Perinatol, 2001, 18(5): 241–244.

［3］ Jeanty C, Nien JK, Espinoza J, et al. Pleural and pericardial effusion: a potential ultrasonographic marker for the prenatal differential diagnosis between congenital diaphragmatic eventration and congenital diaphragmatic hernia［J］. Ultrasound Obstet Gynecol, 2007, 29(4): 378–387.

执笔：祝　菁　上海交通大学医学院附属新华医院

审阅：祝　菁　上海交通大学医学院附属新华医院

十二、胎儿脊柱半椎体畸形

病例介绍 患者女，31岁。患者G1P0，LMP 2019-10-13，于我院建卡，孕期定期产检，无创DNA呈低风险。2019年3月11日（孕22w2d）于我院行超声畸形筛查。超声检查结果提示胎儿臀位，双顶径53 mm，头围185 mm，股骨长38 mm，腹围167 mm，胎儿结构检查发现脊柱异常回声，颅骨环、脑中线、小脑、心脏、肾脏、四肢等筛查要求部位未发现明显异常。胎儿大小符合相应孕周。

（一）

胎儿脊柱超声所见：旁矢状切面显示脊椎正常生理弯曲存在，椎弓强回声排列整齐，正常椎体强回声清晰，病变椎体呈一异常强回声嵌入两正常椎体之间，此处脊椎连续性中断（图4-12-1、图4-12-2）。冠状切面显示椎体强回声排列不在同一条线上，病变椎体体积减小，呈一异常三角形骨，插入两正常椎体之间（图4-12-3）。三维超声显示在胎儿冠状切面正面观，可见胎儿脊椎稍侧弯，L1椎体体积变小，并向左侧稍突出（图4-12-4）。

超声提示：单胎，胎儿存活。胎儿脊椎L1椎体半椎体畸形可能。

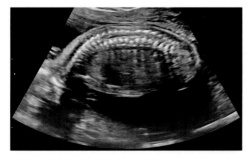 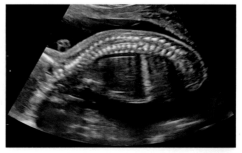

图4-12-1 胎儿脊柱旁矢状切面显示脊椎连续性中断，病变椎体呈异常强回声嵌入两正常椎体之间　图4-12-2 胎儿脊柱旁矢状切面显示脊椎连续性中断，病变椎体呈异常强回声嵌入两正常椎体之间

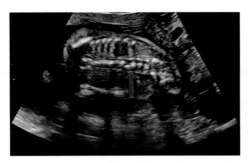

图4-12-3 脊椎冠状切面显示椎体强回声排列不在同一条线上，病变椎体体积减小，呈一异常三角形骨

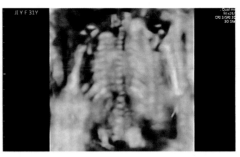

图4-12-4 三维显示在胎儿冠状切面正面观，可见胎儿脊椎稍侧弯，L1椎体体积变小，并向左侧稍突出

（二）

处置经过：孕妇于2019年3月18日在我院围产会诊中心就诊，并行MRI检查及羊水穿刺。MRI显示胎儿胸腰段部分椎体形态欠规则，脊椎稍侧弯，脊髓位置正常，椎管未见明显扩大。经会诊中心咨询，孕妇要求立刻终止妊娠，并于次日入院。

引产经过：孕妇于2019年3月19日入院，完成术前检查后即行超声引导下宫腔内利凡诺注射术。于第二日上午阴道分娩一死胎。死胎外观正常。

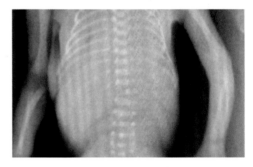

图4-12-5 死胎X线显示L1椎体呈右侧半椎体缺失

死胎X线检查：死胎L1椎体右侧半椎体缺失（图4-12-5）。

死胎超声检查：采用高频超声，脊柱矢状切面显示脊椎连续性中断，L1椎体呈三角形嵌入两正常椎体之间（图4-12-6），脊椎横切面显示L1椎体右侧部分缺失（图4-12-7）。

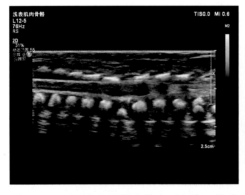

图4-12-6 死胎高频超声检查，提示L1椎体为半椎体

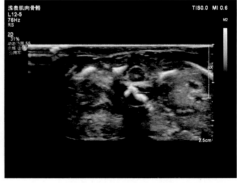

图4-12-7 死胎高频超声检查显示L1椎体横切面，提示右侧半椎体缺失

（三）

羊水穿刺核型分析及基因芯片检测。

核型分析：胎儿染色体核型未见明显数目及结构异常。

Affymetrix CytoScan 750k Array芯片检测：16号染色体p11.2区段599 kb片段缺失，该区域单倍剂量不足，明确致病（HI=3），缺失可导致16p11.2缺失综合征（OMIM：#611913）。

分析讨论

胎儿脊柱半椎体的发病率为0.13%，是椎体畸形中最常见者，易单发，也可多发。多见于胸椎段，也可见于腰段，位于胸段者可伴有肋骨缺失。半椎体畸形常引起脊柱侧弯，同时容易伴随其他椎体畸形，导致胎儿发育过程中出现严重脊椎侧弯、前凸或后凸以及胸腔、腹腔畸形的出现。

胎儿时期椎体和椎弓分别由左右两个软骨骨化中心形成。在胚胎第四周若成对的椎体中有一个软骨骨化中心发育异常，将可能影响椎骨的正常发育，形成半椎体畸形。

目前，脊柱半椎体发病原因不明，有学者认为与脊柱节段间动脉供血不均有关。也有研究表明早孕期某些药物的摄入可能会增加胎儿椎体发育不良的风险。近些年来随着基因芯片技术的发展，有学者发现部分半椎体患儿中伴有基因的异常。但也有研究指出脊柱半椎体主要呈散发，很少发生单基因异常模式，特别是孤立的半椎体没有明确的遗传性。文献报告与1q3、3p2、17p等缺失有关，也有文献提出TBX6基因突变可能是半椎体的重要致病因素之一。临床表现主要为脊柱侧弯、脊柱后凸畸形、脊椎侧凸及旋转畸形，多数病例后期可出现身高生长受限，以多发者影响大。由于脊柱发自中胚层，因此同为中胚层的泌尿系统和心血管系统最常受累，亦可合并其他系统畸形及形成综合征。

脊柱半椎体超声表现：旁矢状切面显示椎弓强回声排列整齐，正常椎体强回声清晰，病变椎体时隐时现或可见一异常强回声嵌入两正常椎体之间，脊柱生理弯曲正常（单发半椎体）或消失。冠状切面显示椎体强回声排列不在同一条线上，病变椎体体积减小，形态异常并偏于一侧。横切面显示椎体"品"字形结构消失，椎体变小，边缘模糊。三维超声检查可显示脊柱全节段的容积信息，进一步观察整个脊柱的侧弯成角情况、椎间距的变化、受累椎体的数量和形态、精确定位病变节段以及有无肋骨异常等。

　　以往胎儿脊柱半椎体畸形，尤其是单一椎体的半椎体畸形，往往是胎儿出生6个月以后，婴儿开始坐或更晚期开始站立后出现脊柱侧弯时，才经X线检查确诊，对优生优育以及儿童的健康成长形成严峻挑战。对于单纯的单一脊椎半椎体异常者，目前国内手术治疗手段已趋于完善。因此对于可疑半椎体胎儿，我们建议在胎儿期可以多方位、多次观察，并结合三维超声成像技术，减少漏诊或者误诊，并为产前诊断咨询提供依据。出生后，可对相应的椎体行新生儿高频超声检查来确诊，进而为产后早期处理提供更有力的临床依据。

参考文献

[1] Mcmaster MJ, Ohtsuka K. The natural history of congenital scoliosis: A study of two hundred and fifty-one patients [J]. Journal of Bone & Joint Surgery American, 1982, 64(8): 1128-1147.

[2] Luisin M, Chevreau J, Klein C, et al. Prenatal diagnosis of femoral facial syndrome: Three case reports and literature review [J]. American Journal of Medical Genetics Part A, 2017, 173(11): 2923-2946.

[3] Huissoud C, Bisch C, Charrin K, et al. Prenatal diagnosis of partial lumbar asoma by two- and three-dimensional ultrasound and computed tomography: Embryological aspects and perinatal management [J]. Ultrasound in Obstetrics & Gynecology, 2008, 32(4): 579-581.

[4] 赵策瑶,龙莎,吴燕华,等.胎儿半椎体畸形超声表现[J].中国医学科学,2018,8(17): 164-167.

[5] Yulia A, Pawar S, Chelemen O, et al. Fetal hemivertebra at 11 to 14 weeks' gestation [J]. J Ultrasound Med, 2020, 39(9): 1857-1863.

[6] Song YQ, Chen M, Yang ZL, et al. Prenatal diagnosis of hemivertebrae: A likely association with 7q deletion [J]. Taiwan J Obstet Gynecol, 2016, 55(1): 112-116.

[7] Li Y, Choy KW, Xie HN, et al. Congenital hydrocephalus and hemivertebrae associated with de novo partial monosomy 6q (6q25.3qter) [J]. Balkan J Med Genet, 2015, 18(1): 77-84.

执笔：吕明丽　上海交通大学医学院附属国际和平妇幼保健院

审阅：牛建梅　上海交通大学医学院附属国际和平妇幼保健院

十三、胎儿静脉导管缺失（肝外型）

病例介绍 患者女，37岁，G2P1，孕22w2d，LPM：2019-07-17。早孕期曾有"流涕，打喷嚏"，未予处理后自愈。此前产检未见异常，NT1.9 mm，（Non-invasive Prenatal Testing，NIPT）显示低风险。剖宫产史，生一健康儿。其他无殊。

（一）

2019年12月20日来院行中孕期胎儿大畸形超声筛查，发现异常。

超声发现：颌骨前突（图4-13-1），右侧上唇回声中断约4.8 mm，左侧上唇回声中断约2.2 mm（图4-13-2），右侧上牙槽回声中断约4.2 mm，左侧上牙槽回声中断1.1 mm（图4-13-3）。心脏增大，心胸比（直径比）：0.59（图4-13-4）。脐静脉进入腹腔后未进入肝内与门静脉窦汇合，直接与右心房相连（图4-13-5），相连血管宽约3.9 mm（图4-13-6），其多普勒频谱类似于静脉导管频谱（图4-13-7），肝内门静脉显示不清，胃泡未显示（图4-13-8）。

超声提示：单胎，胎儿存活。双侧唇腭裂；静脉导管缺失（肝外型）；心脏增大；胃泡未显示；肝内门静脉系统异常？

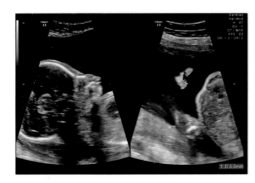

图4-13-1 胎儿面部矢状切面显示颌骨前突，上唇冠状面显示一侧唇裂

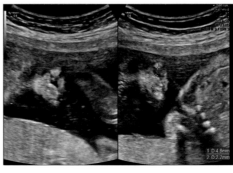

图4-13-2 胎儿鼻唇冠状面显示双侧唇裂及唇裂大小

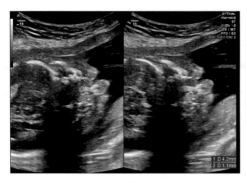

图4-13-3　胎儿上牙槽斜横切面显示双侧上牙槽裂及其大小

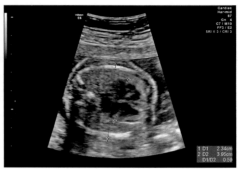

图4-13-4　四腔心切面显示心脏增大，心胸比为0.59（直径比）

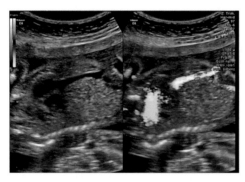

图4-13-5　二维及彩色多普勒超声显示胸腹部纵切面，脐静脉入腹后直接走向右心房

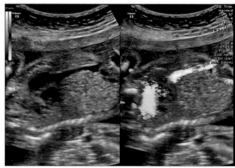

图4-13-6　连接脐静脉与右心房的血管管径约3.9 mm

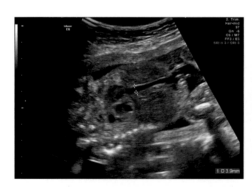

图4-13-7　彩色多普勒超声显示该血管呈现"静脉导管样"频谱

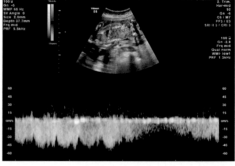

图4-13-8　腹围平面显示腹主动脉位于脊柱左前方，下腔静脉位于右前方，胆囊位于右前方靠近腹侧，胃泡及门静脉窦未显示

处置经过：产科门诊咨询，孕妇要求立刻终止妊娠，当日入院。

（二）

孕妇于2019年12月20日入院，完成术前检查后即行超声引导下宫腔内利凡诺注射术。于第二日上午阴道分娩一死胎。

死胎外观检查：双侧唇腭裂（图4-13-9、图4-13-10），其余部分未见明显异常。因患者拒绝，未做尸体解剖。

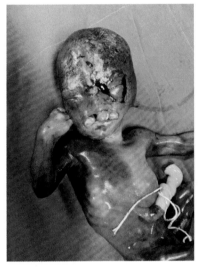 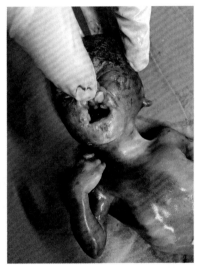

图4-13-9、图4-13-10　胎儿标本

分析讨论

　　静脉导管（Ductus Venosus，DV）是胎儿期特有的三大重要血液循环通道之一，由脐静脉入肝后与门静脉窦汇合后发出，并连接膈下前庭（即静脉导管及三条肝静脉汇入右心房处），为一入口窄、出口宽的漏斗形管道。DV可将来自胎盘的富含氧和营养物质的血液经过膈下前庭导入右心房，直接经卵圆孔进入左心系统，供应胎儿头颈部及上肢。若在门静脉窦和膈下前庭之间未见静脉导管，则将其定义为静脉导管缺失（absent ductus venosus，ADV）。ADV是一种少见的胎儿静脉系统疾病，由于其发生率低，既往文献报道病例数较少，随着产前诊断技术的提高，近年来逐渐成为研究报道的热点之一。

　　DV在调节脐静脉血流和保护胎儿免受高输出性心力衰竭的影响方面起着重要作用。由于DV具有括约肌结构，不仅满足胎儿生理状态下生长发育的血流动力学要求，也为胎儿病理状态时全身血液重新分配进行有效的调节。当DV缺失的时候，其对应的生理功能相应缺失，造成心脏过载，往往合并心脏增大，胎儿水肿，胸腔积液、腹腔积液和心包积液等心衰的表现。在本病例中脐静脉的血全部直接引流至右心房，导致心脏后负荷过大，表现为心脏增大、心胸比例增大；同时由于门静脉得不到部分脐静脉血的充盈，导致肝内门静脉发育不良，肝脏得不到充足的血液营养，表现为肝内门静脉显示不清。

ADV往往不是孤立性的，常合并其他异常，如非整倍体异常、局灶性肝坏死或钙化、膈疝、颜面部畸形、心脏畸形等。在本病例中表现为双侧唇腭裂和胃泡不显示（推测由于双侧唇腭裂导致羊水吞咽障碍所致）。孕妇NIPT正常但未行染色体检查，基本排除21、18、13号染色体异常，但不能完全排除前述三种染色体以及其他染色体的异常。

ADV的经典分类方法是肝内分流型和肝外分流型。肝内分流型者，脐静脉直接灌注肝脏，造成肝脏细胞损害，血浆蛋白合成及分泌功能受损。肝外分流型者，脐静脉可连接右心房、下腔静脉、髂静脉、奇静脉等直接回到右心而绕过肝脏，导致心力衰竭、水肿，肝内门静脉系统发育不良，生后肝功能受损。其预后与是否合并其他畸形、染色体异常以及分流方式有关。2016年Achiron等人发表的关于脐-门-体静脉分流的分类和临床意义的文章中，根据分流部位将ADV相关的疾病分为三类：Ⅰ型为脐-体分流，Ⅱ型为静脉导管-体分流，Ⅲ型为门-体分流。该病例按照经典分类属于肝外分流型，按新分类属于脐-体分流型。由于该胎儿已有心脏增大等心衰的表现、肝内门静脉系统显示不清同时伴有双侧唇腭裂，预后较差，孕妇要求立即终止妊娠，引产后外观检查证实存在双侧唇腭裂，虽未行尸体解剖但从产前超声检查基本可以明确ADV的诊断。

ADV的分流类型、染色体是否异常以及是否合并畸形对于判断预后非常重要。因此在进行胎儿大畸形超声筛查过程中若发现静脉导管缺失或不明原因的心脏增大、静脉扩张或者其他畸形，都需要判断静脉导管是否存在，详细描述脐-门静脉的分流情况，排除其他部位的畸形，结合染色体是否异常来综合判断胎儿的预后，为产前咨询和临床处理提供依据。

参考文献

[1] Yagel S, Kivilevitch Z, Cohen SM, et al. The fetal venous system, part I: normal embryology, anatomy, hemodynamics, ultrasound evaluation and doppler investigation[J]. Ultrasound Obstet Gynecol, 2010, 35(6): 741-750.

[2] Fasouliotis SJ, Achiron R, Kivilevitch Z, et al. The human fetal venous system: normal embryologic, anatomic, and physiologic characteristics and developmental abnormalities[J]. J Ultrasound Med, 2002, 21(10): 1145-1158.

［3］ Yagel S, Kivilevitch Z, Cohen SM, et al. The fetal venous system, part Ⅱ: ultrasound evaluation of the fetus with congenital venous system malformation or developing circulatory compromise［J］. Ultrasound Obstet Gynecol, 2010, 36(1): 93−111.

［4］ Maruotti GM, Saccone G, Ciardulli A, et al. Absent ductus venosus: case series from two tertiary centres［J］. J Matern Fetal Neonatal Med, 2018, 31(18): 2478−2483.

［5］ Jorgensen C, Andolf E. Four cases of absent ductus venosus: three in combination with severe hydrops fetalis［J］. Fetal Diagn Ther, 1994, 9(6): 395−397.

［6］ Contratti G, Banzi C, Ghi T, et al. Absence of the ductus venosus: report of 10 new cases and review of the literature［J］. Ultrasound Obstet Gynecol, 2001, 18(6): 605−609.

［7］ Wu Y, Zhou L, Chen L. Correlations among congenital hepatic shunt, absent ductus venosus, and umbilical vein shunt revealed by prenatal ultrasound［J］. Fetal Diagn Ther, 2020, 47(3): 237−244.

［8］ Strizek B, Zamprakou A, Gottschalk I, et al. Prenatal diagnosis of agenesis of ductus venosus: A retrospective study of anatomic variants, associated anomalies and impact on postnatal outcome［J］. Ultraschall Med, 2019, 40(3): 333−339.

［9］ Achiron R, Kivilevitch Z. Fetal umbilical-portal-systemic venous shunt: in-utero classification and clinical significance［J］. Ultrasound Obstet Gynecol, 2016, 47(6): 739−747.

［10］ Berg C, Kamil D, Geipel A, et al. Absence of ductus venosus-importance of umbilical venous drainage site［J］. Ultrasound Obstet Gynecol, 2006, 28(3): 275−281.

［11］ 秦越,文华轩,廖伊梅,等. 先天性脐静脉—门静脉系统发育异常新分类. 中华医学超声杂志(电子版),2020,17（11）: 1031−1050.

执笔：赵凡桂　复旦大学附属妇产科医院

审阅：孔凡斌　复旦大学附属妇产科医院

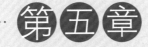

第五章

儿科疑难病例讨论

一、心脏横纹肌瘤

病例介绍　患者女，32岁。孕妇自然妊娠，G1P0，在我院常规产检。无高危因素，自行要求行母血高通量测序检测，结果提示15号染色体异常；进一步行羊水穿刺染色体核型及染色体微阵列分析以明确诊断，结果提示：15号染色体微重复（临床意义不明）。

（一）

孕24w行胎儿部分畸形筛查。

超声所见：胎儿心脏四腔心对称、左右室流出道交叉存在；回顾性分析存留图像发现胎儿心脏左室游离壁肌层可见高回声区（图5-1-1、图5-1-2）。

超声提示：未见明显异常。

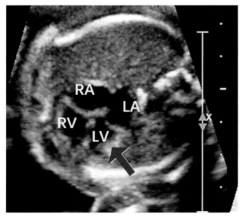 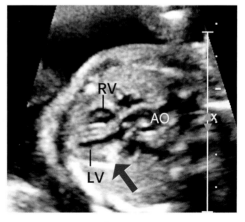

图5-1-1　胎儿心脏四腔心切面观左室游离壁　图5-1-2　胎儿心脏左室流出道切面观可见左
肌层可见高回声区（箭头所指）　　　　　　　　　　室游离壁肌层局部回声增强（箭头
所指处）

LA：左心房；RA：右心房；LV：左心室；RV：右心室；AO：主动脉

（二）

孕31w常规超声检查。

超声所见：单胎臀位，胎儿心脏室间隔及左室壁见数个高回声区，大者8 mm×12 mm×8 mm（图5-1-3）。

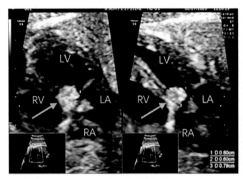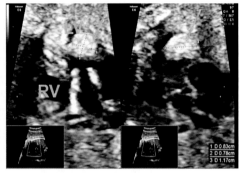

图5-1-3　胎儿心脏室间隔及左室游离壁见高回声区（箭头所指）
LA：左心房；RA：右心房；LV：左心室；RV：右心室

超声提示：心脏横纹肌瘤可能（多发）。

胎儿MRI所见：胎儿颅内中线居中，透明隔腔存在，双侧室管膜下方见多发小结节状T2WI低信号影；胸腔内心脏位置正常，右心室略大于左心室，右心房、右心室及左心室内见多发类圆形T2WI偏高信号影。

胎儿MRI提示：胎儿心脏多发横纹肌瘤，合并结节性硬化症可能。

（三）

孕37w5d因胎膜早破、臀位，行剖宫产术，分娩1男婴，体重3 960 g，Apgar评分：1分钟10分。出生当日行新生儿头颅MRI检查。

MRI所见：双侧室管膜下脑室边缘及大脑皮层表面、双侧基底节区多发结节样异常信号影，大者长径约12 mm。

MRI提示：脑部多发异常信号，符合结节性硬化改变。

新生儿心超所见：左心室内见数个高回声，大者位于左室流出道大小约14 mm×12 mm×10 mm，左室流出道血流未见梗阻表现；右心室内见数个高回声，大者位于近心尖处大小7 mm×6 mm×5 mm（图5-1-4）。

超声提示：左、右心室高回声（多发横纹肌瘤？）。

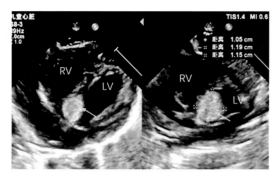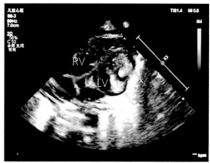

图5-1-4　胎儿心脏室间隔及左室内见数枚高回声区（箭头所指）

LV：左心室；RV：右心室

分析讨论

心脏横纹肌瘤（cardiac rhabdomyoma）占胎儿期所有心脏肿瘤的50%～60%。单纯性心脏横纹肌瘤为良性肿瘤,60%～80%心脏横纹肌瘤会伴有结节性硬化症（tuberous sclerosis complex, TSC）。结节性硬化症是常染色体显性遗传性疾病,具有特征性的三联征（癫痫、智力低下、面部血管纤维瘤）,病变可累及多个器官。多发性心脏横纹肌瘤患者80%以上为TSC,单发的心脏横纹肌瘤合并TSC的概率尚不确定,常由TSC1和TSC2基因突变导致。

胎儿心脏横纹肌瘤超声声像图多表现为心室游离壁和/或室间隔高回声或等回声团块,可向心腔内凸起,极少数肿块可位于心房内。一般在孕中、晚期被超声检查发现,本例首次发现孕周为31w,回顾分析其中孕期（24w）超声图像发现左室游离壁肌层有回声增高区,但因其表现不明显,造成中孕期漏诊。因此,在孕中、晚期每次常规超声检查时,均应对心脏四腔心结构进行扫查以尽早发现病变。胎儿心脏横纹肌瘤需与心内正常结构变异如右室肥大的调节束、左心室异常肌束相鉴别,诊断心室点状强回声者,应注意点状强回声是否与肌壁相关,若相关者应考虑心脏横纹肌瘤可能,需随访。

出生后约60%的心脏横纹肌瘤会全部消退,心脏肿瘤体积大、出现心律失常或水肿的病例预后差,容易发生胎儿期或新生儿期的死亡。对于存在显著的血流动力学异常的肿瘤或产生致命性心律失常的病例,有必要在出生后给予药物治疗或手术切除。因此,发现胎儿心脏肿瘤时,应观察肿块的数目、大小、部位,判断是否对心脏血流动力学产生影响,是否有心律失常,是否有其他伴发畸形及胎儿水肿等,并做胎儿MRI检查以排除颅内TSC病变,有条件者应进一步行TSC基因检测以明确诊断。

参考文献

［1］ Chao AS, Chao A, Wang TH, et al. Outcome of antenatally diagnosed cardiac rhabdomyoma: case series and a meta-analysis［J］. Ultrasound Obstet Gynecol, 2008, 31(3): 289−295.

［2］ Chen J, Wang J, Sun H, et al. Fetal cardiac tumor: echocardiography, clinical outcome and genetic analysis in 53 cases［J］. Ultrasound Obstet Gynecol, 2019, 54(1): 103−109.

［3］ Uysal SP, Sahin M. Tuberous sclerosis: a review of the past, present, and future［J］. Turk J Med Sci, 2020, 50(SI−2): 1665−1676.

［4］ Bolton PF, Clifford M, Tye C, et al. Intellectual abilities in tuberous sclerosis complex: risk factors and correlates from the Tuberous Sclerosis 2000 Study［J］. Psychol Med, 2015, 45(11): 2321−2331.

［5］ 王斯宇, 谷孝艳, 商建峰, 等. 36例胎儿心脏肿瘤的超声与病理对比研究［J］. 心肺血管病杂志, 2020, 39（01）: 66−69.

执笔：杨　钰　上海交通大学医学院附属国际和平妇幼保健院

审阅：叶宝英　上海交通大学医学院附属国际和平妇幼保健院

二、心脏横纹肌瘤伴结节性硬化

病例介绍　患者女，32岁。患者G1P0，LMP：2019-07-18，平素月经规则，5/25～26天，本次为自然受孕，本院建卡，按照常规定期产检。孕12⁺w超声见CRL 68 mm，NT1.2 mm；外周血无创DNA21三体综合征、18三体综合征及13三体综合征低风险，15号染色体微重复可能。因可能发生不良妊娠，胎儿潜在异常不能排除，孕妇于2019年11月25日孕18w5d行羊膜腔穿刺，结果示15q26.3微重复，产前遗传咨询意见：该变异属于临床意义不明性变异，尚无法判断胎儿可能出现的临床表型及预后，胎儿潜在发育异常不能排除，建议定期产检，必要时进行胎儿MRI检查。孕妇其余各项实验室检查均未见明显异常，无相关家族遗传病史。

（一）

孕妇21w6d在我院行超声胎儿畸形筛查。

超声所见：BPD 65 mm，HC 213 mm，FL 42 mm，HL 41 mm，AC 177 mm，羊水60 mm，心率157次/分，按常规行胎儿系统筛查，各结构未见明显异常，心脏四腔心对称，大血管心室连接一致，各心房心室内未见明显异常回声（图5-2-1、图5-2-2）。

超声提示：胎儿系统筛查各结构未见明显异常。

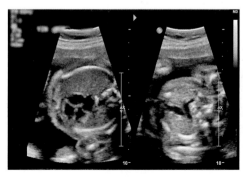

图5-2-1　心脏四腔心及三血管气管平面

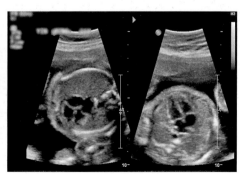

图5-2-2　心脏四腔心切面

（二）

孕32w1d行常规超声检查。

超声所见: BPD 95 mm, HC 326 mm, FL 65 mm, HL 56 mm, AC 281 mm, 羊水指数183 mm, 心率148次/分, 胎儿心脏室间隔及左室壁见数个高回声区, 大者8 mm×12 mm×8 mm（图5-2-3、图5-2-4）。余结构未见明显异常。

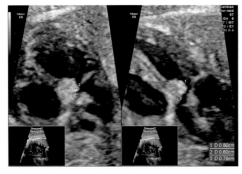 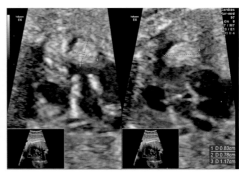

图5-2-3　胎儿心脏室间隔高回声区　　图5-2-4　胎儿心脏左室壁高回声区

超声提示: 胎儿心脏内高回声团, 横纹肌瘤可能, 建议胎儿MRI检查。

（三）

孕32w1d行胎儿MRI检查。

胎儿MRI所见: 胎儿胸腔内心脏位置正常, 右心室略大于左心室, 右心房、右心室及左心室内见多发类圆形T2WI偏高信号影; 胎儿颅中线居中, 透明隔间腔存在, 双侧室管膜下方见多发小结节状T2WI低信号影; 余未见异常（图5-2-5、图5-2-6）。

胎儿MRI提示: 胎儿心脏多发横纹肌瘤, 合并结节性硬化症可能。

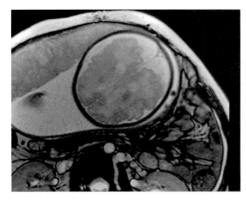 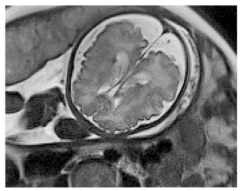

图5-2-5　双侧室管膜下多发结节样T2WI低　　图5-2-6　双侧室管膜下多发结节T1WI高信
　　　　　信号影　　　　　　　　　　　　　　　　　　　号影

处置经过：行多学科产前会诊，心脏学科专家告知，综合胎儿心超及MRI结果，胎儿为心脏多发横纹肌瘤合并结节性硬化症可能，告知部分患儿心脏横纹肌瘤存在自行消退可能，但部分患儿可能由于瘤体阻塞流出道引起心脏功能异常进而导致预后不良。神经外科专家告知，结节性硬化症患儿可能引起癫痫，需长期药物治疗；也可能出现智力低下、发育迟缓并累及肾脏、皮肤等多个器官，预后通常较差。孕妇及其家属表示已悉，要求继续妊娠，建议后续加强产检，胎儿出生后基因诊断，并新生儿神经外科随访。

（四）

孕妇后于孕34w、36w行常规超声检查，胎儿心脏超声表现同前，余无明显其他结构异常发现。因胎儿臀位，孕妇于2020年4月9日孕37w5d剖宫产一活男婴，新生儿出生体重3 960 g，Apgar评分：1分钟10分，5分钟10分，外观无畸形。

产后2天行新生儿心超检查、头颅MRI检查。

新生儿心脏超声所见：新生儿左心室内见数个高回声团，大者位于左室流出道，大小约14 mm×12 mm×10 mm，右心室内见数个高回声团，大者位于右室心尖部，大小约7 mm×6 mm×5 mm（图5-2-7、图5-2-8）。

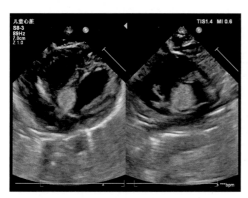

图5-2-7　新生儿左室流出道高回声团

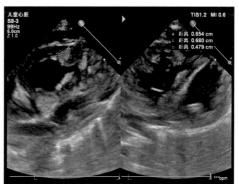

图5-2-8　新生儿右室心尖高回声区

心脏超声提示：胎儿心脏多发横纹肌瘤可能。

新生儿头颅MRI所见：双侧室管膜下脑室边缘及大脑皮层表面、双侧基底节区多发结节样异常信号影，大者长约12 mm（图5-2-9）。

新生儿头颅MRI提示：脑部多发异常信号，符合结节性硬化症改变。

患儿出院，神经外科随访中。

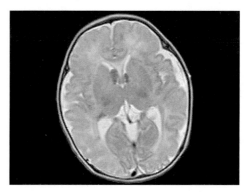

图5-2-9　双侧室管膜下多发结节样T2WI低信号影

分析讨论

胎儿心脏肿瘤十分罕见，绝大部分为原发性肿瘤，好发于心腔或心包膜，包括横纹肌瘤、畸胎瘤、纤维瘤、黏液瘤及血管瘤等。其中，以横纹肌瘤最为多见，横纹肌瘤约占胎儿心脏肿瘤的60%。胎儿心脏横纹肌瘤是一种先天性多糖元肿瘤，典型横纹肌瘤细胞于显微镜下显示为"蜘蛛细胞"。横纹肌瘤可为多发或单发，以多发者常见，横纹肌瘤大小不一，可发生于心肌组织或心腔内，以左心室为多见，右心室、室间隔次之，心房、心外膜或肺动脉较为少见。胎儿横纹肌瘤可于胎龄 > 20周时，经胎儿超声心动图检查诊断，横纹肌瘤胎儿超声心动图表现为单个或多个呈类圆形、边界清晰、无包膜、无蒂的均匀强回声团，大小不一、基底较宽，肿瘤随心脏舒缩运动的活动幅度较小，可嵌于心肌内或突入心腔。横纹肌瘤胎儿的临床表现不一，部分无特殊表现，部分因病灶累及窦房结或位于心室流入道、流出道等重要部位，可引起心律失常、流出道或流入道梗阻、胎儿水肿、心力衰竭等。临床对于横纹肌瘤胎儿的超声心动图诊断，应注意与心脏纤维瘤、黏液瘤、畸胎瘤等相区别：心脏纤维瘤多为单发性心肌内圆形强回声团，常伴有钙化；心脏黏液瘤多为椭圆形有蒂的等回声或稍强回声团，其内可见液性暗区或钙化灶，多数累及心房；心脏畸胎瘤多为类圆形囊实混合性占位，可见脂液分层，多数累及心包膜。

胎儿的横纹肌瘤与结节性硬化症关系密切，60% ~ 80%胎儿横纹肌瘤合并结节性硬化症，多发性横纹肌瘤患者几乎均合并结节性硬化症，单发性横纹肌瘤合并结节性硬化症概率尚不确定。结节性硬化症是累及多器官、多系统的常染色体显性遗传性神经皮肤综合征，又被称为Bourneville病，可累及脑、皮肤、心脏、肾脏等多个器官，患儿预后差。

结节性硬化症致病基因包括TSC1、2，分别位于染色体9q34和16p13。结节性硬化症患儿的临床表现三联征为：癫痫、智力低下、面部血管纤维瘤。胎儿及新生儿横纹肌瘤是结节性硬化症的最早期表现，超声心动图较难区别单纯性横纹肌瘤和合并结节性硬化症的横纹肌瘤。应注意的是，结节性硬化症可能于胎儿期尚不能被确诊，生后进行MRI检查，出现结节性硬化症阴性结果，并不能予以排除。

本例首次发现横纹肌瘤时的胎龄为32w1d，发现胎儿横纹肌瘤后，应对其定期复查，密切观察横纹肌瘤数量、大小变化。妊娠期激素水平可能影响胎儿横纹肌瘤生长，横纹肌瘤生长速度可能与遗传差异有关。横纹肌瘤合并结节性硬化症患儿的预后差，孕期发现胎儿横纹肌瘤时，应及时进行相关产前咨询和产前诊断，从而对横纹肌瘤胎儿预后做出评估，避免预后不良的横纹肌瘤合并结节性硬化症患儿出生。

参考文献

［1］ Chaurasia AK, Hafikrishnan S, Bijulal S, et al. Cardiac rhabdomyoma in familial tuberous sclerosis［J］. J Cardiovasc Thorac Res, 2013, 5(2): 71-72.

［2］ Lee KA, Won HS, Shim JY, et al. Molecular genetic, cardiac and neurodevelopmental findings in cases of prenatally diagnosed rhabdomyoma associated with tuberous sclerosis complex［J］. Ultrasound Obstet Gynecol, 2013, 41(3): 306-311.

［3］ Yinon Y, Chitayat D, Blaser S, et al. Fetal cardiac tumors: a single-center experience of 40 cases［J］. Prenat Diagn, 2010, 30(10): 941-949.

［4］ Bonnamy L, Perrotin F, Megier P, et al. Fetal intracardiac tumor: Prenatal diagnosis and management three case reports［J］. Eur Obst Gynecd Reprod Bid, 2001, 99(1): 112-117.

［5］ Ajay V, inghal V, Venkateshwarlu V, et al. Tuberous sclerosis with rhabdomyoma［J］. Indian J Hum Genet, 2013, 19(1): 93-95.

［6］ 庄严,王添平,常卓琳,等. MRI对胎儿结节性硬化症的诊断价值［J］. 放射学实践,2018,33(10): 1068-1072.

［7］ 滕飞,陈东,方微,等. 4例原发性心脏横纹肌瘤临床病理分析［J］. 心肺血管病杂志,2014,33(6): 873-875.

［8］ 周莺,孙爱敏,董素贞,等. 胎儿及婴幼儿结节性硬化症伴有心脏横纹肌瘤的MRI表现［J］. 中华放射学杂志, 2014,48(10): 858-862.

执笔：龚晓萍　上海交通大学医学院附属国际和平妇幼保健院

审阅：牛建梅　上海交通大学医学院附属国际和平妇幼保健院

三、主动脉弓离断伴室间隔缺损

病例介绍 患者女,32岁。孕妇G4P0,停经25w4d,初潮14岁,既往月经规则,5～7天/28天,因"习惯性流产"在我院生殖免疫科保胎,夫妻双方染色体检查正常。此次妊娠规范产检,中孕期胎儿结构筛查发现胎儿左心偏小,进一步行胎儿超声心动图检查。

(一)

超声所见:胎儿心房正位,心室右袢,房室连接一致,二、三尖瓣启闭运动正常,十字交叉存在。主动脉发自左心室,肺动脉发自右心室,心室大动脉连接一致。可见2～3根肺静脉入左心房,上、下腔静脉入右心房,卵圆孔瓣启闭运动正常,心尖四腔心显示左心稍小于右心。左室流出道切面见室间隔上段回声失落约1.5 mm,CDFI:显示左向右分流信号,主动脉瓣启闭运动未见明显异常,升主动脉内径正常。右室流出道显示肺动脉瓣启闭运动正常,肺动脉主干内径正常。三血管气管切面显示动脉导管入降主动脉,主动脉横弓未汇入降主动脉,多角度追踪主动脉横弓头臂分支,见动脉横弓走行较陡直,无名动脉、左颈总动脉及左锁骨下动脉发自主动脉横弓,左锁骨下动脉与降主动脉之间连续性中断。动脉导管弓矢状切面获取,主动脉弓矢状切面始终无法获取(图5-3-1、图5-3-2、图5-3-3、图5-3-4、图5-3-5、图5-3-6、图5-3-7、图5-3-8、图5-3-9)。

超声心动图提示:胎儿主动脉弓离断(A型可能),室间隔缺损(膜周部可能)。

临床处理:行羊水穿刺后结果无异常,咨询小儿心脏外科医生,主动脉弓离断手术成功率在95%以上,预后良好,家长选择继续妊娠。

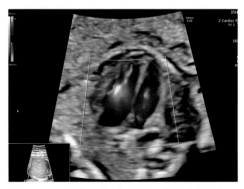

图5-3-1　心尖四腔心切面显示左心稍小于右心

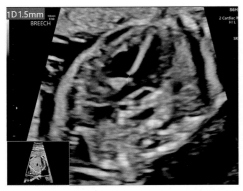

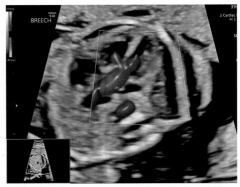

图 5-3-2 左室流出道显示室间隔上段回声失落 1.5 mm

图 5-3-3 CDFI 显示室间隔上段左向右分流

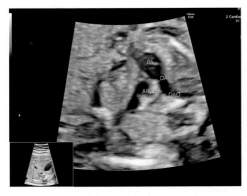

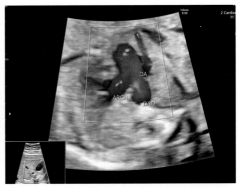

图 5-3-4 三血管气管切面显示主动脉横弓未汇入降主动脉

图 5-3-5 三血管气管切面叠加 CDFI 显示主动脉横弓未汇入降主动脉

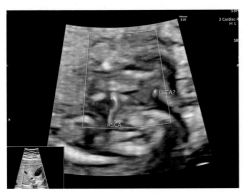

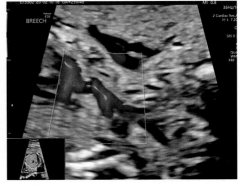

图 5-3-6、图 5-3-7 多角度探查主动脉横弓头臂分支，主动脉横弓走行陡直，追踪其发出无名动脉、左颈总动脉及左锁骨下动脉

（二）

产科随访：孕妇足月剖宫产一女婴，体重 2 605 g，1 分钟 Apgar 评分 9 分，5 分钟 Apgar

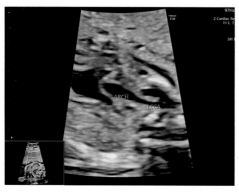

图5-3-8　多角度探查主动脉横弓头臂分支，主动脉横弓走行陡直，追踪其发出无名动脉、左颈总动脉及左锁骨下动脉

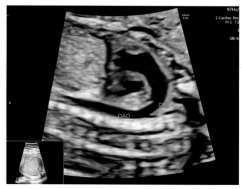

图5-3-9　动脉导管弓矢状切面获取，主动脉弓矢状切面始终无法获取

评分8分，遂转运入上海儿童医学中心心脏外科。

儿科随访：患儿入院后完善心脏超声（图5-3-10）及心脏增强CT（图5-3-11）等相关检查，确诊为主动脉弓离断（A型）伴室间隔膜周部缺损，遂行"主动脉弓成形术＋室间隔修补术"，手术顺利，患儿痊愈出院。

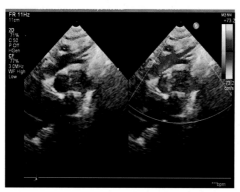

图5-3-10　新生儿超声心动图显示患儿主动脉弓离断A型

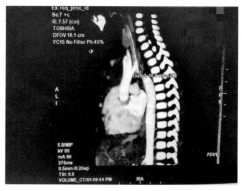

图5-3-11　心脏增强CT检查显示患儿主动脉弓离断A型

分析讨论

　　主动脉弓离断是一种较少见的先天性心脏病，在先天性心脏病中占1.3%左右。主动脉弓离断是指主动脉横弓与降主动脉之间连续性中断，降主动脉的血流完全来自动脉导管，通常合并室间隔缺损，患儿出生后还伴有动脉导管未闭，属于动脉导管依赖型先天性心脏病。

　　根据离断的部位将主动脉弓离断分为三个类型：A 型离断位于峡部，即左锁骨下动脉起始部远端，此型占 30%～44%；B 型离断位于左颈总动脉与左锁骨下动脉之间，此型占 43%～70%；C 型离断位于无名动脉与左颈总动脉之间，此型占 5%～17%。

　　主动脉弓异常通常包括大血管内径异常和连续性异常，在产前筛查工作中，血管内径的异常一般较明显，漏诊率较低，而不伴血管内径异常的连续性异常可能会在扫查中被忽视，而该例胎儿主动脉横弓内径并无明显狭窄，仅在横弓远端即左锁骨下动脉与降主动脉之间连续性中断，且室间隔缺损较小，左右心大小的对比也不是非常显著，较容易漏诊。

　　虽然胎儿心脏三血管气管切面、主动脉弓长轴切面都可以显示主动脉弓异常，主动脉弓降部冠状切面也可作为诊断的补充切面，但由于胎儿动脉导管存在的影响，主动脉弓离断的断端往往在长轴切面上显示不清，且主动脉弓长轴切面不能完整显示时，可能与胎儿体位、检查者手法及主动脉弓走行扭曲有关，需其他切面进一步验证。而三血管气管切面时，动脉导管在主动脉左侧，没有其在矢状切面和冠状切面对主动脉横弓的遮挡作用，且目前广大胎儿超声工作者对此切面的熟练程度远高于主动脉弓矢状切面及主动脉弓降部冠状切面两个长轴切面，故三血管气管切面在产前筛查中对胎儿主动脉离断的检出和诊断都非常重要意义。

　　主动脉弓离断在产前的明确诊断，可以为产前咨询和产后一体化管理提供更全面更可靠的信息，本病例患儿在产前得到较明确诊断，且行羊水穿刺排除胎儿染色体的异常，并且咨询小儿心脏外科医生，使孕妇及家属有了对此疾病治疗方法及预后的深入了解，加强了继续妊娠的信心，在患儿娩出后得到迅速的转运、产后确诊、及时治疗，使患儿获得最好的预后。

参考文献

［1］Jonas RA. Management of interrupted aortic arch［J］. Semin Thorac Cardiovasc Surg, 2015, 27(2): 177-188.

［2］Vogel M, Vernon MM, McElhinney DB, et al. Fetal diagnosis of interrupted aortic arch［J］. Am J Cardiol, 2010, 105(5): 727-734.

［3］Slodki M, Moszura T, Janiak K, et al. The three-vessel view in the fetal mediastinum in the diagnosis of interrupted aortic arch［J］. Ultrasound Med Biol, 2011, 37(11): 1808-1813.

［4］Hirano Y, Masuyama H, Hayata K, et al. Prenatal diagnosis of interrupted aortic arch: Usefulness of three-vessel and four-chamber views［J］. Acta Med Okayama, 201, 70(6): 485-491.

执笔：杨丽娟　同济大学附属第一妇婴保健院

审阅：陈　萍　同济大学附属第一妇婴保健院

四、主-肺动脉间隔缺损

病例介绍 患者女,26岁。孕妇G1P0,为IVF术后双胎妊娠,双绒毛膜双羊膜囊双胎(dichorionic diamnionic twin pregnancy, DCDA)。外院检查发现胎儿1心轴左偏,室间隔缺损;胎儿2未见明显异常。转入我院就诊、产检。

(一)

孕22w行胎儿超声心动图检查。

超声所见:胎儿1主动脉内径3.3 mm,肺动脉内径4.0 mm,主动脉/肺动脉内径比为1.21;室间隔膜周流出道见回声中断约1.3 mm,内见双向分流。胎儿2主动脉内径2.8 mm、肺动脉内径3.6 mm,主动脉/肺动脉内径比为1.29(图5-4-1、图5-4-2)。

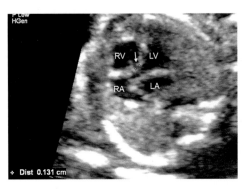

图5-4-1 胎儿1膜周部室间隔缺损1.3 mm(箭头所指处)
LA:左心房;RA:右心房;LV:左心室;RV:右心室

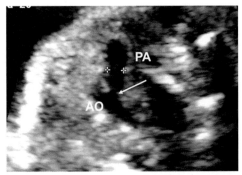

图5-4-2 胎儿1三血管气管平面观主动脉与肺动脉呈"Y",主动脉与肺动脉间见回声中断(箭头所指处)

超声提示:胎儿1室间隔缺损1.3 mm,AO 3.3 mm,PA 4.0 mm;胎儿2心脏结构及血流动力学未见明显异常。

（二）

孕26w，复查胎儿超声心动图。

超声所见：胎儿1室间隔膜周流出道见回声中断约2.7 mm，内见双向分流。主动脉内径3.8 mm，肺动脉内径4.3 mm，主动脉/肺动脉内径比为1.13（图5-4-3、图5-4-4、图5-4-5）。

超声提示：胎儿1室间隔缺损。

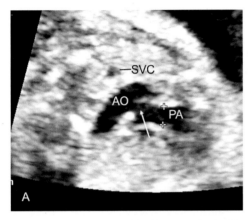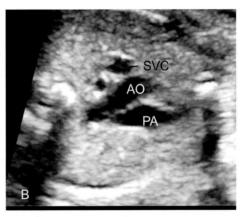

图5-4-3　胎儿1三血管气管平面观主动脉与肺动脉呈"Y"型

图5-4-4　胎儿2正常胎儿三血管气管平面观主动脉与肺动脉呈"V"形

AO：主动脉；PA：肺动脉；SVC：上腔静脉

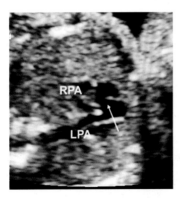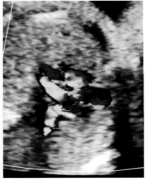

图5-4-5　胎儿1肺动脉分支切面观肺动脉右侧壁与主动脉之间见回声中断，见穿隔血流（箭头所指）

RPA：右肺动脉；LPA：左肺动脉

临床处理：未做染色体核型分析，孕妇选择继续妊娠，嘱分娩后新生儿随访。

（三）

孕35w+因先兆早产行剖宫产，分娩1男1女；新生儿体重2 070/2 020克，1分钟

Apgar评分：9/10分。

生后6小时行新生儿心超检查后转上海儿童医学中心就诊。

超声所见：新生儿1房间隔中部回声中断7.1 mm，左向右分流；室间隔缺损（膜周部）4.3 mm，左向右分流速度1.06 m/s；肺动脉与主动脉间隔见回声中断4.9 mm，内见双向分流，右向左分流速度为1.16 m/s，左向右分流速度为0.7 m/s（图5-4-6、图5-4-7）。

超声提示：室间隔缺损（膜周部）4.3 mm，主-肺动脉间隔缺损4.9 mm、房间隔缺损、持续性左上腔静脉、肺动脉高压。

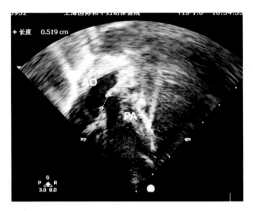

图5-4-6　新生儿1剑突下流出道切面观显示肺动脉与主动脉间隔见回声中断（标尺处）
AO：主动脉；PA：肺动脉

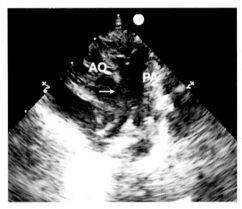
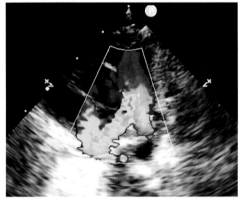

图5-4-7　新生儿1胸骨旁肺动脉分支切面观显示肺动脉与主动脉间隔见回声中断（箭头所指处）
AO：主动脉；PA：肺动脉

（四）

生后当天行新生儿心脏CT检查。

新生儿CT所见：室间隔缺损4.8 mm，主-肺动脉间隔缺损8.3～9.1 mm，房间隔缺损（图5-4-8、图5-4-9、图5-4-10）。

（五）

新生儿1生后第14天手术。

手术结果：行主-肺动脉窗修补术、室

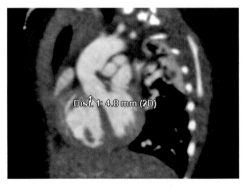

图5-4-8　新生儿1室间隔缺损（膜周部）4.8 mm

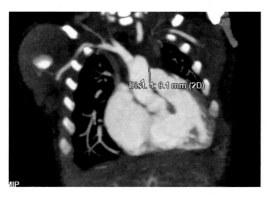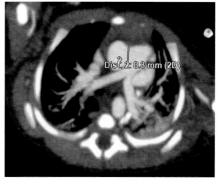

图5-4-9、图5-4-10　新生儿1主肺动脉间隔缺损8.3 mm～9.1 mm

间隔缺损（膜周型）修补术、房间隔缺损（Ⅱ型）修补术。术中所见主-肺动脉窗巨大，直径约10 mm，室间隔缺损为膜周融合型，直径12 mm，房间隔缺损为继发孔型直径12 mm。

分析讨论

　　主-肺动脉间隔缺损（aortopulmonary septal defect，APSD）也称主-肺动脉窗（aortopulmonary window，APW），指升主动脉与肺动脉总干间存在交通，并存在两组半月瓣。新生儿期发病率约占先天性心脏病总数的0.2%。其胚胎发生原因是胚胎发育早期主动脉囊发育障碍，升主动脉与肺动脉总干间的主肺动脉间隔发育异常所致；其可单发，约50%～60%合并其他心脏畸形，如室间隔缺损、主动脉弓离断、主动脉缩窄、法洛四联症、肺动脉闭锁伴室间隔缺损、右室双出口等。

　　根据Mori等分类法分为3型：Ⅰ型为近端型，缺损靠近半月瓣；Ⅱ型为远端型，缺损靠近肺动脉分叉处，多见，常合并右肺动脉异常起源于肺动脉；Ⅲ型为完全型，缺损大，自半月瓣上至肺动脉分叉部。胎儿主肺动脉间隔缺损主要表现为三血管（气管）平面观、左心室流出道切面观或右心室流出道切面观可见主动脉与肺动脉之间的间隔出现回声中断，并可见双向分流，升主动脉内径常增宽。本例为Ⅱ型，在胎儿期未能诊断，回顾性分析其胎儿期心脏声像图发现，主动脉增宽不明显，三血管气管平面观可见主动脉与肺动脉夹角异常，不呈"V"型，而呈"Y"型。本疾病为少见病，对其胎儿期声像图表现特征不熟悉是其漏诊的主要原因。

　　主-肺动脉间隔缺损主要与永存动脉干相鉴别，永存动脉干仅显示一组半月瓣，主肺动脉间隔缺损显示两组半月瓣，但是在肺动脉闭锁合并主肺动脉间隔缺损时，与永存动脉干鉴别有困难，尤其是胎儿期。单纯性主-肺动脉间隔缺损预后较好，新生儿期主肺动脉间隔缺损较大时，早期易发生充血性心力衰竭，若不尽早手术病死率较高，合并其他畸形的主-肺动脉间隔缺损预后取决于合并畸形的复杂程度。

参考文献

［1］ Liu Y, Chen S, Zühlke L, et al. Global birth prevalence of congenital heart defects 1970-2017: updated systematic review and meta-analysis of 260 studies［J］. Int J Epidemiol, 2019, 48(2): 455-463.

［2］ Tang H, Wang Y, Sun X, et al. Prenatal diagnosis of fetal aortopulmonary window by two- and four-dimensional echocardiography with spatiotemporal image correlation［J］. Echocardiography, 2020, 37(5): 732-737.

［3］ Fotaki A, Novaes J, Jicinska H, et al. Fetal aortopulmonary window: case series and review of the literature［J］. Ultrasound Obstet Gynecol, 2017, 49(4): 533-539.

［4］ 吴兰平, 张玉奇, 陈丽君, 等. 主肺动脉间隔缺损的超声心动图诊断价值及漏误诊分析［J］. 医学影像学杂志, 2019, 29(1): 45-49.

［5］ Mori K, Ando M, Takao A, et al. Distal type of aortopulmonary window［J］. Report of 4 cases. Br Heart J, 1978, 40(6): 681-689.

［6］ Talwar S, Agarwal P, Choudhary SK, et al. Aortopulmonary window: Morphology, diagnosis, and long-term results ［J］. J Card Surg, 2017, 32(2): 138-144.

执笔：叶宝英　上海交通大学医学院附属国际和平妇幼保健院

　　　周春霞　上海交通大学医学院附属上海儿童医学中心

审阅：唐海林　上海交通大学医学院附属国际和平妇幼保健院

五、右肺动脉缺如

病例介绍 患者女,27岁。孕妇G2P1,LMP 2018-4-3,平素月经规则,4～5天/28～30天,停经30余天尿妊娠试验阳性,中孕期血清学筛查21三体综合征低风险。孕23w2d行中孕期胎儿畸形筛查。

(一)

超声所见:胎儿臀位,双顶径53 mm,头围195 mm,腹围162 mm,股骨长度39 mm,肱骨长度37 mm。上腹部平面:腹主动脉位于脊柱左侧,下腔静脉位于脊柱右前方,胃泡位于腹腔左侧(图5-5-1)。心脏向右侧移位,占据右侧胸腔,心尖指向左侧,胎心率137次/分,律齐。未见明显右肺组织,左肺增大。

超声心动图:心房正位,左心室与左心房相连,右心室与右心房相连,房室间隔十字交叉消失,仅见一组房室瓣(图5-5-2)。大血管与心室连接正常,主动脉与肺动脉位置关系正常,交叉扭结存在(图5-5-3)。肺动脉仅分出动脉导管和左肺动脉,未见右肺动脉,多切面扫查均未见侧支血管,未见明显右肺组织(图5-5-4)。

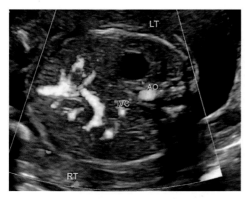

图5-5-1 腹主动脉位于脊柱左侧,下腔静脉位于脊柱右前方

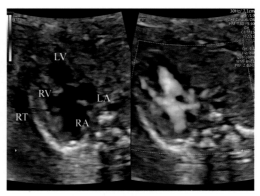

图5-5-2 心脏右移,完全性房室间隔缺损

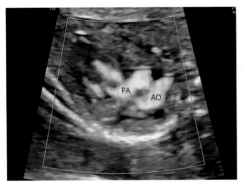
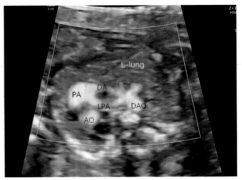

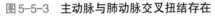

图5-5-3　主动脉与肺动脉交叉扭结存在　　图5-5-4　肺动脉仅分出动脉导管和左肺动脉，未见右肺动脉，未见明显右肺组织

超声提示：胎儿完全性房室间隔缺损（C型），右肺动脉缺如，右肺未显示，心脏右移。

（二）

随访结果：经上级医院会诊证实后终止妊娠。

分析讨论

　　肺动脉由胚胎初期第6对动脉弓演化而来，左右肺动脉由左、右原基肺动脉发育而成，左、右原基肺动脉分别与两侧第6对弓动脉相连，形成正常的肺动脉分叉，当这一发育过程中出现异常，就会形成肺动脉发育不良甚至缺如。单侧肺动脉缺如是第6对主动脉弓的左或右腹侧不发育或过早闭塞，不能与"后腮肺血管丛"相连而形成一侧肺动脉缺如的先天畸形。单侧肺动脉缺如（unilateral absence of pulmonary artery，UAPA）是一种罕见的先天性肺血管发育异常，于1868年由Fraentzel首次报道。

　　临床上单纯性肺动脉分支缺如通常发生于右肺动脉，而伴发其他心血管畸形时，多见于左肺动脉缺如，常合并法洛四联症、室间隔缺损、动脉导管未闭等。本例UAPA发生在右肺动脉，但合并完全性房室间隔缺损，因此发生于右肺动脉的UAPA亦不能忽视其他结构的详细检查。

　　UAPA患侧肺动脉缺如，患侧肺的供血可来自侧枝动脉，主要为降主动脉或无名动脉的迷走动脉分支和支气管动脉。此外，还可由无名动脉、肋间动脉、内乳动脉、锁骨下动脉等供血。但本例患者未见任何侧支血管供血，致使患侧右肺发育障碍。

　　右肺动脉缺如导致右肺发育障碍使心脏右移，需与右位心鉴别。右位心是根据其心轴和心尖指向判断的,而本例患儿的心轴并未发生变化,心尖依然是指向左侧;还需与膈疝等疾病鉴别,膈疝等疾病均会有相应的结构改变。超声医生在操作过程中应仔细扫查肺动脉分支和动脉导管,防止将动脉导管当作肺动脉分支,导致漏诊单侧肺动脉缺如。

单侧肺动脉缺如的预后主要取决于侧支循环的建立和同侧肺的发育情况,以及合并的其他畸形。本例胎儿未见明显侧支循环,右肺未显示,且合并完全性房室间隔缺损,孕妇选择终止妊娠。

胎儿期因为没有肺气干扰,胎儿超声心动图可以清晰显示肺动脉走行及其分支情况,能够从多个方位和角度对主肺动脉及其分支进行观察和研究,得出准确诊断,因此可作为首选检查方法。

参考文献

[1] 程显声.肺血管疾病学[M].北京:北京医科大学和中国协和医科大学联合出版社,1993:13-14.

[2] 耿斌,张桂珍.临床儿童及胎儿超声心动图学[M].天津:天津科技翻译出版有限公司,2016:187-242.

[3] Fraentzel SO. Ein fall von abnormer communication der aorta mit der arteria pulmonalis[J]. Virchows Arehiv, 1970, 43(3): 420-426.

[4] Hinton RB, Ware SM. Heart failure in pediatric patients with congenital heart disease[J]. Circ Res, 2017, 120(6): 978-994.

[5] Al-Khaldi A, Tamimi O, Sailam M. Surgical experience in the rehabilitation and reimplantation of disconnected pulmonary arteries and its effectiveness in restoring pulmonary haemodynamics and function[J]. Eur J Cardiothorac Surg, 2016, 50(2): 304-310.

执笔:邓远琼 上海市嘉定区妇幼保健院

审阅:邓远琼 上海市嘉定区妇幼保健院

六、先天性囊肿型胆道闭锁

病例介绍　　患儿女，2月1天。母亲，患儿为G1P1，足月顺产儿。患儿母亲孕24w常规体检时发现患儿肝门区占位，未予特殊治疗，生后于产院经皮测新生儿胆红素偏高（具体不详），全身皮肤略黄染，予口服退黄药物（茵栀黄）治疗1w。患儿生后1个月余，家属自觉患儿大便颜色逐渐变浅，小便颜色逐渐加深，就诊于当地医院，查总胆红素169.1 μmol/L，直接胆红素132.61 μmol/L，查腹部B超提示肝门区无回声（胆总管囊肿可能，大小15 mm×11 mm），腹部磁共振亦提示胆总管囊肿可能，为求进一步治疗至我院就诊。体格检查：全身皮肤巩膜黄染，全腹平软，未见胃肠型及蠕动波，未及腹壁静脉显露，肝脾肋下未及，无肌紧张，无反跳痛，未及明显肿块，肠鸣音可，约4次/分，移动性浊音阴性，Murphy's征阴性。门诊查血常规：白细胞总数9.06×10⁹/L，血红蛋白82 g/L，中性细胞百分比61.8%，C反应蛋白（POCT）16 mg/L。尿粪常规正常。

（一）

超声所见：肝脏形态正常，表面光滑，支持结构或韧带正常，血管纹理显示清晰，实质回声稍增粗，肝门静脉内径约4.7 mm，流速17.9 cm/s，肝动脉内径约3.3 mm，PSV=76.9 cm/s，RI=0.82（图5-6-1、图5-6-2）。胆囊大小31 mm×6.4 mm，形态不规

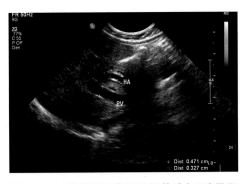

图5-6-1　纵切面图像显示门静脉（PV）及肝动脉（HA）内径

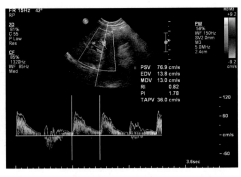

图5-6-2　多普勒超声测量肝动脉峰值流速（PSV）76.9 cm/s，阻力指数（RI）0.82

则,囊壁僵硬,欠光滑,胆汁透声清晰,胆囊管延伸至胆总管中段处局部囊样扩张,范围约16.8 mm×12.9 mm×11.7 mm,边界清,形态尚规则,肝内胆管不扩张(图5-6-3、图5-6-4)。

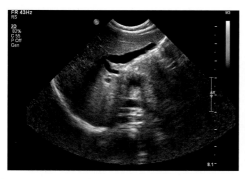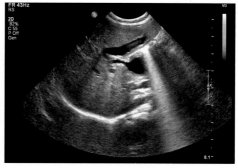

图5-6-3、图5-6-4 **胆囊形态不规则,囊壁僵硬,欠光滑,胆总管中段局部囊样扩张**

超声提示:胆囊壁僵硬,欠光滑,胆总管中段囊肿,肝动脉增宽、流速增快(胆道闭锁待排,请结合临床)。

(二)

处置过程:腹腔镜手术探查,胆囊大小约2 cm×2 cm×1 cm,抽出少量白胆汁。

术中胆道造影所见:经导管注入稀释对比剂后,胆囊显影,原胆总管区囊样改变消失,肝内胆管部分显影,结构紊乱,云絮状改变,十二指肠未见明显显影(图5-6-5)。

术中胆道造影提示:符合胆道闭锁影像学表现。

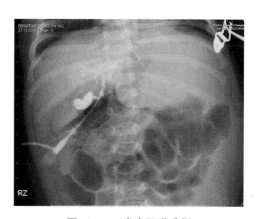

图5-6-5 **术中胆道造影**

(三)

手术记录:取右肋下斜行切口,仔细分离胆囊,完整切除胆囊及肝门部纤维斑块送病理检查,行肝门空肠Roux-y吻合术(Kasai手术)。

病理结果:符合胆道闭锁等相关肝脏镜下改变,相当于慢性肝炎分期G2S2-3(图5-6-6)。

图5-6-6 **(灰褐肝组织)镜下显示肝细胞胞浆丰富,充满嗜酸性颗粒状物质,并可见多核肝细胞内胆汁淤积,汇管区纤维组织增生并向肝小叶内部延伸,纤维间隔形成趋势可见(HE×10)**

分析讨论

胆道闭锁（biliary atresia，BA）是一种病因不明的波及肝内、外胆管闭塞性病变，导致胆汁淤积及进行性肝纤维化直至肝硬化并危及患儿生命的疾病。其发病率约为1/8 000，亚洲和非洲人群BA的发生率高于欧洲人群，女性BA的发生率高于男性。按照肝外胆管闭锁不同部位进行分型（Kasai分型），BA可以分为三种类型：Ⅰ型，胆总管闭锁（5%），包括树枝状和云雾状；Ⅱ型，肝管闭锁（3%）；Ⅲ型，肝门部闭锁（92%）。

囊肿型胆道闭锁（cystic biliary atresia，CBA）是一种独特的、相对少见的BA亚型，其临床表现有黄疸、大便呈陶土色、小便呈浓茶色、腹部膨隆、肝脾肿大、腹壁静脉曲张、营养不良或生长发育迟缓等。

本病例超声检查发现患儿胆囊形态不规则，胆囊壁僵硬，欠光滑，胆总管中段囊肿，肝动脉增宽、流速增快等超声表现，结合有黄疸，大便颜色变浅等临床表现，提示了胆道闭锁的超声诊断。根据《胆道闭锁诊断及治疗指南（2018版）》，超声检查显示肝门纤维斑块、胆囊形态改变、肝包膜下血流信号增多、肝动脉直径增宽以及肝弹性数值高时，应高度怀疑胆道闭锁。肝门纤维斑块是Choi等于1996年提出"三角形索带征"为诊断BA的直接征象，即门静脉左、右支前方由胆管增生及纤维化形成的三角形纤维斑块样结构，TC征阳性是指门静脉右支前壁厚度≥4 mm，斑块大小随日龄增加，病变早期仅为胆管增生、纤维化、消失，纤维斑块尚未形成或形成过小，导致"三角形索带征"对早期BA诊断的敏感性较低。以往的研究表明，TC征阳性的特异性最高（高达97%），但是其敏感性相对较低，约为74%。胆囊形态改变的超声表现包括：胆囊未探及；胆囊呈纤维条索状高回声；胆囊体积小，形态僵硬、壁厚、毛糙、部分胆囊腔呈缝隙状，部分囊腔闭锁；胆囊大小正常，形态僵硬，壁毛糙，哺乳后大小无变化。

有研究认为，对于胆道闭锁来说，三角征和胆囊异常是最有用的两个超声指标，其联合诊断敏感性为95%。Kim等以肝动脉内径＞1.5 mm来诊断BA，其敏感度92%、特异度78%、准确性89%，将肝动脉/门静脉内径＞0.45来诊断BA，其敏感度76%、特异度79%、准确性78%。肝包膜下血流的敏感性、特异性、阳性预测值和阴性预测值分别为100%、86%、85%和100%。彩色多普勒超声图像上有肝包膜下血流的BA患者在Kasai手术时都有包膜下毛细血管扩张，病理证实肝包膜下有扩张的血管。

肝脏弹性成像是一种新型超声诊断技术，弹性成像有助于胆道闭锁与其他病因的新生儿胆汁淤积的鉴别，Dillman等研究发现胆道闭锁患儿的二维和pSWE中位剪切波速度要高于其他病因的新生儿胆汁淤积症（$P=0.0001$；$P=0.0014$）。二维超声剪切波弹性成像截断值 > 1.84 m/s 时,诊断敏感性92.3%,特异性78.6%,pSWE > 1.53 m/s 时,诊断敏感性76.9%,特异性78.6%。国内学者研究发现ARFI成像技术在评价预测胆道闭锁患儿术前肝硬化中有一定的价值,该技术诊断肝硬化的最佳临界值为2.16 m/s,曲线下面积为0.930($P < 0.001$),诊断敏感度、特异度分别为87.50%、92.86%,可为临床选择治疗方案和判断疾病预后提供指导信息。尽管如此,目前没有单独的诊断技术能够在术前确诊BA,BA诊断的金标准仍然是术中胆道造影。超声检查的目的是及时诊断胆道闭锁和胆总管囊肿等外科疾病。

　　BA需要与胆管发育不良、进行性家族性肝内胆汁淤积症、Citrin缺陷病、酪氨酸血症Ⅰ型、α1-抗胰蛋白酶缺乏症、先天性胆汁酸合成障碍和其他胆汁淤积性肝病等鉴别。本例CBA因胆囊正常大小,容易被误诊为胆总管囊肿(choledochal cyst, CDC),尤其是Ⅱ型CDC。CDC为临床上最常见的一种先天性胆道畸形,其病变主要是指胆总管的一部分呈囊状或梭状扩张,有时可伴有肝内胆管扩张的先天性畸形。女性发病高于男性,约占总发病率的60% ~ 80%。Ⅱ型CDC又称为胆总管憩室型,较少见,仅占2% ~ 3.1%,囊肿形态较小,不伴胰胆管合流异常,在胆总管侧壁有囊肿样扩张,囊肿以狭窄的基底或短蒂与胆总管侧壁连接,胆管的其余部分正常或有轻度扩张。CBA是闭塞胆管内的囊性改变,囊内可能含有胆汁,意味着在肝内和肝外胆管之间建立连接后发病。大约一半是在孕期超声检查中发现的,Kasai手术后预后良好。CBA和CDC的手术方式和处理,以及长期的预后都不同。CBA患者需要Kasai手术,而不是囊肿切除术(如CDC),并且需要早期手术以防止肝损伤。

　　综上所述,CBA需与Ⅱ型CDC鉴别,两者超声表现有一定程度重叠,观察肝门纤维斑块、胆囊形态改变、肝包膜下血流信号、肝动脉直径增宽以及肝弹性数值等超声征象有助于BA的诊断及鉴别。

参考文献

[1] Bezerra JA, Wells RG, Mack CL, et al. Biliary atresia: Clinical and research challenges for the twenty-first century [J] . Hepatology (Baltimore, Md), 2018, 68(3): 1163-1173.

[2] 杨媛,孙超,高伟,等.胆道闭锁诊断及治疗指南(2018版)[J] .临床肝胆病杂志,2019,35(11):2435-2440.

[3] Asai A, Miethke A, Bezerra JA. Pathogenesis of biliary atresia: defining biology to understand clinical phenotypes [J] . Nature reviews Gastroenterology & hepatology, 2015, 12(6): 342-352.

[4] Yoon HM, Suh CH, Kim JR, et al. Diagnostic performance of sonographic features in patients with biliary atresia: A systematic review and meta-analysis[J] . Journal of ultrasound in medicine: official journal of the American institute of ultrasound in medicine, 2017, 36(10): 2027-2038.

[5] Zhou L, Shan Q, Tian W, et al. Ultrasound for the diagnosis of biliary atresia: A meta-analysis[J] . AJR American journal of roentgenology, 2016, 206(5): W73-W82.

[6] Kim WS, Cheon JE, Youn BJ, et al. Hepatic arterial diameter measured with US: adjunct for US diagnosis of biliary atresia[J] . Radiology, 2007, 245(2): 549-555.

[7] Dillman JR, DiPaola FW, Smith SJ, et al. Prospective assessment of ultrasound shear wave elastography for

discriminating biliary atresia from other causes of neonatal cholestasis[J]. The Journal of pediatrics, 2019, 212: 60–65.e3.

[8] 蒋珺, 高芬, 陈亚青, 等. 声辐射力脉冲成像技术术前评估胆道闭锁患儿肝硬化[J]. 中国医学影像技术, 2017, 33(10): 1522–1525.

[9] Abbey P, Kandasamy D, Naranje P. Neonatal jaundice[J]. Indian journal of pediatrics, 2019, 86(9): 830–841.

[10] Lakshminarayanan B, Davenport M. Biliary atresia: A comprehensive review[J]. Journal of autoimmunity, 2016, 73: 1–9.

执笔：胡慧勇　上海交通大学附属儿童医院

审阅：许云峰　上海交通大学附属儿童医院

七、PKHD1 基因相关新生儿多囊肾

病例介绍 患儿男，4 h，因"生后呼吸困难4小时余"入院。患儿于2019年12月24日12：00于外院顺娩，出生时Apgar评分10分。生后患儿逐渐出现气促，呼吸60～70次/分，伴有呻吟、鼻翼扇动；未吸氧下血氧约89%，鼻导管吸氧血氧维持在95%以上，但仍有呼吸急促。呻吟逐渐加重，鼻翼扇动明显，口周轻微紫绀；无腹胀、呕吐；无惊厥、抽搐。为进一步治疗，予头罩吸氧转入我院。急诊拟"新生儿呼吸窘迫综合征"收住入院。

2019年12月24日16：33入院。体格检查体重2 570 g，心率、血压、呼吸正常范围，但呼吸不规则，存在轻微三凹征，深吸气时两肋稍下陷。完善相关检查，pH7.288↓，C反应蛋白11 mg/L↑，白蛋白37.30 g/L；谷丙转氨酶5.00 IU/L↓；谷草转氨酶69.00 IU/L↑；钠135.00 mmol/L↓；磷2.42 mmol/L↑；总胆红素58.30 μmol/L↑；总蛋白60.0 g/L↓；尿素4.05 mmol/L；总胆汁酸5.10 μmol/L，当天予以高流量鼻导管吸氧、抗感染、纠酸、调整电解质等治疗。

（一）

12月25日查X线片提示：双侧气胸、纵隔积气，予以胸腔闭式引流；并由静脉营养支持改为新生儿牛奶口服。

当日心超报告：① 新生儿动脉导管未闭；② 继发孔型小房缺＋卵圆孔未闭。

此后始终维持前述支持治疗。

（二）

12月31日行新生儿超声检查。

超声所见：双肾增大，结构不清，双肾内弥漫囊性占位及多发结晶；肝质地欠佳，肝内多发囊性占位，部分内见分隔，囊性占位走行与门静脉及分支走行基本相同（使用PhilipsiU22超声诊断仪，低频探头频率为2～5 MHz，高频探头为5～12 MHz，均设置为

新生儿腹部制式)(图5-7-1～图5-7-7)。

超声提示：双肾增大,呈多囊肾样改变；肝脏内多发囊性小占位。

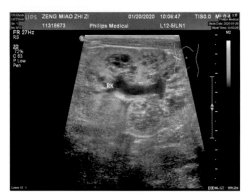
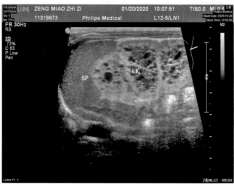

图5-7-1、图5-7-2　肾脏超声可见双肾实质增大,其内多发小囊性占位,双侧肾盂增宽。另可见脾脏内无囊性占位

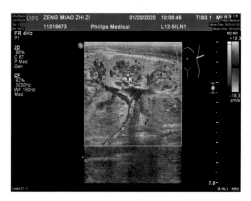
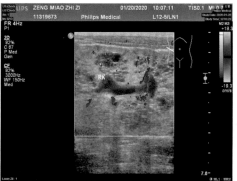

图5-7-3、图5-7-4　肾脏彩色多普勒血流探测,可见双肾皮质内血流灌注,囊性区内未见明显血流信号

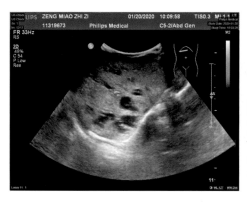
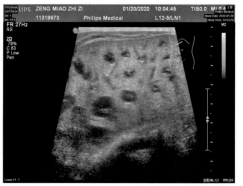

图5-7-5、图5-7-6　肝脏超声低频探头与高频探头下均可见多发肝内多发囊性占位,部分囊性占位内可见中等条索状回声

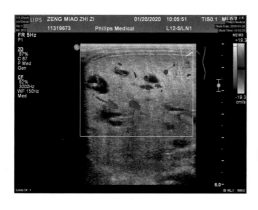

图 5-7-7　肝脏多普勒血流探测，可见囊性区
内未见血流信号，但中等条索状回
声区可见血流信号

（三）

　　详询病史，患儿母亲于外院产前检查"孕29周时发现羊水偏少；孕约33周胎儿B
超提示多囊肾可能"。并在产后即日对患儿行遗传性疾病基因检查，提示："受检者样
本检测到 PKHD1 基因的2个变异，均判读为疑似致病。与常染色体阴性疾病 Polycystic
Kidney disease 4, with or without hepatic disease（多囊肾病4型伴或不伴肝病）相关，和本
案例表型相符的临床特征为：羊水过少，肾功能异常"。

　　结合超声所见，基本确诊为：常染色体隐性遗传多囊肾病。

（四）

　　随访结果：2020年1月13日，患儿呼吸衰竭、气胸、新生儿肺炎完全治愈，可足量口
服新生儿奶粉30 mL/h，低钠血症、低蛋白血症、高胆红素血症好转，体重增长为3 140 g，
考虑可出院护理，嘱家属喂养方法及定期肾脏科、心外科、新生儿科随访，办理出院。

分析讨论

　　PKHD1 基因位于染色体6p12.3～6p12.2，由67个外显子组成，并构成1个长
约16.2 kb的转录本，编码1个由4 074个氨基酸组成的单次跨膜蛋白，被称为纤囊
素（FPC）。FPC涉及细胞间的黏附、排斥、增殖，细胞中的FPC称为初级纤毛，见于
肾小管的指状突起。此蛋白存在于婴儿和成人的肾脏细胞，在肝细胞和胰腺也低表
达。PKHD1 基因是人类常染色体隐性遗传多囊肾病（autosomal recessive polycystic
kidney disease, ARPKD）、Calori病、先天性肝纤维化（CHF）的致病基因，且是
ARPKD的唯一所知致病基因。ARPKD是一种主要涉及肾脏和肝胆道的遗传性纤
维囊性疾病，活产婴儿发病率估计为1：10 000～1：40 000。大多数病例是在妊娠
末期或在新生儿期发现肾脏呈强回声伴羊水过少，30%～50%的患儿在生后不久

即会因肺发育不良而导致呼吸窘迫而死亡，在我院治疗的该病例，由于治疗及时得当，阻止了这一进程。Calori病与*PKHD1*基因相关性亦较高，表现为肝内多发囊性占位，分布范围与门静脉及其分支相同。

　　超声对于此病患儿的诊断具有快捷，敏感的诊断学优势。在产前检查过程中即可发现产妇羊水过少，胎儿多囊肾，基本确定诊断方向。在产后对新生儿的超声检查过程中，不仅可以明确双肾囊性变程度，也可判断肝内胆管扩张累及范围，并对肝、肾囊性占位明确性质，与血管平滑肌脂肪瘤、血管畸形等疾病相鉴别。该患儿在产后检查图像表现较为典型，明确显示双肾内多发小囊性占位，结合病史，已基本可确诊为常染色体隐性遗传多囊肾病。另外，在产后检查过程中发现肝内多发囊性小占位，并与门静脉及其分支伴行，考虑合并多发肝内胆管扩张，即Caroli病。对该患儿的诊断，显示了超声在此疾病诊断方面的敏感性与准确性。

　　在未来，该患儿将会得到终身干预方案，以推迟终末期肾功能不全及出现不可控的高血压为主要思路，并同时密切关注肝脏功能及形态的变化，警惕肝脏纤维化的出现。最终治疗方案可能依然是肾脏移植，若肝脏出现终末期损害，可能会同时考虑肝脏移植。

参考文献

［1］Bergmann C, Senderek J, Windelen E, et al. Clinical consequences of PKHD1 mutations in 164 patients with autosomal-recessive polycystic kidney disease (ARPKD)［J］. Kidney International, 2005, 67(3): 829–848.

［2］黄志君，陈可可，毛先海，等. PKHD1基因新突变致兄弟同患Caroli综合征［J］. 中华普通外科杂志，2019，34（11）：976–978.

［3］屈冬松. PKHD1基因的研究进展［J］. 现代医药卫生，2017，33（4）：536–538.

［4］万红芳，王利民，邢爱耘. 胎儿期多囊肾预后、产前诊断、遗传咨询的研究进展［J］. 现代妇产科进展，2008，17（3）：227–229.

执笔：张　源　复旦大学附属儿科医院

审阅：孙颖华　复旦大学附属儿科医院

八、Noonan 综合征合并心肌肥厚

病例介绍　患儿男，0天，因"早产出生后气促呻吟2小时"入院。患儿系孕29w2d出生，试管婴儿，双胎之小，母亲患妊娠糖尿病。入院查体见早产儿貌，颈蹼，乳间距增宽，气促，心肺腹部查体阴性。实验室检查：血尿串联质谱继发改变；糖原累积病Ⅱ型 α-1-4 糖苷酶活性测定正常。Panel检测提示 *PTPN11* 基因杂合突变。家族史：双胎之大的哥哥，临床特点及检查与本患儿相似。

（一）

患儿生后1天行经胸超声检查。

超声所见：室间隔7 mm，左室后壁舒张期6 mm和收缩期10 mm。右室流出道流速2.56 m/s，压差26 mmHg。左室流出道层流。动脉导管2 mm，卵圆孔3.3 mm。

超声提示：室壁增厚；右室流出道速度增快；动脉导管未闭；卵圆孔未闭。

（二）

患儿生后5周行经胸超声所见：室间隔及心室壁均增厚（图5-8-1、图5-8-2）。右室流出道流速3.65 m/s，压差53 mmHg（图5-8-3）。左室流出道流速3.86 m/s，压差

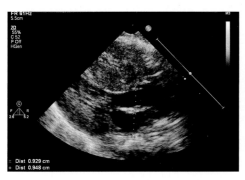

图5-8-1　室间隔和心室壁增厚

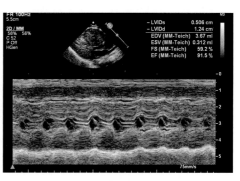

图5-8-2　室间隔和心室壁增厚

60 mmHg（图5-8-4）。余探查情况同前。

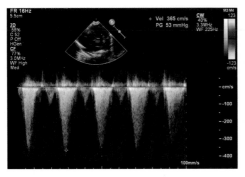
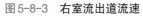
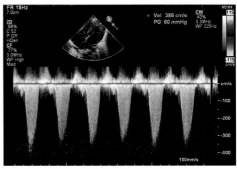

图5-8-3　右室流出道流速　　　　　　　　图5-8-4　左室流出道流速

超声提示：室间隔和心室壁增厚伴左、右室流出道梗阻，余诊断同前。

（三）

患儿随访心超，随年龄变化趋势如图（图5-8-5、图5-8-6）。

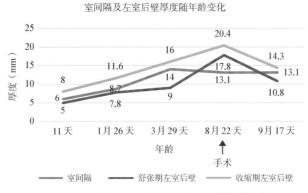

图5-8-5　室间隔及左室后壁厚度随年龄变化

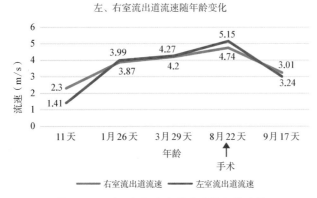

图5-8-6　左、右室流出道流速随年龄变化

（四）

患儿3月龄、7月龄行心脏CT增强检查。

CT增强所见：心脏增大，室间隔和左右心室壁显著增厚，尤以左心室壁增厚明显，左心室腔明显减小，左、右室流出道窄（图5-8-7）。7月龄行心脏CT增强所见同前（图5-8-8）。

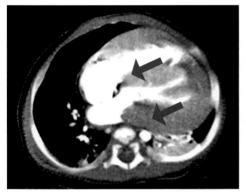 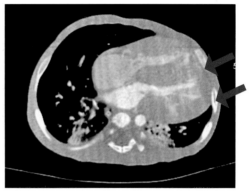

图5-8-7　3月龄心脏CT增强　　　　　图5-8-8　7月龄心脏CT增强

心脏CT增强提示（3月龄）：室间隔和左右心室壁显著增厚，心肌病变可能，肥厚性心肌病？

心脏CT增强提示（7月龄）：室间隔和左右心室壁显著增厚。

（五）

处置经过：患儿8月龄时行左室流出道疏通术、右室漏斗部肥厚肌肉切除术等。

随访结果：患者术后呼吸机依赖，于生后9m26d因心力衰竭死亡。其双胎哥哥3月龄时因呼吸衰竭、心力衰竭死亡。

分析讨论

努南综合征（Noonan Syndrome，NS）是由Noonan提出并命名的，该病多见于男性，临床特征有特殊面容如前额饱满、眼距宽、后发际低、耳位低、颈蹼、乳距增宽，伴有身材矮小、先天性心脏病、神经系统、认知和行为问题、生殖系统功能障碍、骨骼肌异常、凝血障碍等。

NS是仅次于21三体综合征的最常引起先天性心脏病的综合征，约80%以上的患者心脏受累，患者合并心脏病中最常见的类型有肺动脉瓣狭窄（Pulmonary Stenosis，PS）（50%～60%）、房间隔缺损（6%～10%），也可合并肥厚型心肌病

（Hypertrophic Cardiomyopathy, HCM）（20%）、室间隔缺损、主动脉瓣狭窄、法洛四联症和大动脉转位等。合并心脏病的NS患者57%生后1年内就出现临床症状，婴儿期即被确诊的患者死亡率达15%。死因多为难治性心力衰竭、心律失常、猝死等。

NS合并HCM早期被诊断的患者70%因为合并先天性心脏病，24%因为存在心力衰竭。合并严重的HCM患者在婴儿期就有典型的临床表现，婴儿期即被诊断，而合并轻度HCM患者在儿童时期才被诊断。婴儿期有心肌肥厚临床表现的患者，预后差，死亡率高。合并NS的HCM与其他原因导致的HCM相比，预后差、死亡率高。本病例新生儿期起病，存在严重的进行性心肌肥厚，左、右室流出道梗阻，婴儿期即发生了死亡。

合并NS是肺动脉进行性狭窄的危险因素，因为多数NS患者存在瓣膜的发育不良。NS合并严重的PS和某些情况下中度的PS需要手术干预。30%以上的NS合并PS患者需要手术解除狭窄。

NS是罕见的常染色体遗传病，目前报道了多个致病基因，其中约50%的病例为12号染色体上11型非受体蛋白酪氨酸磷酸化酶（Protein Tyrosinephos-Phatase, Non-receptor 11, PTPN 11）基因发生错义突变，导致非受体蛋白酪氨酸磷酸酶SHP-2自体磷酸化而获得自身功能所致。在非PTPN 11的NS中，还有SOS1、RAF1、BRAF、HRAS、KRAS、NRAS、SHOC、MAP2K1、MAP2K2和CBL等致病基因。NS合并心脏病类型与基因突变种类相关，例如PTPN 11基因突变多和肺动脉瓣狭窄和房间隔缺损相关，而RAF1基因突变多和HCM相关，且新生儿期即出现严重的心肌病。行基因检测可以协助疑似病例的诊断。

参考文献

［1］ Colquitt JL, Noonan JA. Cardiac findings in Noonan syndrome on long-term follow-up［J］. Congenit Heart Dis, 2014, 9(2): 144-150.

［2］ Shaw AC, Kalidas K, Crosby AH, et al. The natural history of Noonan syndrome: a long-term follow-up study［J］. Arch Dis Child, 2007, 92(2): 128-132.

［3］ Roberts AE, Allanson JE, Tartaglia M , et al. Noonan syndrome［J］. Lancet, 2013, 381(9863): 333-342.

［4］ Burkitt-Wright E, Kerr B, Noonan syndrome. In: Firth H(ed.), 2018.

执笔：党　艳　复旦大学附属儿科医院
审阅：马晓静　复旦大学附属儿科医院

九、睾丸扭转

病例介绍 患儿男,1天。患儿孕39w6d顺产娩出,出生时体重约4 195 g(巨大儿)。母亲39岁,G4P4,患儿出生后5小时换尿片时发现右侧阴囊肤色发黑、肿大,触碰时患儿哭闹,遂于我院行超声检查。

(一)

超声所见:右侧睾丸体积明显大于左侧睾丸,右侧睾丸大小26.2 mm×19.1 mm×23.8 mm,左侧睾丸大小9.9 mm×6.9 mm×12.8 mm(图5-9-1、图5-9-2),右侧睾丸边界清,形态规则,内部回声不均匀,内可见少量弱回声(图5-9-3),CDFI未见明显血流信号(图5-9-4),左侧睾丸大小形态正常,包膜完整,CDFI未见血流信号未见明显异常。

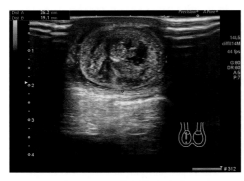
图5-9-1 右侧睾丸大小

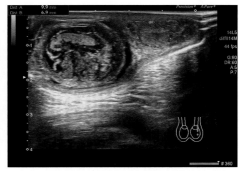
图5-9-2 左侧睾丸大小

超声提示:右侧睾丸声像图改变,请结合临床。

(二)

处置经过:转外院行右侧睾丸及附件切除+左侧睾丸固定术,术中见精索鞘膜外顺时针扭转720°,打开鞘膜内见睾丸发黑肿胀坏死,左侧睾丸、附睾及精索发育可,其色泽

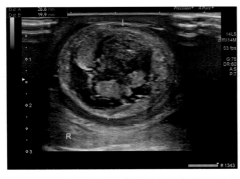
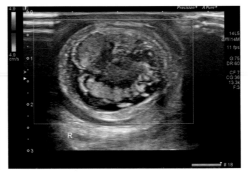

图5-9-3　右侧睾丸回声不均匀见少量弱回声　　图5-9-4　右侧睾丸CDFI未见彩色血流信号

红润。

手术病理结果：睾丸出血坏死。

分析讨论

　　睾丸扭转（testicular torsion, TT）是指睾丸和精索发生沿纵轴的异常扭转使睾丸血液循环发生障碍，继而引起睾丸缺血、坏死的病症。小儿各年龄段均可发生。新生儿睾丸扭转（neonatal testicular torsion, NTT），又称围产期睾丸扭转，是指睾丸扭转发生在出生前或出生后30天内，是睾丸扭转的特殊类型，临床上较为少见，在新生儿中的发病率为6.1/10万，占儿童睾丸扭转的10%～12%，后果严重坏死率高，近年有增多趋势。

　　NTT病因尚不明确，目前多数学者认为与以下因素有关，一是解剖因素：睾丸鞘膜与阴囊壁粘连松散，双胎妊娠、妊娠期糖尿病、子痫前期、巨大胎儿等复杂妊娠可影响胎儿睾丸的发育以及下降至阴囊，使得睾丸扭转风险增加。在本病例中存在巨大胎儿这个风险因素。二是睾丸外因素，提睾肌反射活跃，复杂妊娠晚期以及经阴道生产过程均可导致宫内压力增加，可刺激提睾肌收缩。三是遗传因素，近来有报道存在家族性的睾丸扭转，有动物模型研究显示 Insl3 基因缺失是导致小鼠睾丸扭转的潜在诱发因素，但未在人体研究中证实。

　　根据临床表现可分为急症型NTT和非急症型NTT，阴囊超声检查是诊断NTT的首选检查方法。急症型NTT表现为睾丸肿大，内部回声不均匀，呈放射状低回声、不规则无回声等，随着病情发展可表现为周边"串珠样"或者"蛋壳样"强回声，彩色多普勒示内部血流信号减少或消失。非急症型NTT患侧可能看不到正常睾丸图像，多表现为边界清晰的不均质异常包块，彩色多普勒示无明显血流信号。需要与睾丸肿瘤相鉴别。

　　超声检查对NTT诊断有重要作用，同时还可以监测评估患侧睾丸的治疗效果以及随访健侧睾丸的发育情况。睾丸扭转发生后从局部的血运障碍到睾丸发生形态学改变有一个窗口期,因此需要早发现、早诊断、早治疗,抢救濒临坏死的睾丸。产前睾丸扭转往往发现时已经坏死,挽救概率不大。由于其涉及伦理问题,怎样才能及早发现产前睾丸扭转,需要专家和学者在以后工作中去挖掘探索。

参考文献

［1］ Kawamura M, Kuribayashi S, Yamamichi G, et al. A case of prenatal testicular torsion［J］. Hinyokika Kiyo, 2016, 62(7): 389-391.

［2］ Kohn TP, Lopategui DM, Arora H, et al. Whole-exome sequencing identifies novel heterozygous mutation in RAF1 in family with neonatal testicular torsion［J］. Urology, 2019, 129: 60-67.

执笔:张婷婷 上海市浦东新区公利医院
审阅:傅晓红 上海市浦东新区公利医院

十、双腔右心室

病例介绍　患儿女,4岁,因"体检发现心脏杂音3年余"收入院。就诊前曾3次于外院进行心脏彩色多普勒超声检查,检查结果均提示室间隔缺损、房间隔缺损。体检听诊心前区可及收缩期Ⅱ～Ⅲ/Ⅵ,P2稍亢。

(一)

患儿入院当天行超声心动图检查。

超声所见:右室流出道可见异常肌束,致右室流出道最窄处内径0.78 cm,过此处流速4.49 m/s,压差81 mmHg(图5-10-1、图5-10-2、图5-10-3、图5-10-4、图5-10-5、图5-10-6)。室间隔缺损(膜周融合型)0.93 cm,部分三尖瓣组织附着,分流口0.25 cm(图5-10-7、图5-10-8)。房间隔缺损(Ⅱ)0.23 cm,左向右分流。主动脉瓣下纤维嵴,长0.69 cm×0.68 cm,左室流出道流速2.45 m/s,压差24 mmHg(图5-10-9、图5-10-10、图5-10-11)。

超声提示:双腔右心室、室间隔缺损、房间隔缺损(Ⅱ)、主动脉瓣下纤维嵴。

处置经过:行心脏CTA检查,与超声心动图诊断符合。

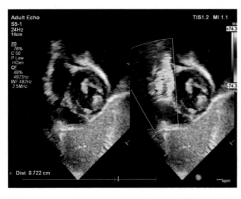

图5-10-1　剑突下右室流出道切面显示肌束肥厚,CDFI显示高速湍流信号

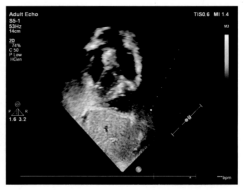

图5-10-2　剑突下右室流出道切面显示异常肌束

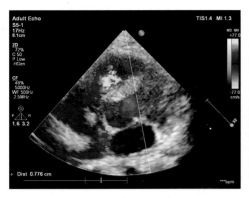

图 5-10-3 右室流出道异常肌束，致最窄处内径 0.78 cm

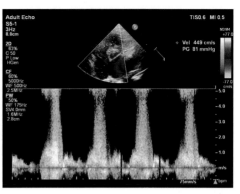

图 5-10-4 过此处流速 4.49 m/s，压差 81 mmHg

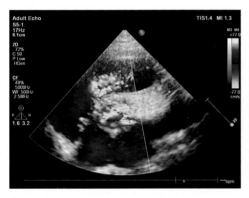

图 5-10-5 右室流出道近端血流与室间隔缺损分流几乎平行，显示五彩镶嵌状高速射流，两者相距近

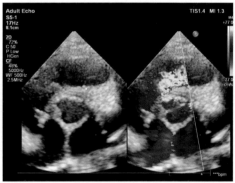

图 5-10-6 胸骨旁大动脉短轴切面显示膜周部室间隔缺损

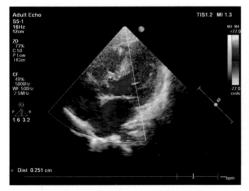

图 5-10-7 胸骨旁五腔切面显示室间隔缺损（膜周融合型）、分流口 0.25 cm

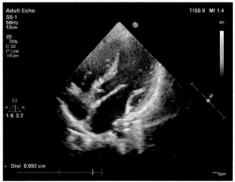

图 5-10-8 心尖五腔切面显示主动脉瓣下纤维嵴

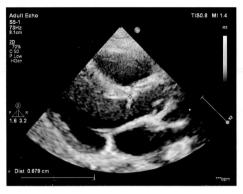

图 5-10-9　胸骨旁左心室长轴切面显示主动脉瓣下纤维嵴

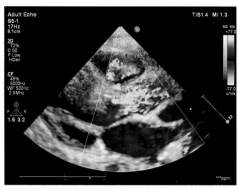

图 5-10-10　LVOT流速增快、呈五彩镶嵌血流信号

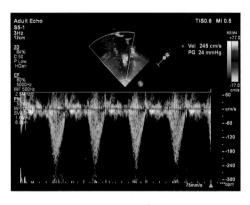

图 5-10-11　LVOT流速2.45 m/s、压差24 mmHg

（二）

患儿入院后完善各项术前检查，于入院后第3天全麻下行心外科手术。

术中所见：VSD是膜周型，假性室隔瘤形成，分流口直径3 mm，双垫片室缺针间断缝合2针予以关闭，主动脉斜切口探查可见SAS，约6 mm×15 mm，予以完整切除。经右房探查右室流出道可见异常纤维环形成，予以完整切除。

术中行食道超声（TEE）检查：无残余分流，无残余梗阻。

术后诊断：① 双腔右心室；② 室间隔缺损；③ 房间隔缺损（Ⅱ）；④ 主动脉瓣下纤维嵴。

（三）

随访结果：左室流出道未见明显纤维嵴，内径0.88 cm，流速1.6 m/s。右室流出道内径0.86 cm，流速1.52 m/s。沿室间隔补片未测及明显残余分流。沿房间隔修补处未测及明显残余分流。

分析讨论

双腔右心室是一种较少见的先天性心脏畸形,是右心室被异常肌束分隔成存在交通的近端和远端2个心腔的心脏畸形,又称为右心室异常肌束,发生率占先天性心脏病的1.0%～2.6%。其中近端高压腔包含右心室流入道,远端低压腔包含右心室流出道,2个腔间较小的孔道造成血流梗阻。

若心室中膈缺损(Ventricular septal defect, VSD)位于近端高压腔,被三尖瓣隔叶覆盖。由于缺损连接近端高压腔而影响分流速度及方向,梗阻不严重的心室水平可见明显的左向右分流信号,梗阻严重的心室水平分流可不甚明显,甚至可出现右向左分流;若分流量小,经过室间隔缺损的分流可以不明显并使缺损缩小,易漏诊,此时应降低彩色多普勒超声心动图的增益,仔细观察分流情况。

若VSD位于远端低压腔,且VSD与右室肥厚肌束在空间距离上相距较近,在彩色多普勒条件下两者形成的高速湍流混叠在一起,这种表现可能是造成双腔右心室(Double-chambered right ventricle, DCRV)漏诊的主要原因。检查医师缺乏经验,只注意VSD的部位、大小而漏诊了DCRV。

主动脉瓣下纤维嵴是位于主动脉瓣下异常增生的纤维组织,猜测其原因与VSD时血流冲击室缺边缘有关。主动脉瓣下狭窄(Subaortic stenosis, SAS)可导致左室流出道梗阻(Left ventricular outflow tract obstruction, LVOTO),主动脉瓣下狭窄处形成的快速血流的冲击,使主动脉瓣叶增厚、变形,甚至导致主动脉瓣关闭不全,因此在室缺手术时常规予以探查,若发现其存在应予切除。本例患儿一年前在外院查心超报告未提示SAS,仅一年时间,SAS便有1 cm左右。分析原因:一年前可能没有或者很小,检查医生未观察到,且SAS生长速度很快。

本案提示诊断单独室间隔缺损时,要认真、细心、全面,不要因为室间隔缺损的检出而忽视了右室腔内异常肌束的存在及左室流出道的观察。

参考文献

[1] McNeil JS, Vergales JE, Bechtel AJ, et al. Double-chambered right ventricle[J]. Anesthesiology, 2019, 130(1): 150–151.
[2] Loukas M, Housman B, Blaak C, et al. Double-chambered right ventricle: a review[J]. Cardiovasc Pathol, 2013, 22(6): 417–423.

执笔:张志芳　上海交通大学医学院附属上海儿童医学中心
审阅:张玉奇　上海交通大学医学院附属上海儿童医学中心

十一、睾丸炎性肌纤维母细胞瘤

病例介绍 患儿男,3岁,发现左侧睾丸肿大11个月,质地变硬1周。既往病史:11个月前,患儿因左侧阴囊红肿、疼痛伴发热3天就诊于当地医院,诊断为急性睾丸炎,给予抗生素抗炎治疗2周,疼痛、红肿明显消退后出院。体格检查:双侧阴囊不对称,左侧阴囊可触及肿大睾丸,明显大于右侧,质硬,活动可,无触痛;右侧睾丸在位,大小质地未见明显异常。

(一)

术前共行两次超声检查(门诊1次+住院1次),两次检查结果类似,证实左睾丸内富血管、实性占位性病变。

超声所见:左睾丸明显增大,实时动态观察,左侧阴囊内见不均匀等回声占位,与睾丸、附睾分界不清(图5-11-1、图5-11-2),占位灶为实性成分,未见液化及钙化。占位病灶绝大部分位于睾丸,仍然可以观察到睾丸残留的实质部分,与附睾、睾丸的分界不清晰(图5-11-3、图5-11-4)。CDFI:左侧睾丸占位、睾丸、附睾内血流信号均异常丰富(图5-11-5、图5-11-6)。左阴囊内见少量比较浑浊的积液(图5-11-7)。右睾丸、附睾在位,形态、回声、CDFI均未见异常(图5-11-8)。

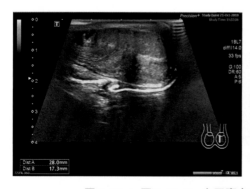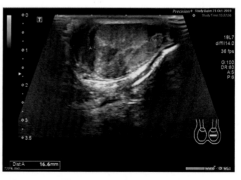

图5-11-1、图5-11-2　左阴囊内实性占位,与睾丸、附睾分界欠清

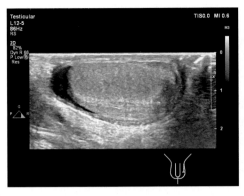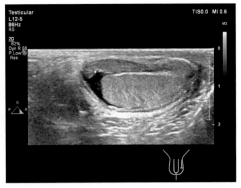

图5-11-3、图5-11-4　残存的左睾丸实质、附睾

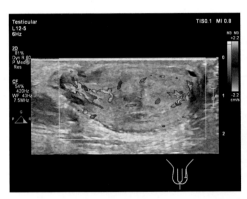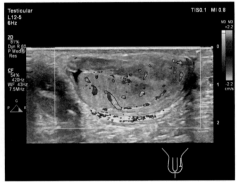

图5-11-5、图5-11-6　左侧睾丸占位病变、睾丸、附睾内血流信号丰富

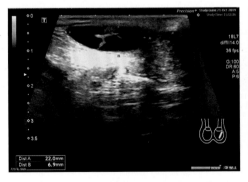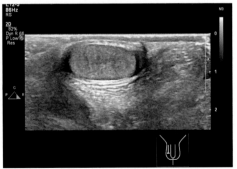

图5-11-7　左阴囊内少量浑浊积液　　　图5-11-8　正常右睾丸、附睾

超声提示：

1. 左侧睾丸体积增大，实质回声不均匀，血流较丰富：生殖源性肿瘤可能，结合临床，建议进一步检查。

2. 左侧睾丸鞘膜腔浑浊积液。

3. 左侧附睾形态饱满。左附睾睾丸炎。

（二）

主治医师对患儿行尿常规、尿培养、血常规、肿瘤指标等相关术前检查。

结果显示：各项肿瘤指标没有特异性的升高。尿常规、尿培养均阴性；中性粒细胞有轻度的升高，C-反应蛋白较正常值升高，红细胞的形态轻度异常。

（三）

患儿行手术治疗。

手术记录：左侧阴囊睾丸表面横切口切开皮肤及皮下组织，将睾丸提出阴囊外，打开鞘膜，见清亮液体流出，游离睾丸，见睾丸与附睾粘连紧密。睾丸组织可及质地较硬肿块，肿块侵犯白膜组织，白膜结构不完整，边界不清晰，肿块累及附睾体部，遂切取少许肿块组织送病理，提示小圆细胞浸润。遂将僵硬组织及少许周围组织切除，保留健康睾丸组织，缝合修复睾丸（图5-11-9、图5-11-10）。

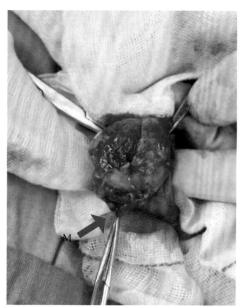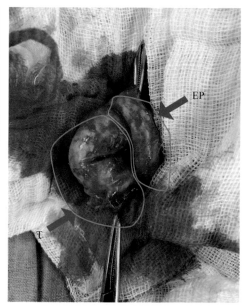

图5-11-9、图5-11-10 术中所见
M：肿物；T：睾丸；EP：附睾

（四）

病理（术中冰冻）：

1.（左睾丸组织）活检：送检组织中见小圆细胞浸润，是否为炎症或肿瘤，请等石蜡及酶标。

2.（左睾丸组织）活检：见梭形细胞增生，伴炎细胞浸润。请结合临床。

　　病理（术后石蜡）:（左睾丸）送检组织见大量梭形细胞增生,伴炎细胞浸润,结合酶标,符合炎性肌纤维母细胞性肿瘤。

分析讨论

　　炎性肌纤维母细胞瘤（Inflammatory myofibroblastic tumor, IMT）是由分化的肌纤维母细胞性梭形细胞组成的、常伴大量浆细胞和(或)淋巴细胞的一种罕见的间叶性肿瘤。最早于1939年已有报道,1954年,Umiker将其命名为"炎性假瘤",2002年,WHO将其归类为交界性、少数可复发甚至转移的真性肿瘤。

　　IMT的致病因素目前还不是十分明确,常见的病因包括手术、创伤、炎症、异常修复等。此外,近期研究发现近半数年轻患者中,2号染色体短臂的间变性淋巴细胞瘤激酶（ALK）基因存在重排,从而激活了ALK酪氨酸激酶。本病例患儿11月前有相关感染病史,可作借鉴。

　　IMT好发于儿童及青少年。发病部位全身都可发生,但以肺脏最常见。此外,腹盆腔、头颈部等亦较为常见,泌尿生殖系统少见。而在泌尿生殖系统中,包括肾脏、膀胱、前列腺、尿道、睾丸、附睾等均有相关的病例报道,以膀胱IMT更常见。综上,睾丸IMT发病率极低。Brian等对32例儿童IMT的报道中,有1例是睾丸IMT。

　　因为IMT全身都可发病,因此其临床表现与发病部位密切相关,如发生在肺脏的IMT,患者会有咳嗽、咳痰、呼吸困难、胸痛等症状。此外,IMT有一些共性的临床表现,包括发热、纳差、消瘦、贫血等。实验室检查较为特异的包括白细胞、C-反应蛋白升高、血红蛋白降低、凝血异常、红细胞沉降率加快等。组织病理学上,IMT可在黏液状或胶原状基质背景下见梭形细胞增殖,伴浆细胞、淋巴细胞的明显浸润,钙化、出血、坏死罕见。

　　IMT的影像学特征变化繁多,与炎症细胞浸润程度、间质纤维化程度和肿瘤的发病部位均相关,但均缺乏特异性。相对共性的特征包括多数单发,肿瘤边界多不清楚、边缘毛糙、可侵犯周围组织或与周围组织粘连,多数病例血流信号较为丰富。

　　IMT属于低度恶性或交界性肿瘤,预后多数较好,但易局部复发,术后需定期跟踪随访。发生在网膜、肠系膜、骨盆、腹膜后的炎性肌纤维母细胞瘤有恶性倾向、并有远处转移的相关报道。

参考文献

［1］谢军伟,毛宇强,王京利,等.炎性肌纤维母细胞瘤诊断和治疗的研究进展［J］.现代肿瘤医学,2019,27(21):3927-3930.

［2］ Gleason BC, Hornick JL. Inflammatory myofibroblastic tumours: where are we now?［J］. J Clin Pathol, 2008, 61(4): 428–437.

［3］ Dalton BG, Thomas PG, Sharp NE, et al. Inflammatory myofibroblastic tumors in children［J］. J Pediatr Surg, 2016, 51(4): 541–544.

［4］ Surabhi VR, Chua S, Patel RP, et al. Inflammatory myofibroblastic tumors: current update［J］. Radiol Clin North Am, 2016, 54(3): 553–563.

执笔：石　静　上海交通大学医学院附属上海儿童医学中心

审阅：杜　隽　上海交通大学医学院附属上海儿童医学中心

十二、异位胸腺

病例介绍 患儿女,5岁6个月,发现左耳后局部肿物,触之较软,范围弥散。

(一)

超声所见:左侧腮腺下方探及 50.6 mm×17.6 mm×20.3 mm 不规则中等偏低回声,内见密集点状高回声,与左侧腮腺、左侧颌下腺分界清晰,CDFI探及血流信号,右颈部相应位置无此异常回声(图5-12-1)。

超声提示:左侧腮腺下方实性占位(性质待定)。

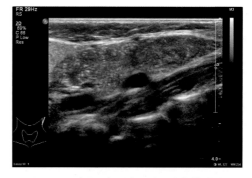

图5-12-1 左腮腺下方不规则中等偏低回声,内见密集点状高回声

(二)

处置经过:颈部CT增强提示左腮腺内下方实质占位性病变。患儿家长于随诊B超时出示外院MR报告,确诊异位胸腺。此后患儿定期随诊,临床未予特殊处理。

分析讨论

胸腺在下降过程中有部分组织残留某一部位,便形成异位胸腺。异位胸腺可见于颈部、后纵隔、肺门、升主动脉和上腔静脉之间,多位于单侧下颌角附近,与颌下腺或腮腺毗邻,个别病例出现颈部双侧对称性异位胸腺。异位胸腺如位于甲状腺内称为甲状腺内异位胸腺,极为罕见。

　　影像学特征：异位胸腺超声回声、CT密度或MR信号特点与前上纵隔正常胸腺一致。MR冠状面平扫T2WI及增强T1WI抑脂序列，能够在一个视野范围同时观察比较颈部肿块与前上纵隔胸腺的信号特点。

　　失误分析：由于笔者当时对异位胸腺缺乏认识，行超声检查时未能与正常胸腺对比；颈部CT增强扫查范围最下缘为颈根部，不包括正常胸腺所在的前上纵隔，也无法与正常胸腺对比，故超声与CT均未能做出定性诊断。因此，对儿童颈部肿块鉴别诊断需考虑异位胸腺的可能。

参考文献

［1］严永青,张玉珍,尹秋凤,等.儿童颈部异位腺体影像学诊断［J］.医学影像学杂志,2018,28(10):1634-1637.

［2］侯健宁,刘鸿圣,孙珏,等.儿童实性颈部异位胸腺的影像分析［J］.中国医学影像学杂志,2015,23(9):670-673.

［3］Kim HG, Kim MJ, Lee MJ. Sonographic appearance of intrathyroid ectopic thymus in children［J］. Journal of Clinical Ultrasound, 2012, 40(5): 266-271.

执笔：张广超　　复旦大学附属儿科医院

审阅：孙颖华　　复旦大学附属儿科医院

十三、先天性二尖瓣-主动脉瓣间纤维假性动脉瘤

病例介绍 患儿男,6个月。患儿因胎儿期心超发现心房占位、心脏结构畸形,于出生后在当地行超声心动图检查,诊断为室间隔缺损、心房内占位。为进一步诊疗,转至我院。体格检查:呼吸38次/分,SpO₂99%,心率126次/分,心音有力,律齐,胸骨左缘3～4肋间可闻及收缩期3/6级杂音。

$$(一)$$

门诊行经胸超声心动图检查。

超声所见:室间隔膜周部回声中断0.77 cm,部分假性室隔瘤形成,瘤体处见五彩镶嵌穿隔血流,左向右分流速4.74 m/s(图5-13-1、图5-13-2)。二尖瓣前瓣根部与主动脉根部处可见一纤维囊袋样结构凸向心房,瘤体大小1.98 cm×2.14 cm×0.81 cm,大小随心动周期呈规律性改变,收缩期瘤体膨出、舒张期瘤体塌陷,瘤壁完整、未测及明显高速血流,瘤体基底部与左室相通,开口0.58 cm,可见双期双向血流,流速1.4 m/s;瘤体内见一中高回声团块,大小1.51 cm×1.46 cm(图5-13-3、图5-13-4、图5-13-5、图5-13-6)。

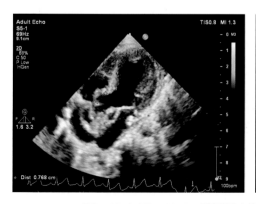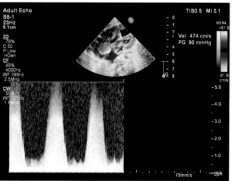

图5-13-1、图5-13-2 膜周部室间隔缺损,左向右分流速4.74 m/s

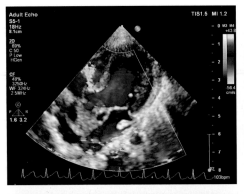
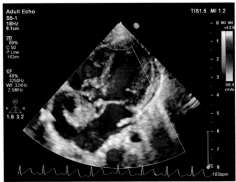
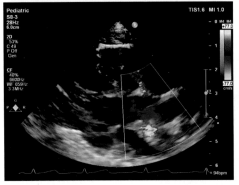

图5-13-3、图5-13-4、图5-13-5、图5-13-6

显示囊袋样结构和左室流出道相通，瘤颈处红、蓝双向的双期血流，收缩期血流由左室流出道流向瘤体，舒张期血流由瘤体流向左室流出道，频谱多普勒示瘤体与左室流出道之间双期双向血流

超声提示：室间隔缺损，二尖瓣-主动脉瓣间纤维假性动脉瘤合并血栓形成。

（二）

患儿收入胸外科，并于入院第二天行CTA检查。

CTA检查所见：二尖瓣前瓣根部与主动脉根部间可见菜花样瘤样结构凸向心房，瘤体约1.42 cm×1.61 cm×1.81 cm，瘤体与左心室相通，瘤口直径约0.58 cm，瘤体内见附壁充盈缺损伴部分钙化（图5-13-7、图5-13-8）。

CTA检查提示：二尖瓣-主动脉瓣间纤维假性动脉瘤合并血栓形成。

（三）

完善各项检查后，患儿于入院后第五天行胸外科直视手术。

手术结果：术中见主动脉与二尖瓣中间可见一瘤样膨出，直径约2 cm，经右房靠近主动脉根部打开瘤体，见瘤体开口于左室流出道、主动脉无冠瓣下方，瘤体内血栓形成，手术清除血栓组织，瘤体予以部分剪除（送病理检查），底部开口封闭；同时以垫片连续缝合膜周室间隔缺损（图5-13-9、图5-13-10）。

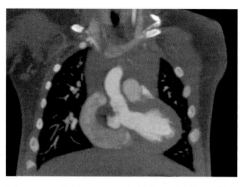
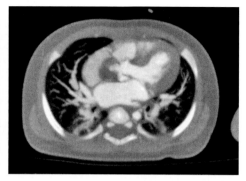

图5-13-7、图5-13-8　心脏CTA额状面、横断面成像显示左心室流出道囊袋样膨出,瘤体内见附壁充盈缺损伴部分钙化

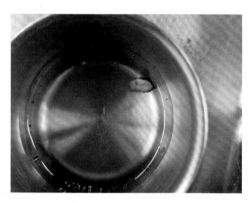
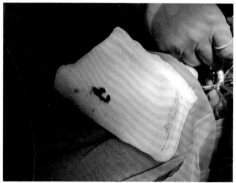

图5-13-9、图5-13-10　术中取下的部分囊壁及瘤体内血栓

病理检查:肉眼所见——灰白组织一块1.0 cm×0.6 cm×0.4 cm,呈囊壁样。

病理诊断:变性纤维组织,纤维组织增生伴黏液样变性,局灶钙化,间质散在炎性细胞浸润。

(四)

患儿术后一般情况好,10天后出院。

随访结果:术后6个月超声随访:室间隔修补处及PMAIVF封闭处无明显残余分流。

分析讨论

二尖瓣-主动脉瓣间纤维是分隔主动脉根部与二尖瓣前瓣底部之间的纤维组织,位于心脏纤维骨架的左、右纤维三角之间,是一不含血管的特殊薄层纤维区域,其主要作用是连接主动脉无冠瓣、左冠瓣与二尖瓣前叶,保证主动脉瓣和二尖瓣几何形态完整及其正常功能。该病1966年由Waldhausen等首次描述，男性患者一般多于女性，具体发病率不详。既往文献病例显示，由于感染性心内膜炎或主动脉瓣区的手术创伤，受左心室流出道高速血流冲击，该处会形成囊袋样结构，称之为二尖瓣-主动脉瓣间纤维假性动脉瘤（PMAIVF）。最近也有学者发现胎儿及婴幼儿的PMAIVF，均不合并感染性心内膜炎及主动脉瓣手术病史，提示胚胎源性可能，具体胚胎发生机制尚需要进一步研究。

超声心动图具有无创、简便等优点，成为心脏结构畸形筛查的首选方法。超声心动图可显示二尖瓣、主动脉瓣及其与周围组织的关系，较准确地诊断PMAIVF及相关合并症。PMAIVF特征性表现为二尖瓣与主动脉瓣间的囊袋样膨出，囊袋与左心室流出道交通，囊袋大小呈周期变化，收缩期瘤体膨大、舒张期瘤体塌陷，颈部处有往返于左室流出道与瘤体之间的双期双向血流。

本病极为罕见，临床表现缺乏特异性，超声心动图检查需与主动脉根部脓肿、心房内占位鉴别。脓肿和占位的大小、形态固定，无搏动性，与左室流出道之间无血流相通，以资鉴别。若PMAIVF瘤体破裂入心房时，需和冠状动脉心房瘘、乏氏窦瘤破裂等鉴别，PMAIVF破口处为高速收缩期血流，冠状动脉/乏氏窦多无明显改变，而后两者破口处为高速连续性血流信号，同时伴有病变侧冠状动脉/乏氏窦扩张。

由于左心室流出道血流冲击，PMAIVF患者的假性动脉瘤可进行性增大，瘤体压迫冠状动脉可出现心肌缺血、心力衰竭，压迫肺动脉可出现肺动脉高压症状，瘤体内血栓脱落可造成脑卒中等，瘤体破裂则可造成心包填塞等严重并发症而危及患者生命，因此明确诊断后应进行手术治疗。

参考文献

［1］ Sahan E, Gül M, Şahan S, et al. Pseudoaneurysm of the mitral-aortic intervalvular fibrosa: A new comprehensive review［J］. Herz, 2015, 40(Suppl 2): S182-S189.
［2］ Chidambarathanu S, Raja V, Suresh I. Congenital pseudoaneurysm of mitral-aortic intervalvular fibrosa masquerading as left atrial mass in fetal life［J］. Ann Pediatr Cardiol, 2017, 10(1): 72-74.

执笔：洪雯静　上海交通大学医学院附属上海儿童医学中心
审阅：张玉奇　上海交通大学医学院附属上海儿童医学中心

十四、右位主动脉弓合并永存第五主动脉弓及迷走左锁骨下动脉

病例介绍 患儿男,50天。其母孕期大排畸提示胎儿心脏结构异常,生后于当地医院完善检查,提示右位主动脉,主动脉缩窄。查体:脉搏:102次/分;呼吸:24次/分;身长/高:52.5 cm;体重:4.5 kg。血压:左上肢128/53 mmHg,左下肢76/57 mmHg,右上肢93/31 mmHg,右下肢82/61 mmHg。胸片:心影增大,上纵隔增宽,两肺纹多稍模糊。

(一)

门诊行超声心动图检查。

超声所见:右位主动脉弓,可见第四主动脉弓于右锁骨下动脉远端中断,永存第五主动脉弓(图5-14-1)。第五弓开口0.46 cm,最窄处内径0.23 cm,该处流速6.08 m/s,压差148 mmHg(图5-14-2)。左房、左室稍增大,左室壁增厚(图5-14-3),左室壁收缩活动减

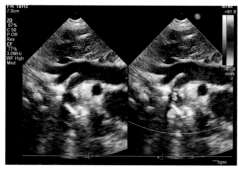

图5-14-1 胸骨上窝主动脉弓长轴切面显示右位主动脉弓,第四弓于右锁骨下动脉远端中断,第五主动脉弓残存(4th arch:第四主动脉弓;RCCA:右颈总动脉;RSCA:右锁骨下动脉;PFAA:永存第五主动脉弓;COA:主动脉缩窄)

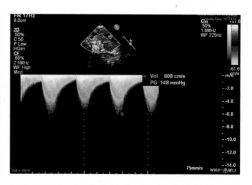

图5-14-2 频谱多普勒超声检查显示第五弓缩窄处血流速度6.08 m/s,压差148 mmHg

弱（图5-14-4）。迷走左锁骨下动脉。

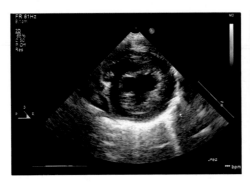 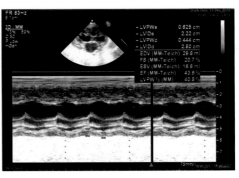

图5-14-3　胸骨旁左心室短轴切面显示左室　　图5-14-4　M型超声显示左房、左室稍增大，
　　　　　　壁肥厚　　　　　　　　　　　　　　　　　　　左室壁收缩活动减弱，射血分数
　　　　　　　　　　　　　　　　　　　　　　　　　　　（EF）43.9%

（二）

患儿收入胸外科，并于入院第二天行CTA检查。

CTA检查所见：右位主动脉弓，主动脉弓中断（A型），右侧第五主动脉弓残存伴狭窄，迷走左锁骨下动脉（近端狭窄），Kommerell憩室（图5-14-5）。

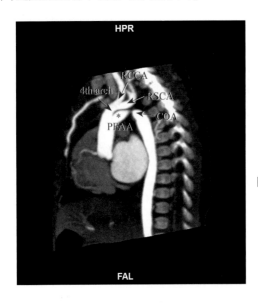

图5-14-5　CTA显示右位主动脉弓，右侧第
　　　　　　五主动脉弓残存伴狭窄，迷走左
　　　　　　锁骨下动脉（4th arch：第四主
　　　　　　动脉弓；RCCA：右颈总动脉；
　　　　　　RSCA：右锁骨下动脉；PFAA：
　　　　　　永存第五主动脉弓；COA：主动
　　　　　　脉缩窄）

（三）

完善各项检查后，患儿于入院后第三天行胸外科直视手术。

手术所见：右弓右降，升主动脉依次发出左颈总动脉、第四弓和第五弓，第五弓残存伴缩窄，最狭窄处2 mm，第四弓发出右颈总动脉和右锁骨下动脉，降主动脉发出迷走左锁骨下动脉，近端Kommerell憩室形成，与左侧PDA韧带形成血管环压迫气管和食管。手术重建主动脉弓，切除Kommerell憩室组织，左锁骨下动脉与左颈总动脉吻合。

术后食道超声：主动脉弓无残余梗阻。

（四）

出院后1个月，门诊复查经胸超声心动图。

术后超声：右位主动脉弓，峡部吻合口内径0.61 cm（图5-14-6），流速1.74 m/s（图5-14-7）。左锁骨下动脉流速1.59 m/s。左室收缩活动可（图5-14-8）。

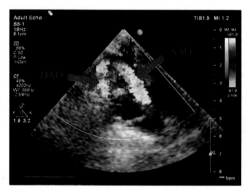

图5-14-6　术后超声提示右位主动脉弓，峡部吻合口内径0.61 cm

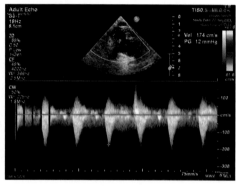

图5-14-7　术后超声提示右位主动脉弓流速1.74 m/s

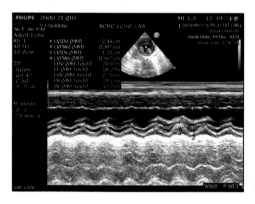

图5-14-8　术后超声提示左室收缩活动可

分析讨论

永存第五主动脉弓（persistent fifth aortic arch，PFAA）是一种罕见的先天性弓动脉畸形。哺乳动物大血管发育过程中先后出现六对弓动脉，第一、二对主动脉弓最早形成并退化，第三对弓动脉形成颈总动脉，左侧第四弓动脉形成真正的主动脉弓，右侧第四弓动脉则形成右锁骨下动脉，第五对主动脉弓形成后很快退化消失，右侧第六弓动脉形成主肺动脉，左侧第六弓动脉则演化为动脉导管。

单纯的PFAA并不会引起临床症状，只有在合并第五弓缩窄或其他畸形才出现相应症状。目前分型方法不一，比较简便的是1995年由Weinberg提出的，即A型：第五对主动脉弓与同侧的第四对主动脉弓均开放，呈平行的双腔主动脉弓；B型：第四弓中断或闭锁，第五对主动脉弓开放；C型：第五对主动脉弓开放并通过胚胎第六对弓与肺动脉相连，即体-肺动脉连接。

超声心动图无创、经济，可以比较准确地诊断PFAA。最重要的切面是胸骨上窝主动脉弓长轴切面。Ⅰ型PFAA可探及主动脉弓双腔，上位弓发出头臂动脉下位弓直接升主动脉与降主动脉连接。Ⅱ型PFAA存在上位弓的狭窄或离断，位点类似A型主动脉弓离断，降主动脉供血主要依靠下位弓。Ⅲ型PFAA主动脉弓发育不良，第五弓动脉不易显示。

鉴别诊断：

1. 动脉导管：动脉导管连接降主动脉与肺动脉，而第五弓连接升主动脉与降主动脉。

2. 主动脉缩窄：单纯的主动脉缩窄一般升主动脉与降主动脉间角度较小，呈"拐杖样"，第五弓动脉与升主动脉间角度较大，且与第四弓形成平行的双管道结构。

3. 双主动脉弓：双弓由升主动脉在气管前方分别向左、右两侧发出两个主动脉弓，向外、上走行转向后下，沿途各自发出颈总动脉与锁骨下动脉，最终汇合连接于降主动脉，易包绕气管形成血管环；而第五弓位于真正的主动脉弓与肺动脉之间，与第四弓呈上、下关系，距离近，不包绕气管，不易形成血管环。

胸骨上窝切面出现以下情况时需怀疑永存第五弓，需仔细扫查以明确诊断：① 主动脉弓下方出现平行血管连接升主动脉与降主动脉；② 偏下方血管没有分支。CTA、CMR三维重建可以进一步确认。

参考文献

［1］Priya S, Thomas R, Nagpal P, et al. Congenital anomalies of the aortic arch［J］. Cardiovasc Diagn Ther, 2018, 8(Suppl1): S26-S44.

［2］Lloyd DFA, Ho SY, Pushparajah K , et al. Persistent fifth aortic arch: the "great pretender" in clinical practice［J］. Cardiol Young, 2018, 28(2): 175-181.

［3］Yang H, Zhu X, Wu C, et al. Assessment of persistent fifth aortic arch by echocardiography and computed tomography angiography［J］. Medicine (Baltimore), 2020, 99(9): e19297.JI.

执笔：陈丽君　上海交通大学医学院附属上海儿童医学中心

审阅：张玉奇　上海交通大学医学院附属上海儿童医学中心

第六章

介入疑难病例讨论

一、Caroli 病之肝内胆管局灶性囊状扩张

病例介绍 患儿女，13岁，因"右上腹胀痛，加重月余"来我院门诊就诊。凝血功能：PT、PTA、INR及FIB均处于正常范围内。血常规：WBC、中性粒细胞、RBC、HGB、HCT和PLT均处于正常范围内。肝功能：TBIL、DBIL、ALB、TBA、ALT、AST、ALP、GGT和LAP均处于正常范围内。

（一）

上腹部CT平扫+增强所见（2019年5月12日）：肝左叶单发类圆形水样低密度影，增强后无明显强化（图6-1-1、图6-1-2）。

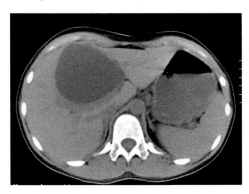
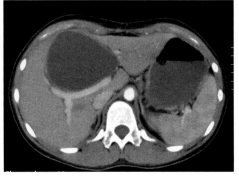

图6-1-1　CT平扫肝左叶低密度影　　　　图6-1-2　增强CT低密度影未见强化

上腹部CT平扫+增强提示（2019年5月12日）：肝囊肿。

（二）

超声所见（2019年4月24日）：肝左内叶可见一大小约127 mm×94 mm的无回声区，壁欠光整，界清，内透声差，CDFI：未见明显血流信号（图6-1-3）。

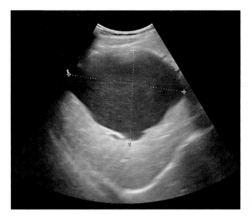

图 6-1-3　超声示肝内囊性占位

超声提示（2019年4月24日）：肝囊肿。

处置经过：超声引导下囊性肿物穿刺抽液＋腔内超声造影。

（三）

超声引导下囊性肿物穿刺抽液（2019年7月2日）：抽出胆汁样液体共约420 mL。

术中囊腔内超声造影（2019年7月2日）：左叶肝内胆管显影（图6-1-4）。

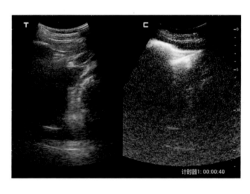

图 6-1-4　术中腔内超声造影显示左叶肝内胆
　　　　　管显影，囊腔与周围胆管相通

（四）

随访。

复查超声所见（2019年10月8日）：肝左内叶可见一大小约100 mm×85 mm的无回声，界清，内透声欠佳，后方回声增强，CDFI：未见明显血流信号。

超声提示（2019年10月8日）：肝左叶单发囊性占位，结合术中抽出胆汁样液体及腔内超声造影结果诊断为Caroli病。

分析讨论

Caroli 病（卡罗利病）是一种罕见的先天性肝内胆管畸形，可单发，常为多发。临床表现多不典型，患者早期多无症状，诊断率低。Caroli 病分为以下两种类型：① 单纯性肝内胆管扩张型——仅在扩张的胆管壁上有纤维组织增生。其特征是肝内胆管的局灶性或多灶性囊状扩张，在影像学和组织病理学检查中以囊肿的形式出现。② 静脉周围纤维化型——除肝内的胆管节段性扩张外，常伴有肝脏先天性纤维化。从门静脉间隙到肝小叶周围均有广泛纤维增生，甚至可导致肝硬化及门静脉高压症，称为 Caroli 综合征。

该病例为肝内胆管的局灶性囊状扩张，常规影像学检查易误诊，提示肝脏单发囊性肿物为肝囊肿。腔内超声造影可明确疾病的诊断和辅助介入治疗。

明确诊断：腔内超声造影可以应用于任何可获得的生理性或非生理性体腔中，用于显示腔内形态及其与周围组织或器官的联系。上述病例术中抽出液的性质考虑为胆道系统来源，即时行术中腔内超声造影，明确显示囊腔与胆管系统的关系。

辅助治疗：腔内超声造影可提供实时动态形态评估，高分辨率和实时成像可以辅助多种超声引导下介入治疗，以促进治疗的有效性，改善并发症管理，并提高总体成功率。根据术中腔内超声造影结果决定是否行进一步硬化治疗。囊腔与肝内胆管相通需果断放弃硬化治疗，避免胆道系统损伤；囊腔不与肝内胆管相通，则可行进一步泡沫硬化剂安全治疗。

Caroli 病虽极少见，且临床表现不典型，但在肝内囊性病变的超声介入治疗中应予这种非常罕见的先天性疾病有充分的认知，并及时借助术中腔内超声造影辅助技术，准确判断囊腔与周围胆管是否相通，为下一步是否进行硬化治疗提供可靠依据。

参考文献

［1］ Yusuf GT, Fang C, Huang DY, et al. Sidhu PS.Endocavitary contrast enhanced ultrasound (CEUS): a novel problem solving technique［J］. Insights Imaging, 2018, 9(3): 303-311.

［2］ Huang DY, Yusuf GT, Daneshi M, et al. Contrast-enhanced US-guided interventions: Improving success rate and avoiding complications using US contrast agents［J］. Radiographics, 2017, 37(2): 652-664.

［3］ Müller T, Blank W, Leitlein , et al. Endocavitary contrast-enhanced ultrasound: a technique whose time has come?［J］. J Clin Ultrasound, 2015, 43(2): 71-80.

［4］ Umar J, John S. Caroli disease. In: StatPearls. Treasure Island (FL): Stat Pearls Publishing, 2019.

［5］ 邓凤威，陈晓华，陈玲，等. 外伤性肝内胆汁瘤1例［J］. 中国超声医学杂志，2000，16(2)：155.

执笔：潘　倩　海军军医大学附属长征医院

审阅：赵佳琦　海军军医大学附属长征医院

二、左侧重复肾、输尿管异位开口于阴道

病例介绍 患者女,43岁,腰部酸痛2月余,发现左侧腹盆腔巨大囊肿入院。

（一）

盆腔MR平扫+增强提示（2019年5月30日）：左侧髂血管旁囊性灶（图6-2-1），左侧卵巢来源囊肿可能,请随访。

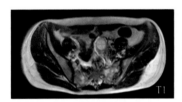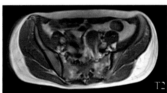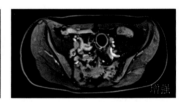

图6-2-1　髂血管旁可见一直径约2.5 cm的长T1长T2异常信号灶,边界清楚,内见一均匀分隔,增强扫描壁及分隔呈均匀强化

处置经过：2019年6月14日行苗勒管（副中肾管）囊肿切除手术：左侧盆壁见一管状的囊性结构,左侧输尿管游离后,可见一膨大的肌性管道位于输尿管上方,予超声刀切除部分肌性管道,予残端注入亚甲蓝稀释液,见阴道左侧壁瘘口亚甲蓝稀释液流出。

病理结果：(中肾管囊肿)良性囊肿性病变,纤维平滑肌囊壁上衬纤毛柱状上皮,局部亚急性炎伴糜烂。

（二）

CTU提示（2019年8月12日）：左侧双肾盂、双输尿管重复畸形,上半部肾脏实质萎缩,上肾盂、肾盏及输尿管明显扩张积水,下端达骶2水平,其以下输尿管显示不清（图6-2-2）。

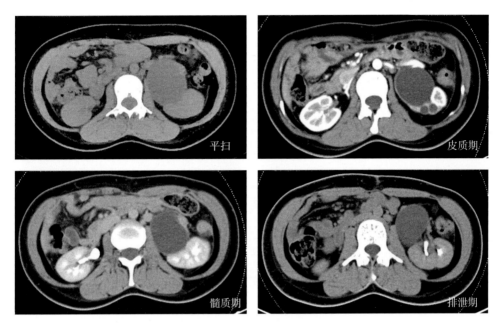

图6-2-2　左肾见上、下双肾盂、双输尿管，上半部肾脏体积缩小，实质变薄，上肾盂、肾盏及输尿管扩张积水，下端达骶2椎体水平，其以下输尿管显示不清

（三）

超声所见（2019年8月14日）：左腹膜后见一个无回声区，下至输尿管狭窄处，上至肾上极，内部透声良好，后方回声增强。CDFI：内部未见明显血流信号（图6-2-3）。

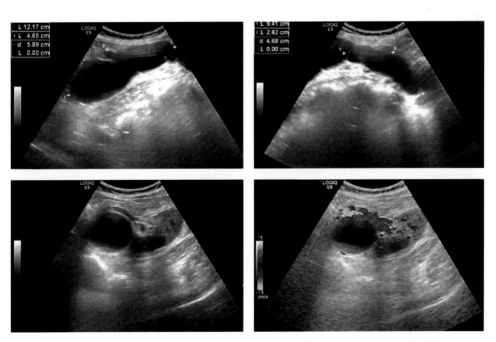

图6-2-3　灰阶超声可见管状无回声区，彩色多普勒超声内未见明显血流信号

超声提示：左下腹近髂血管旁囊性结构，建议进一步检查以明确其来源。

处置经过：2019年8月14日行超声引导局麻下囊肿引流术。

术中所见：左侧腹部见管状无回声区，可显示的范围120 mm×23 mm，边界尚清晰，内部透声佳。CDFI：内部未见明显血流信号。术中过程顺利，引流出淡黄色液体125 mL，术毕，患者无特殊不适，生命体征平稳，安全返回病房。

（四）

超声所见（2019年9月16日）：左腹膜后见一个无回声区，下至输尿管狭窄处，上至肾上极，内部透声良好，后方回声增强。CDFI：内部未见明显血流信号（图6-2-4）。

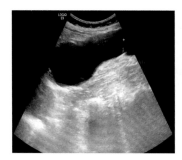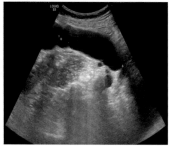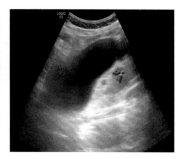

图6-2-4　灰阶超声可见管状无回声区，彩色多普勒超声内未见明显血流信号

超声提示：左腹膜后囊性结构，中肾管囊肿、副中肾管囊肿与重复肾输尿管积水鉴别。

（五）

超声所见（2019年10月14日）：左腹膜后见一个无回声区，下至输尿管第二狭窄处，上至肾上极，范围约210 mm×59 mm×43 mm，内部透声良好，后方回声增强。CDFI：内部未见明显血流信号（图6-2-5）。

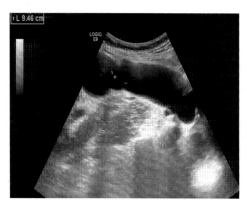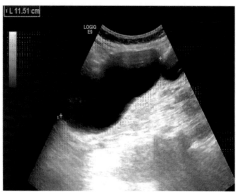

图6-2-5　灰阶超声可见管状无回声区

超声提示：左腹膜后囊性结构，较前增大，结合病史，考虑重复肾伴输尿管积水。

（六）

肾动脉CTA提示（2019年10月21日）：左侧副肾动脉形成，左侧双肾盂、双输尿管重复畸形，上半部肾脏实质萎缩，上肾盂、肾盏及输尿管明显扩张积水（图6-2-6）。

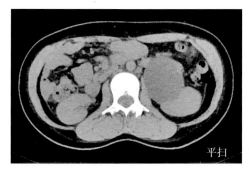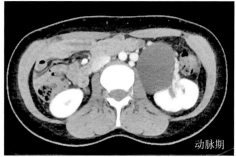

图6-2-6 左肾见上、下双肾盂、双输尿管，上半部肾脏体积缩小，实质变薄，上肾盂、肾盏及扫描所示输尿管明显扩张积水

处置经过：2019年10月25日行左侧重复肾及输尿管切除手术，术中见左侧重复肾及输尿管畸形，重复肾呈囊状；肾动脉偏细，跨越、紧贴重复肾，输尿管连接部进入肾脏。

病理结果：（左侧重复肾、输尿管）囊壁样组织。镜下见部分肾小球萎缩，肾小管囊状扩张，间质灶区慢性炎细胞浸润及纤维组织增生，输尿管被覆尿路上皮。

（七）

上腹部CT平扫＋增强扫描提示（2020年4月24日）：左侧重复肾及输尿管术后改变（图6-2-7）。

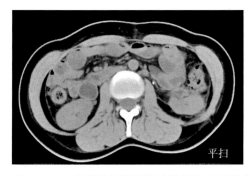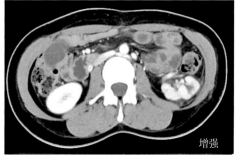

图6-2-7 左肾重复肾及输尿管术后，术区见金属缝合线影，余所示左肾未见明显异常强化灶

随访结果：患者腰酸症状消失，无其他不适主诉。

分析讨论

副中肾管囊肿发生于副中肾管的残迹。胚胎早期，阴道内为副中肾结构的腺性上皮，随着尿生殖窦复层鳞状上皮向上生长，腺性上皮被替代。在此过程中，某些副中肾上皮岛可能遗留下来，即副中肾管残迹。因其有腺上皮结构，且有分泌功能，故形成副中肾管囊肿。

本病例表现为左侧腹盆腔反复出现的管状囊性结构，第一次手术残端注入亚甲蓝稀释液，见阴道左侧壁瘘口亚甲蓝稀释液流出。说明囊性结构与阴道相通，结合病理示尿路上皮来源，考虑副中肾管囊肿。但是术后原位置再次出现管状囊性结构，CT提示重复肾、输尿管，经病理证实。

本病例还需要与输尿管扩张鉴别。输尿管扩张是由于输尿管结石、输尿管息肉、输尿管恶性肿瘤及创伤等引起尿路梗阻的上段或全程输尿管膨大扩张的症状。诊断要点在于分析引起输尿管梗阻的因素以及CT反映梗阻以上部位扩张的情况。

重复肾是较常见的肾、输尿管先天畸形，发病率为0.5%～0.9%，多为单侧，女性多发。重复肾多数相互融合，表面有一浅沟。重复输尿管分为完全型和不完全型。根据重复输尿管的位置及开口，分为三种。

1. 不完全性双输尿管：上、下肾的输尿管呈"Y"形融合后，开口于膀胱内正常位置，其交汇点可位于输尿管的任何部位。

2. 完全性双输尿管：两根输尿管完全分开，并同时开口于膀胱。一般下肾的输尿管开口于膀胱内正常位置，而上肾输尿管跨过下肾输尿管，开口于下肾输尿管开口的外下方或膀胱其他部位。

3. 完全性双输尿管伴上肾输尿管异位开口：两根输尿管完全分开，下肾输尿管开口于膀胱内，而上肾输尿管开口于膀胱以外部位。男性多开口于后尿道、精囊、输精管等处，女性多开口于尿道、阴道、前庭、宫颈等处。

结合病史，本例考虑左侧重复肾、输尿管异位开口于阴道。

因此对于盆腔的囊性病灶，术前要进行全面评估，追溯源头，进行准确诊断。

参考文献

［1］Ross JH, Kay R. Ureteropelvic junction obstruction in anomalous kidneys［J］. Urol Clin North Am, 1998, 25(2): 219–225.

［2］Varlatzidou A, Zarokosta M, Nikou E, et al. Complete unilateral ureteral duplication encountered during intersphincteric resection for low rectal cancer［J］. J Surg Case Rep, 2018, 2018(10): 1–3.

［3］Rios SS, Pereira LC, Santos CB, et al. Conservative treatment and follow-up of vaginal Gartner's duct cysts: a case series［J］. J Med Case Rep, 2016, 10(1): 147.

［4］Batura D, Saxena VK Vsm, Bhattacharya S, et al. A paramesonephric duct cystic remnant［J］. Med J Armed Forces India, 1999, 55(4): 367–368.

执笔：任薇薇　同济大学附属第十人民医院

审阅：孙丽萍　同济大学附属第十人民医院

三、肾盂炎性假瘤

病例介绍 患者男,51岁。患者间断肉眼血尿4个月,无诱因全程血尿,内含长条状血块,伴腹部钝痛,腹痛后血尿加重。术前血常规、肿瘤标志物全部正常;尿常规:蛋白+,红红胞++++,白细胞++。

(一)

超声所见:右肾中下盏肾盂内见22 mm×18 mm低回声区,边界不清,形态不规则,CDFI未见明显彩色血流(图6-3-1、图6-3-2)。

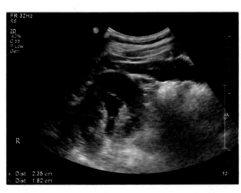 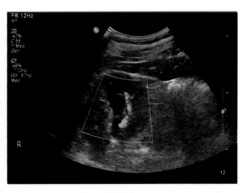

图6-3-1 常规灰阶超声显示右肾盂内低回声区 图6-3-2 彩色多普勒未测及低回声区内彩色血流信号

超声提示:右肾实质占位(性质待定),建议进一步检查。
处置经过:行超声造影检查。

(二)

超声造影所见:注射造影剂声诺维后,显示右肾病灶20 s开始增强,28 s达峰值,增强强度稍低于肾实质,缓慢减退,切换至彩色多普勒超声,示其内点状彩色血流,RI0.68

（图6-3-3、图6-3-4）。

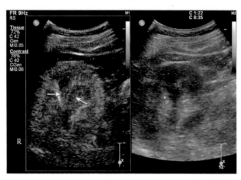

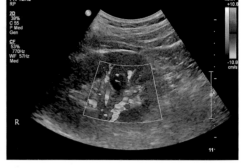

图6-3-3　肾盂内肿块于35 s时已开始减退呈稍低回声（箭头）

图6-3-4　造影后可测及低回声区内短线状彩色血流

超声造影提示：右肾中下盏实质占位-考虑MT可能大。

（三）

CTU所见：右肾下盏及右肾实质内见异常密度软组织影，平扫呈等密度，增强后轻度延迟强化，边界不清，形态不规则（图6-3-5、图6-3-6、图6-3-7）。

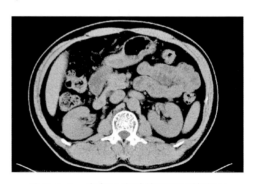

图6-3-5　右肾盂内肿块平扫呈等密度

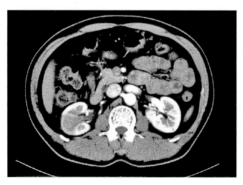

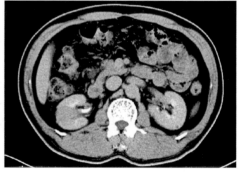

图6-3-6　动脉期轻度强化

图6-3-7　延迟期依然呈轻度强化

CTU提示：诊断：右肾盂MT累及肾实质可能大。

（四）

随访结果：

1. 手术所见：游离肾脏，分离出肾动静脉，牵引标记，发现肿瘤位于肾脏中下部，直径约3.5 cm。行右肾切除术。

2. 病理诊断：病变区纤维组织明显增生，较多淋巴细胞浆细胞浸润，中性粒细胞浸润及组织细胞反应，小脓肿形成。周围肾组织间质内较多炎症细胞浸润，部分肾小球玻璃样变性，可见到较多红细胞管型及白细胞管型。考虑肾盂炎性假瘤伴肾盂肾炎样改变。

分析讨论

炎性假瘤是类似肿瘤的占位性病变，实际为炎性增生性病变，好发于肺、肝，肾脏少见，好发于青壮年，女性较多。

病因主要有以下几点：感染、自身免疫反应和肾结石反复刺激等。病理切片上可见浆细胞、淋巴细胞或组织细胞为主的良性局限性增生炎症性病变。临床表现主要为腰痛、发热、血尿或无症状。

CT/MRI图像上可见位于肾盂或肾实质内低密度实质性占位，实质多不均匀，可伴有液性暗区，肿块边界不清，形态不规则，很难与其他肾脏占位性病变进行鉴别。

超声显示肿块无包膜反射，边界模糊不清，球形感不明显，内以不均质低回声为主，可见强回声团，无液化征象。因其为非增生性病变，故肾内血管走行无异常，无挤压移位及绕行现象。

与肾脏恶性肿瘤的鉴别：

1. 肾盂肿瘤，老年男性多见，全程无痛性肉眼血尿。肿块可被肾窦的强回声包绕，常伴肾积水。肿块边界不清，形态不规则，多呈乏血供，超声造影多表现为低增强，实质期快速减退。较大肿瘤可因侵犯肾盂前后动静脉而呈高增强，其内可出现坏死区。造影后可更清晰显示病灶与周围组织的边界。

2. 透明细胞癌：肾皮质多见，常呈外生性，较小时有良好的球体感，边界清晰，呈不均匀高增强或等增强，快速减退，可有坏死及假包膜。

3. 肾嫌色细胞癌和乳头状癌：肾恶性肿瘤中透明细胞癌占70%以上，其他类型不足30%。乳头状癌和嫌色细胞癌是肾癌较常见的亚型，大多血供较透明细胞癌少。乳头状癌更易出血坏死或囊性变，表现为蜂窝状或不均匀增强。

恶性肿瘤常较良性病变血供丰富，但大部分肾炎性假瘤内血流信号丰富，因此易误诊。本例CTU图片上病灶比超声图像上大很多，且增强范围也比超声造影的增强范围大，可能因病灶在超声图像上边界不清，也可能因为超声造影的造影剂是血池造影剂，不能扩散到细胞间隙。这种情况下，提示炎性病变较实质性肿瘤的可能性更大。

肾脏炎性假瘤术前明确诊断率较低，必要时可在超声引导下行穿刺活检，避免不必要的肾切除。临床上治疗主要以联合应用抗生素抗炎治疗，大多数患者病情可在2周内明显改善，病变多在2～3个月后消失。

参考文献 ——

Prakash Babu, M K Kalpana Kumari, H K Nagaraj, et al. Inflammatory pseudotumor of kidney masquerading as renal carcinoma [J]. J Cancer Res Ther, 2015, 11(3): 668.

执笔：曹佳颖　复旦大学附属中山医院

审阅：季正标　复旦大学附属中山医院

四、恶性胸膜间皮瘤

【病例介绍】 患者女,24岁。患者1周前无明显诱因下出现咳嗽、咳痰,多为白痰,伴胸闷气促及左侧腹部隐痛,且伴有发热、乏力,最高39℃。当地医院胸部正位片显示:左侧胸腔可见大片致密影,左肺未见。并于当地医院行胸腔闭式引流缓解症状,胸水红色混浊,李凡他试验阳性,胸水病理检查未见异型细胞。患者体重近1月下降6 kg。

(一)

CT检查所见:左肺可见斑片影,左侧胸膜多发结节,左侧胸腔积液,邻肺不张(图6-4-1、图6-4-2)。

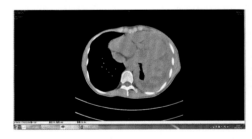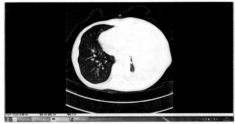

图6-4-1、图6-4-2　左侧胸膜多发结节,左侧胸腔积液

PET-CT检查所见:左侧胸膜弥漫性、结节样增厚伴糖代谢异常增高,SUVmax为9.60;纵隔右移;左侧胸腔积液(图6-4-3)。

CT提示:左侧胸膜多发结节,左侧胸腔积液,邻肺不张,恶性可能,建议进一步检查。

PET-CT提示:左侧胸膜MT,左侧胸腔积液。

处置经过:由于影像诊断仍然不能明确,而该胸部巨大肿块与胸壁广泛相连,经治医生决定超声引导下行穿刺活检,以明确病理。

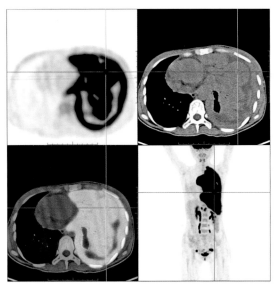

图6-4-3　左侧胸膜MT，左侧胸腔积液

（二）

超声及超声造影所见：左前侧胸膜下见巨大的混合回声肿块，大小约108 mm×132 mm，边界不清晰，形态不规则，内部回声不均匀，内部可见少许彩色血流信号，并测得单相低阻力动脉频谱，RI：0.32，病灶周边可见不规则无回声区。注入超声造影剂，可见肿块于9 s开始增强，较周围动脉血管晚（＞3 s），由局部至整体增强，达峰时呈不均匀高增强，内见小片不规则无增强区，消退基本同步于周围组织。参量图显示肿块血流基本同步于胸壁（图6-4-4、图6-4-5、图6-4-6、图6-4-7）。

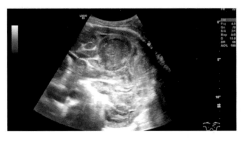

图6-4-4　左前侧胸膜下肿块

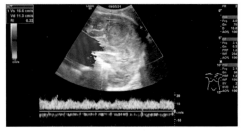

图6-4-5　肿块内测得低阻动脉血流

超声及超声造影提示：左侧胸膜下实性肿块，倾向恶性。

处置经过：行超声引导下穿刺活检，明确诊断。

（三）

超声引导下穿刺活检所见：使用18G全自动活检针（激发射程22 mm，配套使用17G

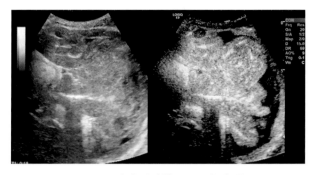

图6-4-6　达峰时肿块呈不均匀高增强

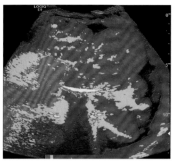

图6-4-7　肿块参量图

同轴定位针），从左前胸壁进入病灶，避开胸水及无增强区域进行取材，共活检4针（图6-4-8）。

穿刺活检病理报告：恶性胸膜间皮瘤，成片分布的上皮样细胞，形态温和，胞浆丰富嗜酸性，核仁不明显或见小核仁，核分裂象不常见。免疫组化结果：CK，Calretinin，MC，WT1，CK5/6均阳性，TTF1，NapsinA，CK7，Vimentin均阴性，FISH（P16）阴性（未缺失）（图6-4-9）。

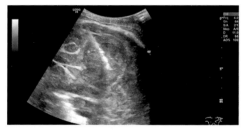

图6-4-8　超声引导下穿刺活检

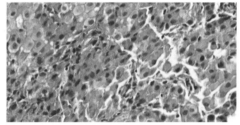

图6-4-9　恶性胸膜间皮瘤（HE×200）

（四）

随访结果：患者接受对症治疗，于确诊后10月余死亡。

分析讨论

恶性胸膜间皮瘤（Malignant pleural mesothelioma，MPM）是一种起源于胸膜间皮表面的罕见疾病，在我国的发病率为0.85/10 000～1.76/10 000。有数据表明非职业性石棉接触、电离辐射及遗传因素等都与MPM发病有关。MPM通常发生在老年人群，诊断时病情已经较晚，且治疗困难，因此其治愈率和生存率较低。

2020年《欧洲呼吸学会和欧洲胸外科医师学会MPM诊疗指南》中指出，MPM

的首发体征通常为胸腔积液，但是本例患者主要表现为巨大的胸腔占位，增加了诊断的难度。有关MPM的超声文献非常有限，但它们均提及胸腔积液、圆形或类圆形结节，动脉频谱等特征，与本例患者有吻合之处。

MPM需与肺癌相鉴别，肺癌的二维超声图像通常表现为欠均匀低回声，且结构相对均质、单一，病灶与正常肺组织相邻，与MPM的超声表现存在明显区别。MPM还需与纵隔肿瘤鉴别，纵隔肿瘤主要发生于胸骨或心脏大血管旁，极少见到弥漫生长、侵及整个单侧胸腔而不出现呼吸吞咽困难的病例。此外，本病还需与转移性胸膜肿瘤、胸膜淋巴瘤、结核性渗出性胸膜炎等胸膜病变进行鉴别。

目前，美国临床肿瘤学会在线发表的关于MPM治疗的最新版指南中指出，对于该疾病的治疗主要包括化疗、外科减瘤手术、放疗，但均处于探索阶段，治疗效果并不理想。本例患者仅接受对症治疗，最终于确诊后10月余死亡。对于MPM的及早诊治或许可以改善预后，而超声在该疾病的影像诊断中，具有自身独特的价值。

参考文献

[1] Scherpereel A, Opitz I, Berghmans T, et al. ERS/ESTS/EACTS/ESTRO guidelines for the management of malignant pleural mesothelioma［J］. Eur Respir J, 2020, 55.

[2] Jones C M, Rusch V, Thomas A, et al. Treatment of malignant pleural mesothelioma: American society of clinical oncology clinical practice guideline［J］. Journal of Clinical Oncology, 2018, 36(13): 1343−1373.

[3] Marsh G M, Riordan A S, Keeton K A, et al. Non-occupational exposure to asbestos and risk of pleural mesothelioma: review and meta-analysis［J］. Occupational & Environmental Medicine, 2017, 74(11).

执笔：沈梦君　同济大学附属上海市肺科医院
审阅：工　茵　同济大学附属上海市肺科医院

五、甲状腺外科术后止血凝胶海绵残留合并肉芽肿性炎

病例介绍 患者男,58岁。患者因体检发现右侧甲状腺实性结节伴砂砾样钙化(TI-RADS 4b类)来我院甲状腺外科门诊就诊。既往史:三个月前外院行右侧甲状腺+峡部切除术。体格检查:颈前区可见一范围约3 cm的手术切口,切口处无红肿热痛及深处,颈前区皮肤无肿胀、膨出,触诊无明显肿块及触痛。外科首诊医师开具血常规、甲状腺功能等实验室检查及颈部超声检查单。

(一)

超声所见:右侧甲状腺切除术后,右侧甲状腺区可见类似甲状腺腺体样回声(范围约24 mm×10 mm×8 mm),腺体样回声内部分布不均匀,其内可见散在点状强回声(图6-5-1、图6-5-2),CDFI提示其周边可见星点状血流信号,内部未见明显血流信号(图6-5-3)。弹性超声提示该病灶质地柔软(图6-5-4)。

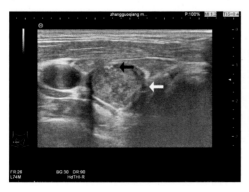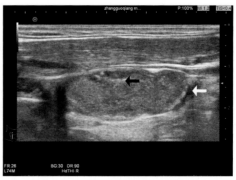

图6-5-1、图6-5-2　右侧甲状腺术区可见一范围约24 mm×10 mm×8 mm的低回声区(白色箭头),内可见散在点状强回声(黑色箭头),无明显声影及"彗尾"征

超声提示:右侧甲状腺区实性占位伴钙化:残留癌? 复发癌? 炎症?

处置经过:当日行超声引导下穿刺活检,拟排除恶性可能,完善相关术前准备。

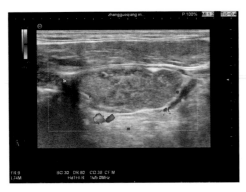

图6-5-3 彩色多普勒超声提示该病灶内未见 图6-5-4 弹性超声提示该病灶质地柔软
明显血流信号

（二）

超声引导下穿刺病理所见：镜下可见灶片状分布的均匀、嗜伊红粉染的胶质物伴大量炎性细胞浸润（图6-5-5、图6-5-6）。结合病史考虑止血凝胶残留伴肉芽肿性炎。

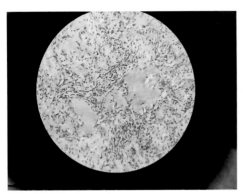
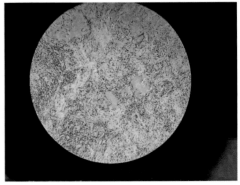

图6-5-5、图6-5-6 光镜下示灶片状分布的均匀、嗜伊红粉染的胶质物及大量炎性细胞浸润

（三）

随访结果：患者一个月后我院门诊行颈部B超复查。

超声检查所见：右侧甲状腺区腺体样回声消失（图6-5-7、图6-5-8）。

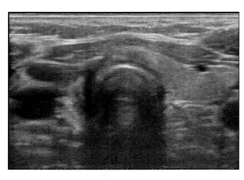
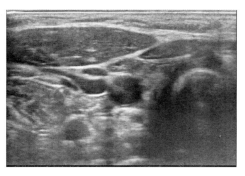

图6-5-7、图6-5-8　右侧甲状腺区未见原腺体样低回声

分析讨论

　　甲状腺复发癌通常在术后一年出现，超声表现为术区低回声灶，边界不清，形态不规则，CDFI提示病灶内部及周边可见血流信号，穿刺病理可确诊；而残留癌则可在术后第一次随访即可发现，超声表现为甲状腺残留腺体内原癌灶仍存在。这两种情况一般需再次外科手术或放疗干预，所以术后超声随访评估尤为重要，误诊极易造成患者的二次手术创伤。本文病例较为罕见，声像图极易误诊为复发癌或癌残留，故我们更需对病例进行回顾总结。

　　患者为甲状腺癌术后，二维超声提示术区腺体样低回声，低回声区内显示点状强回声，CDFI显示病灶内部无血流灌注，弹性超声提示病灶质地较柔软，通过多模态超声检测基本可排除恶性病灶。超声引导下组织学穿刺活检最终证实为止血凝胶海绵合并肉芽肿性炎，避免了再次手术带来的创伤。

　　可吸收止血凝胶通常是由动物皮制成的生物材料，具有一定的吸水性及亲水性，将其覆盖于手术区可有效减少创面渗血。这种止血凝胶海绵遇水易变为胶冻状，声像图表现为无回声，止血过程中若吸入了大量血液，血细胞就会弥散在凝胶体中成为均匀散射体，从而形成类似腺体样低回声。同时凝胶体形成过程中，由于组织间隙的存在及周边结构的压迫可使其塑形成一定的形状，但塑形后的凝胶体通常会在术后1周～3个月自然吸收。

　　因此，在甲状腺术后超声随访过程中需提高警惕，善于运用多模态超声进行鉴别诊断，避免误诊。

参考文献

［1］ Howard T Heller, Brett S Walker, Cheryl A Sadow, et al. Imaging appearance of topical haemostatic agents: pictorial review［J］. Br J Radiol, 2017, 90(1070): 20160664.

［2］ 郭明勋.明胶技术的发展与应用［J］.明胶科学与技术,2012,32（4）: 213.

［3］ Su K, Wang C. Recent advances in the use of gelatin in biomedical research［J］. Bio-technol Lett, 2015, 37(11): 2139–2145.

［4］ Jiancheng Han, Yihua He, Zhian Li, et al. Pseudoaneurysm of the mitral-aortic intervalvularfibrosa in a patient after radio frequency catheter ablation of atrial fibrillation［J］. J Ultrasound Med, 2009, 28(2): 249–251.

执笔：张　航　海军军医大学附属长征医院

审阅：赵佳琦　海军军医大学附属长征医院

六、颌下腺滤泡性淋巴瘤

病例介绍 患者男，66岁。患者5个月前无明显诱因下出现右侧颌下无痛性包块，进行性增大。专科查体：右侧颌下区扪及一质韧包块，约5 cm×3 cm，椭圆形，边界清楚，质中，活动度可，肤温正常，无色素沉着。为进一步诊疗收治入院。

（一）

患者入院后行超声检查以明确诊断。

超声所见：右侧颌下腺内见低回声团，大小约40 mm×19 mm，边界尚清，形态尚规则，内部回声不均匀，CDFI：其内血流信号较丰富，PW：测及高速高阻的动脉频谱（Vmax=49 cm/s，RI=0.82）（图6-6-1、图6-6-2、图6-6-3）。

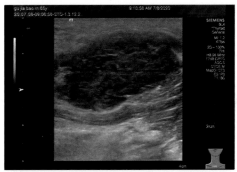

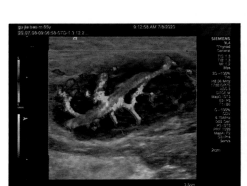
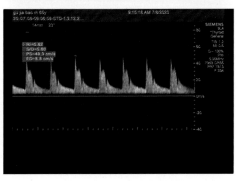

图6-6-1、图6-6-2、图6-6-3 该颌下腺结节二维超声、彩色多普勒及频谱多普勒超声图像

超声造影：经肘静脉团注造影剂（Sonovue）4.8 mL，第10 s团块开始增强（与正常颌下腺组织同步增强），第17 s达峰，第20 s开始迅速消退，第25 s团块内造影剂消退呈均匀性低增强。团块呈均匀的高增强,消退较快,增强后边界清楚,周边可见环形增强（图6-6-4、图6-6-5、图6-6-6）。

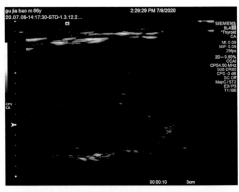

超声提示:考虑淋巴瘤不除外,建议超声引导下粗针穿刺活检。

处置经过:拟行超声引导下右侧颌下腺肿块粗针穿刺活检。

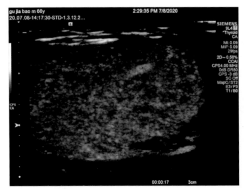
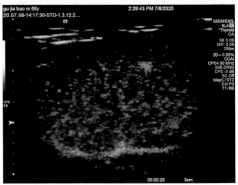

图6-6-4、图6-6-5、图6-6-6　该结节第10 s、第17 s、第20 s的超声造影图像

（二）

介入超声:在CDFI引导下避开血管,以16G全自动活检针穿刺进入右侧颌下腺低回声团内,取出2 cm长组织标本2条,送检。

病理结果:（右颌下淋巴结穿刺组织）:符合B细胞淋巴瘤,结合免疫标记结果,首先考虑为滤泡性淋巴瘤。肿瘤细胞CD20（+）,Bcl-2（+）,CD10（−）,Ki 67（热点区20%+）,MPO（−）,CD3（−）,CD5（−）,CyclinD1（−）,CD23（标记不理想）,CD30（−）;滤泡树突细胞CD21（+）。

分析讨论

　　淋巴瘤是原发于淋巴结或有淋巴组织器官的一种肿瘤。按其组织学表现分为霍奇金淋巴瘤和非霍奇金淋巴瘤两大类。前者以男性多见,发病高峰年龄为20～39岁,60%发生于颌下腺;后者以女性多见,发病高峰为60～69岁,60%发生于腮腺,多伴全身其他部位淋巴结肿大。其超声表现多为涎腺内单个或多个实性结节,呈圆形或类圆形,内部呈低回声,部分接近无回声,边界清楚,包膜回声连续,部分内可见淋巴门结构,皮质明显增厚,髓质变薄或消失。团块内血流信号丰富。超声造影表现为涎腺淋巴瘤增强早于或与周围正常涎腺组织同步,呈均匀或不均匀性高增强,部分周边可见环形增强。

涎腺淋巴瘤常需与慢性硬化性涎腺炎相鉴别,慢性硬化性涎腺炎多有疼痛史,超声多呈不均匀性低回声,部分可见条状强回声,早期血流信号较丰富,晚期减少甚至消失。超声造影大多数增强晚于周围正常组织,多呈不均匀性低增强,造影后边界欠清,周边无增强环。

涎腺淋巴瘤在二维超声、彩色多普勒及超声造影声像图上有一定的特征,但仍需结合患者临床资料和组织病理学表现来进行明确诊断。

参考文献

[1] Swerdlow SH, Campo E, Harris NL, et a1. World Health Organization classification of tumours, pathology of tumours of haematopoietic and lymphoid tissues [M]. 4th edition. Lyon, France: IARC Press, 2008, 229–232.
[2] Pfau D, Smith DA, Beck R, et al. Primary mediastinal large B-Cell lymphoma: A review for radiologists [J]. AJR Am J Roentgenol, 2019, 213(5): W194–W210.
[3] 罗伟东,邱逦. 腮腺非霍奇金淋巴瘤的超声声像图表现分析[J]. 中国超声医学杂志,2017,33(11): 1031-1033.
[4] 邱金鸾,陈琴,戴俊臣,等. 涎腺良性淋巴上皮病超声诊断与病理对照分析[J]. 中华消化病与影像杂志(电子版),2016,6(3): 111-113.

执笔:赵璐璐 上海中医药大学附属曙光医院
审阅:何 峥 上海中医药大学附属曙光医院

七、播散性非结核分枝杆菌病

病例介绍 患者男，68岁。患者4个月前无明显诱因出现左膝关节痛，伴低热，最高37.5℃，行走后加剧，休息后稍缓解，近1个月膝关节疼痛加重。否认咳嗽咳痰、腹痛腹泻、尿频尿急尿痛及盗汗和体重减轻。体格检查：左膝关节肿胀，活动受限，双侧腹股沟区触及淋巴结增大。既往病史：3年前因腰痛就诊发现L5椎体骨质破坏；PET-CT提示多处骨质破坏伴糖代谢增高、腹膜后多发淋巴结肿大，考虑炎性病变可能，转移性肿瘤不除外，两肺慢性炎症及陈旧灶；行腰椎手术，病理提示浆细胞增生性疾病，浆细胞肿瘤不除外，标本抗酸染色（－）；行骨髓穿刺提示浆细胞增生病变，多发性骨髓瘤依据不足。本次入院后复查PET-CT提示左膝关节、股骨远端、多处骨及淋巴结炎性病变可能。实验室检查：白细胞 15.4×10^9/L，中性粒细胞76%，高敏C反应蛋白121 mg/L，结核菌感染T细胞（A/B抗原）：0。

（一）

患者入院后第3天行超声引导下左膝关节活检术。

超声所见： 左膝关节滑膜显著增厚，最厚处达22 mm，关节腔见少量积液，膝关节未见明显骨质破坏，CDFI示增厚滑膜内较丰富点线状彩色血流（图6-7-1、图6-7-2）。

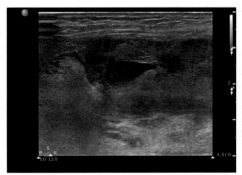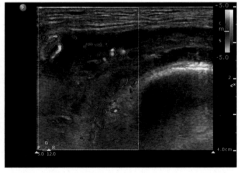

图6-7-1、图6-7-2　左膝关节滑膜显著增厚，关节腔见少量积液，CDFI示增厚滑膜内较丰富点线状彩色血流

超声提示：左膝关节滑膜增厚伴少量积液。

处置经过：行超声引导下左膝关节滑膜穿刺活检术。病理提示：（左膝关节）增生纤维组织间见较多淋巴细胞、浆细胞浸润，伴小血管增生；免疫组化提示IgG4/IgG＞40%。

（二）

患者入院后第6天行腹股沟淋巴结超声造影及超声引导下穿刺活检术。

超声所见：左侧腹股沟区见多枚肿大淋巴结，纵横比均＜0.5，均可见淋巴门结构，未见互相融合，最大者27 mm×9 mm，CDFI示丰富的短线状彩色血流，RI：0.69（图6-7-3、图6-7-4、图6-7-5）。

超声造影：病灶整体均匀增强，内部造影剂分布均匀，未见明显未增强区（图6-7-6）。

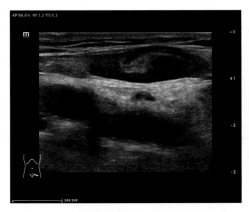

图6-7-3　灰阶超声显示左侧腹股沟增大淋巴结，纵横比小于1，淋巴门结构清晰

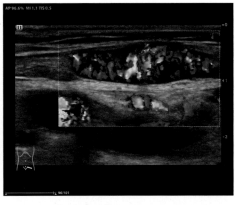

图6-7-4　彩色多普勒显示淋巴结内较丰富彩色血流

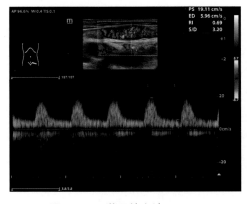

图6-7-5　淋巴结血流RI：0.6

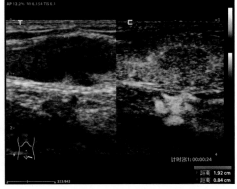

图6-7-6　超声造影显示淋巴结整体均匀增强

超声提示：左侧腹股沟区淋巴结肿大，考虑炎性病变可能。

超声引导下左侧腹股沟淋巴结穿刺活检病理提示：（淋巴结）淋巴组织增生，散在多灶巨细胞成分，呈肉芽肿样改变，部分多核巨细胞内胆固醇结晶，见散在微脓肿，以及多量增生的浆细胞成分，分化成熟，总体印象为炎症性病变伴肉芽肿形成。

（三）

随访结果：经临床与病理科反复沟通，无法明确诊断，考虑风湿、感染或肿瘤。入院第9天经多学科讨论建议：使用NTM方案，密切随访病情变化，必要时尝试激素治疗。入院第10天起使用NTM治疗：阿奇霉素0.25 g，qd+多西环素0.1 g，q12h+利奈唑胺0.6 g，q12h。用药后患者体温平，左膝关节疼痛好转，炎症标志物下降。随访左侧腹股沟淋巴结组织分枝杆菌培养回报：分枝杆菌培养（阳性）、结合分枝杆菌复合群特异性抗原MPB64（阴性）。

临床诊断：播散性非结合分枝杆菌病。

分析讨论

播散性非结合分枝杆菌病（Disseminated nontuberculous mycobacterial infection, NTM）是指除结核分枝杆菌复合群和麻风分枝以外的分枝杆菌总称，有13个亚种，共154种，多数为条件致病菌，广泛存在于自然环境中，可通过直接接触、创伤或医源性感染。人体的各个器官均可受侵，以肺部最为常见，其次为淋巴结、皮肤软组织和骨骼等，多数患者为单个器官受侵，少数患者可同时累及多个器官。两个及以上的不相邻部位出现病灶，或从血液、骨髓内发现NTM，则称为播散性NTM病。NTM易感人群为免疫低下患者，常见于有明显免疫缺陷者，如艾滋病、服用免疫抑制剂的患者，非AIDS患者的播散性NTM的文献报道罕见，报道多为个案。

影像学检查方面，播散性NTM最常侵犯的器官为肺、淋巴结和骨骼。肺部受累时，胸部CT主要表现为双肺多发斑片、条索影，亦可见多发结节影，伴有胸膜增厚、胸腔积液和空洞等。骨关节受累时，MRI可见局部软组织增厚，结节形成并伴有多发钙化。淋巴结受累则可见遍及全身浅表、纵隔、肺门、腹腔的多发淋巴结肿大。

实验室检查方面，存在贫血和低白蛋白血症，血沉、超敏C反应蛋白升高，但缺乏特异性。此外，患者可同时存在包括固有免疫、体液免疫及细胞免疫在内的多种免疫功能异常。对于播散型NTM，血或组织分枝杆菌培养具有较高的诊断价值。

病理特征方面，主要为分枝杆菌感染的组织病理特征，例如炎性肉芽肿和多核巨细胞，报道中未见典型干酪样坏死。

播散性非结合分枝杆菌病的鉴别诊断主要包括普通细菌感染、病毒感染、特殊病原体感染、肿瘤和成人Still病等。

参考文献

［1］中华医学会结核病学分会,《中华结核和呼吸杂志》编辑委员会. 非结核分枝杆菌病诊断与治疗专家共识［J］. 中华结核和呼吸杂志,2012,35(8): 572-580.

［2］Brode SK, Marchand-Austin A, Jamieson FB, et al. Pulmonary versus nonpulmonarynontuberculous mycobacteria, Ontario, Canada［J］. Emerg Infect Dis, 2017, 23(11): 1898-1901.

执笔: 金赟杰　复旦大学附属中山医院

审阅: 季正标　复旦大学附属中山医院

八、腹壁子宫内膜异位症恶变为透明细胞癌

病例介绍 患者女,43岁,因"发现腹壁肿块3月"入院。查体:右下腹可扪及大小约11 cm×5 cm肿物,质韧,活动度差,无明显压痛,墨菲征(-)。手术史:5年前行甲状腺手术;19年前行剖宫产手术;用药史:3个月前应用药物诺雷德,药物性停经3个月。

(一)

患者入院前3个月因健身后腹壁疼痛,行超声检查。

超声所见:腹壁触及肿块处切口深部肌层可见一低回声,大小约67 mm×34 mm×38 mm,形态不规则,边界清,内回声不均匀,其内可见小片状无回声,CDFI边缘似见点状血流信号;其上方及下方脂肪层分别见一不规则低回声区,范围分别约

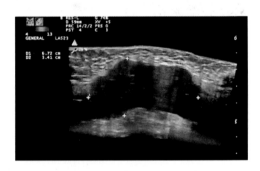

图6-8-1 腹壁肌层低回声

18 mm×14 mm和13 mm×10 mm,形态不规则,边界清,内回声不均匀,CDFI其内未见明显血流信号(图6-8-1、图6-8-2、图6-8-3)。

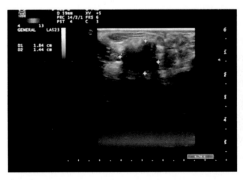

图6-8-2 肌层占位上方脂肪层低回声

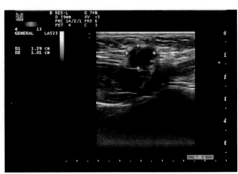

图6-8-3 肌层占位下方脂肪层低回声

超声提示：腹壁软组织层低回声,子宫内膜异位?

处置经过：应用药物醋酸戈舍瑞林(诺雷德),药物性停经。

（二）

患者入院前一个月因腹部包块增大,行超声复查。

超声所见：下腹壁切口触及肿块处皮下软组织层内见一混合性回声,大小约84 mm×38 mm×38 mm,未见包膜,边界欠清,形态欠规则,内回声分布不均匀,可见不规则无回声区,透声欠佳,其内可见点状血流信号(图6-8-4、图6-8-5)。

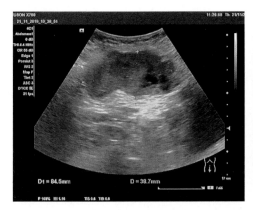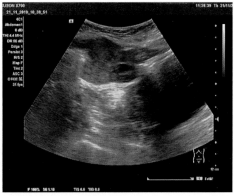

图6-8-4、图6-8-5　皮下软组织层内见一混合性回声

超声提示：下腹壁切口触及肿块区皮下异常回声,子宫内膜异位可能。

处置经过：应用药物醋酸戈舍瑞林(诺雷德),药物性停经。

（三）

患者入院前3天,行超声复查。

超声所见：下腹壁触及肿块处肌层可见一低回声,大小约99 mm×43 mm×56 mm,形态不规则,边界清,呈分叶状,内回声不均匀,其内及周边可见片状无回声,CDFI其内可见分支状血流信号。该占位上方及下方脂肪层分别见一不规则低回声区,范围分别约12 mm×7 mm和12 mm×8 mm,形态不规则,边界清,内回声不均匀,CDFI其内未见明显血流信号。双侧髂血管旁见数个结节状回声,右侧较大者11 mm×8 mm,左侧较大者20 mm×10 mm,边界清,形态规则,内部未见淋巴门回声(图6-8-6～图6-8-11)。

超声提示：下腹壁肌层占位;双侧髂血管旁淋巴结肿大;建议穿刺活检。

处置经过：进一步行MRA、PET及穿刺活检等检查。

（四）

MRA检查所见：腹壁占位及盆腔多发淋巴结肿大(图6-8-12、图6-8-13、图6-8-14)。

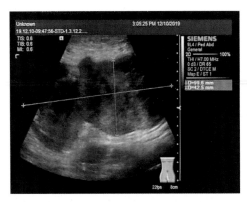
图6-8-6 腹壁肌层低回声占位

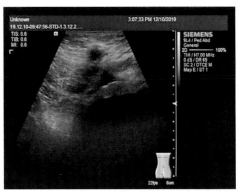
图6-8-7 肌层占位上方脂肪层低回声

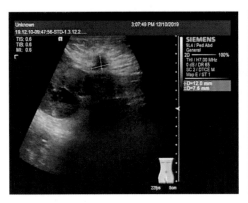
图6-8-8 肌层占位下方脂肪层低回声

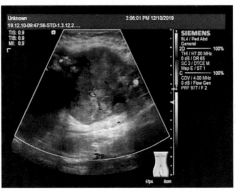
图6-8-9 腹壁肌层占位彩色多普勒超声表现

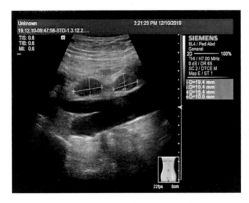
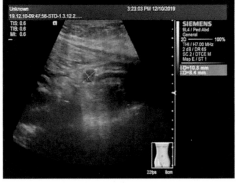
图6-8-10、图6-8-11 腹股沟及髂血管旁淋巴结

PET检查所见：① 右侧腹直肌近中线旁条块状软组织异常信号影，FDG代谢异常增高，考虑恶性肿瘤病变；双侧髂外及左侧髂总血管周围多发淋巴结转移。② 子宫壁信号不均匀，子宫内膜边缘欠光整，结合带显示不清，FDG代谢未见异常，建议妇科宫腔镜

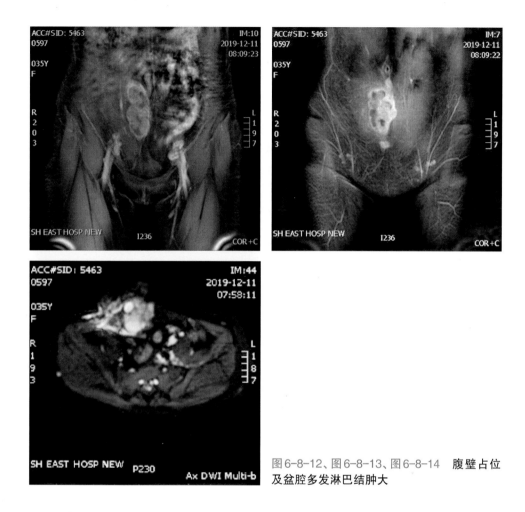

图6-8-12、图6-8-13、图6-8-14　腹壁占位及盆腔多发淋巴结肿大

检查明确病变性质；子宫左后壁肌瘤可能大(图6-8-15、图6-8-16)。

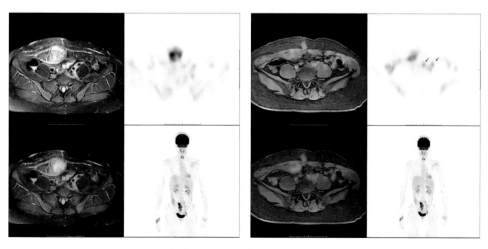

图6-8-15、图6-8-16　腹直肌占位及盆腔多发淋巴结转移

（五）

术前异常肿瘤指标：CA19-9：186.00 U/mL（正常值 0 ～ 30 U/mL）；CA125：66.50 U/mL（正常值 0 ～ 47 U/mL）；CA15-3：39.60 U/mL（正常值 0 ～ 24 U/mL）；HE4：264.00 pmol/L（正常值 0 ～ 140 pmol/L）。

术后异常肿瘤指标：CA19-9：65.80 U/mL。

超声引导下腹壁占位穿刺活检及病理：下腹壁触及肿块处肌层可见一低回声，大小约 99 mm×43 mm×56 mm，形态不规则，边界清，内回声不均匀，其内及周边可见片状无回声，CDFI 其内可见分支状血流信号。患者取平卧位，局部利多卡因麻醉，超声引导下，穿刺针进入异常回声内，取条状白色组织三条，术后患者无特殊不适（图 6-8-17）。

穿刺病理提示：结合形态及免疫组化结果，符合透明细胞癌。建议查找女性生殖系统。

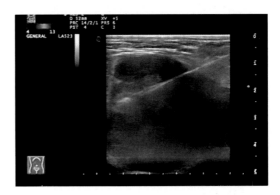

图 6-8-17　超声引导下腹壁占位穿刺活检

（六）

行手术探查。

手术记录：术中见右侧腹直肌下段、腹膜间见大小约 10 cm×5 cm×5 cm 肿块，与腹直肌粘连紧密不易分离，双侧髂血管、腹膜后周围见多发肿大、融合淋巴结，子宫及双附件未见明显肿物，腹腔未见明显渗液。探查如上所述，决定行腹壁肿瘤切除＋子宫双附件切除＋盆腔淋巴结清扫＋腹壁修补术。

术中淋巴结冰冻：淋巴结见癌转移（5/5）。

术后病理：① 腹壁透明细胞癌，合并子宫内膜异位症，脉管内见癌栓；② 神经未见癌侵犯；③ 子宫平滑肌瘤；④ 子宫腺肌症；⑤ 增生期子宫内膜；⑥ 左右卵巢符合年龄性改变，伴滤泡囊肿；⑦ 左输卵管慢性炎；⑧ 右输卵管慢性炎，合并系膜副中肾管囊肿；⑨ 送检左盆腔淋巴结（19/19）、左髂外淋巴结（1/2）、骶前淋巴结（6/7）、左闭孔淋巴结（2/2）及腹主动脉旁淋巴结（2/5）见癌转移；⑩ 另见小块脂肪组织内检出淋巴结 27 枚，其中（14/27）见癌转移。

分析讨论

　　腹壁子宫内膜异位症常继发于剖宫产术、卵巢巧克力囊肿剥除术及其他妇科手术,主要表现为子宫内膜腺体及间质在子宫体以外的部位生长,是常见的妇科疾病。子宫内膜异位症虽为良性疾病,却具有与恶性疾病相似的生物学行为,如复发与恶变,恶变率约为1%。子宫内膜异位症的恶变主要发生在卵巢,卵巢外异位子宫内膜恶变的发生率不详,尤其腹壁子宫内膜异位症恶变极少,粗略估计其发生率不足0.3% ～ 1%。子宫内膜异位症恶变的病例可追溯到1925年,由Sampson报道,也是由其提出异位内膜种植学说。从此引起了临床工作者对此类疾病的关注,但近年来国内相关报道并不多。也有学者提出患有子宫内膜异位症的女性发生卵巢癌的风险高于一般人群。Stern等跟踪随访1 000例子宫内膜异位症患者,发现卵巢外子宫内膜异位症的恶变率约为1%,其中透明细胞癌和子宫内膜样癌是最常见的病理类型。其他的研究也得出一致结论,恶变的异位内膜组织病理学形态以子宫内膜样腺癌居多,其次为透明细胞癌,少见的类型为混合性子宫内膜样癌和浆液性腺癌或浆液性乳头状腺癌。结合该病例,患者腹壁肿块沿剖宫产切口方向生长,形态不规则,其内可见少量液性成分,故首诊为子宫内膜异位症,但患者未出现明显的子宫内膜异位症的相关症状,如经期腹痛、压痛、痛经等,而是以无意中发现腹壁肿块就诊,这与子宫内膜异位症不符,而且首次发现时肿块体积较大,应尽早行其他影像学及穿刺检查,以明确诊断。该病例提示我们,在临床工作中,除考虑常见病、多发病诊断以外,应紧密结合临床,对于可疑病例应结合其他实验室及辅助检查,必要时尽早行穿刺活检以确保患者得到快而准确的诊断及治疗。

参考文献

［1］ W Glenn McCluggage. Endometriosis-related pathology: A discussion of selected uncommon benign, premalignant and malignant lesions［J］. Histopathology, 2020, 76(1): 76-92.
［2］ 张承,赵昊云,钱敏,等.腹壁切口子宫内膜异位症恶变为透明细胞癌一例［J］.中华妇产科杂志,2018,53(12):869-869.
［3］ 赵学英,郎景和,冷金花,等.腹壁子宫内膜异位症的临床特点及复发相关因素分析［J］.中华妇产科杂志,2004,39(2):28-31.
［4］ Kang J, Baek JH, Lee WS, et al. Clinical manifestations of abdominal wall endometriosis: a single center experience［J］. Arch Gynecol Obstet, 2013, 287(2): 301-305.

执笔:高　一　同济大学附属东方医院
审阅:崔　峥　同济大学附属东方医院